后交叉韧带与
后外复合体损伤
Posterior Cruciate Ligament and
Posterolateral Corner Injury

积水潭医院运动损伤教程系列

# 后交叉韧带与后外复合体损伤
## Posterior Cruciate Ligament and Posterolateral Corner Injury

主　　编　冯　华　张　辉

编　　者　冯　华　张　辉　李　旭
　　　　　李　岳　宋关阳　张　晋

编写秘书　李　悦　刘　颖　张　爽

绘　　图　刘国华

人民卫生出版社

图书在版编目（CIP）数据

后交叉韧带与后外复合体损伤/冯华,张辉主编.
—北京:人民卫生出版社,2016
ISBN 978-7-117-23357-6

Ⅰ.①后⋯ Ⅱ.①冯⋯②张⋯ Ⅲ.①后交叉韧带–
损伤–诊疗 Ⅳ.①R686

中国版本图书馆 CIP 数据核字(2016)第 228457 号

| 人卫智网 | www.ipmph.com | 医学教育、学术、考试、健康,<br>购书智慧智能综合服务平台 |
| 人卫官网 | www.pmph.com | 人卫官方资讯发布平台 |

**后交叉韧带与后外复合体损伤**

主　　编：冯 华　张 辉
出版发行：人民卫生出版社(中继线 010-59780011)
地　　址：北京市朝阳区潘家园南里 19 号
邮　　编：100021
E－mail：pmph @ pmph.com
购书热线：010-59787592　010-59787584　010-65264830
印　　刷：北京盛通印刷股份有限公司
经　　销：新华书店
开　　本：889×1194　1/16　印张：21
字　　数：498 千字
版　　次：2016 年 11 月第 1 版　2016 年 11 月第 1 版第 1 次印刷
标准书号：ISBN 978-7-117-23357-6/R·23358
定　　价：188.00 元

打击盗版举报电话：010-59787491　E-mail：WQ @ pmph.com
(凡属印装质量问题请与本社市场营销中心联系退换)

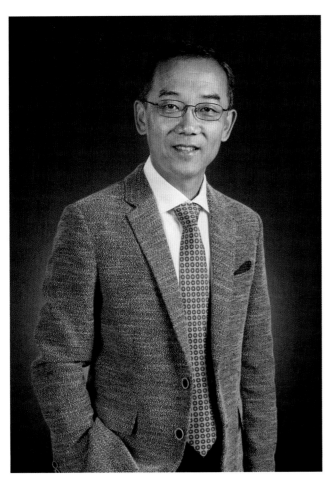

# 主编简介

冯华　北京积水潭医院运动损伤科主任医师,北京大学医学部及清华大学医学院兼职教授。膝关节镜及运动创伤专家。2008—2016年奥运会国家队特聘医疗专家,国家体育总局膝关节运动损伤顾问专家。中华医学会运动医疗分会常委,中华医学会骨科分会关节镜学组委员,北京医学会运动医学分会候任主委,北京市骨科协会关节镜学组委员,中国生物医药协会计算机辅助外科学会委员,国际 ISAKOS 会员,欧洲运动医学会 ESSKA 会员,亚-太骨科运动医学协会( APKASS )顾问成员,亚洲关节镜协会( AAC )教育委员会成员,*American Journal of Sports Medicine* 审稿人,*AP-Smart*,*Joints*,*Knee Surgery & Related Research* 杂志编委,国内多个骨科杂志编委及审稿人。

目前已在国内、外学术期刊发表专业学术论文 100 余篇,包括国际期刊 SCI 文章 40 余篇。主编专著七部、多媒体手术教程六部,参与编书 12 部。承担多项国家级和省部级重大科研项目,获多项国家级专利。

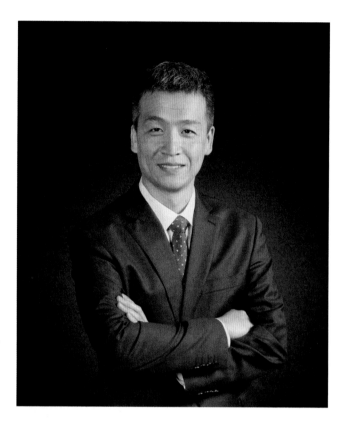

# 主编简介

张辉　医学博士,北京积水潭医院运动损伤科副主任医师。2006 年开始侧重膝关节多发韧带损伤和后外复合体损伤的临床研究,曾赴美国 Vail Steadman Clinic 师从 Robert LaPrade 学习复杂膝关节损伤的治疗。针对膝关节后外不稳定的多样性,强调进行个体化识别、系统评估及有针对性的力学环境矫正。参与并完善了相关工作流程和临床规范。

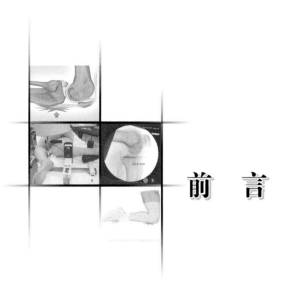

# 前　言

　　骨科医生们的临床实践很大程度上取决于社会的发展。处于经济高速发展的现代中国,社会环境在巨变,疾病谱也与几十年前大有不同。其中,交通伤导致的膝关节多发韧带损伤就是现代社会的产物。这类损伤以后交叉韧带损伤为核心,发病率逐年上升,致残率高。高能量损伤导致的膝关节韧带损伤的治疗始终是困扰骨科界的难点,重新恢复稳定、活动度好的膝关节,成为一代代骨科医生们追求的目标。

　　作为积水潭医院新生代的骨科医生,我们有幸处于一个高科技时代,正逢关节镜微创技术蓬勃发展的黄金期。站在骨科前辈们的肩膀上,经历了近20年的临床探索,我们有责任和义务将自己的经验和研究成果与国内的骨科同道分享,使得有志于从事运动损伤和关节镜外科专业的骨科医师针对这一难点进行完整系统的学习。本书的读者对象为运动损伤与关节镜专科医生、骨科住院医生和专科进修医生。

　　后交叉韧带损伤、多发韧带损伤、膝关节脱位、后外复合体损伤,这些名词虽然早已为骨科医生们所熟悉,但临床治疗却很棘手。这类病损的病理特点和疗效影响因素呈现出多元化的特征,涉及骨性因素和软组织因素、技术因素和生物学因素、手术因素和康复因素等。针对病损进行个体化的识别、评估以及恰如其分的治疗是治疗成功的关键,也是近年来学术界的研究热点。

　　基于上述学术现状和进展,本书专门针对后交叉韧带及后外复合体损伤进行详尽的论述,力图将现代的诊断理念和治疗手段一一呈现给读者。尽管国内骨科运动损伤相关技术的专著已有很多,但还没有一部系统的专门阐述后交叉韧带及后外复合体损伤的教科书。本书围绕临床诊断和治疗进行了系统详细的介绍,突出临床实用性,同时也将"基础、经典和提高"融于一体。

　　在本书问世之际,需要衷心感谢为此付出努力的每一个人。日日月月的临床积累,字字句句的斟酌,一图一影的制作,都饱含了参编者们的辛勤劳动,本书的出版,是对他们卓越工作的最大肯定。希望此书能为中国的运动损伤专业的发展起到一定促进作用,缩短年轻医生的学习曲线,培训和普及专业技能,成为日常工作不可缺少的工具书。如果借此能够帮助罹患膝关节痛苦的广大患者恢复稳定、无痛的关节,提高生活质量,那将是我们最崇高的目标。

冯　华

2016 年 9 月

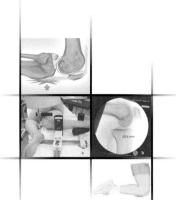

# 目　录

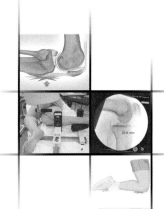

# 第一章
## 后交叉韧带：解剖与生物力学

## 一、引言

膝关节后交叉韧带(posterior cruciate ligament,PCL)损伤是一种高能量损伤,常伴有严重的膝关节不稳定症状。虽然学者们围绕PCL损伤的诊疗进行了大量的研究工作,但迄今为止,仍有很多学术争议点,且治疗效果也有待提升。因此,如何正确处理PCL损伤一直被骨科医生们视为棘手的问题之一。

准确、安全、有效地治疗PCL损伤需要以其解剖及生物力学为基础。本章将以临床实用性为主线,对PCL的解剖与生物力学特点做针对性的总结归纳。

## 二、后交叉韧带的解剖特点

PCL起自股骨内侧髁的外侧面,向后外方走行,止于胫骨髁间棘后部(图1-1)。1975年,Girgis等对44例新鲜冷冻的膝关节尸体标本进行解剖,第一次较为详细地描述了PCL的大体解剖形态:PCL呈两端粗大,中间细小的沙漏状结构,其平均长度约为38mm,最窄处的平均宽度约为11mm。此外,他们还进一步研究了PCL纤维在膝关节不同屈膝角度下的结构与功能,并首先引入了PCL的双束概念。

1. PCL的双束概念　　Girgis等通过研究发现:在膝关节屈伸过程中,PCL各纤维束可大致表现为两种不同的紧张-松弛模式。一部分纤维位于PCL股骨止点的前外侧,仅在膝关节屈曲时紧张,可称之为前外束(anterolateral bundle, ALB);另一部分纤维则位于PCL股骨止点的后内侧,仅在膝关节伸直时紧张,可称之为后内束(posteromedial bundle, PMB)(图1-2)。此后,双束概念得到了学术界的认可与发展,学者们围绕PCL的股骨止点及胫骨止点相继进行了量化研究。

2. PCL的股骨止点　　PCL股骨止点的形态为不规则的半月形,凸面朝前,其轴线方向为前上-后下方向(图1-3)。其中,ALB约占止点面积的55%,略大于PMB(45%)。Mejia等曾指出,PCL重建过程中,股骨止点定位的准确程度直接关系到移植物术后的等长性。因此,如何准确定位PCL的股骨止点一直是学术界关注的重点。其中,时钟定位法是既往研

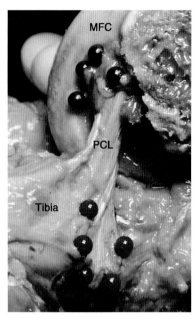

**图 1-1　尸体标本后交叉韧带的解剖形态**

PCL：后交叉韧带；MFC：股骨内髁；Tibia：胫骨

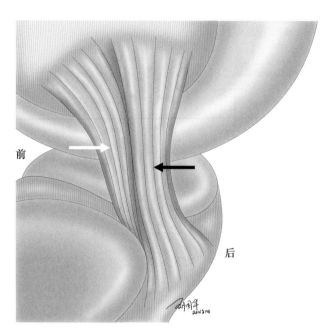

**图 1-2　左膝关节尸体标本后交叉韧带"双束"解剖形态侧面观**

白色箭头：前外束；黑色箭头：后内束

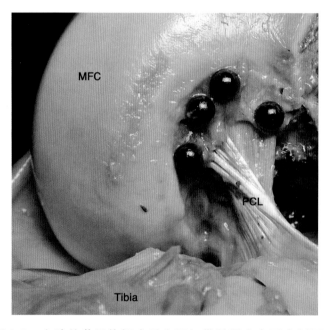

**图 1-3　左膝关节尸体标本后交叉韧带股骨止点形态侧面观**

PCL：后交叉韧带；MFC：股骨内髁；Tibia：胫骨

究中经常采用的描述方法,但 Apsingi 等认为,由于受股骨髁形状、屈膝角度、时钟位置设定等因素的影响,该方法在临床操作过程中的一致性较差。近年来,学者们相继报道了采用不同方法测量 PCL 股骨止点的结果(表 1-1)。

表 1-1　后交叉韧带股骨止点的测量结果

| 作者 | 年份 | 标本数 | 测量方法 | 参照标志 | 定位结果 |
| --- | --- | --- | --- | --- | --- |
| Johannsen 等 | 2013 | 20 | 纯侧位 X 线片 | Blumensaat 线;股骨前皮质线(图 1-4) | 距 Blumensaat 线距离:ALB:4.7mm,PMB:10.7mm;距前皮质线距离:ALB:17.4mm,PMB:23.9mm |
| Osti 等 | 2012 | 15 | 纯侧位 X 线片 | 矩形网格(长:Blumensaat 线;宽:股骨后皮质线) | 距后皮质线距离占网格长度比例:ALB:58%,PMB:37%;距 Blumensaat 线距离占网格宽度比例:ALB:13%,PMB:38% |
| Osti 等 | 2012 | 15 | 标本直接测量 | 髁间窝顶;前方软骨边缘 | 距髁间窝顶距离:ALB:3.4mm,PMB:9.4mm;距前方软骨边缘距离:ALB:7.5mm,PMB:15.1mm |
| Greiner 等 | 2011 | 10 | 三维 CT | 髁间窝顶;前方软骨边缘(图 1-6) | PCL 中心点距髁间窝顶8.9mm;距前方软骨边缘18.7mm |
| Lorenz 等 | 2009 | 16 | 纯侧位 X 线片 | 矩形网格(长:Blumensaat 线;宽:股骨后皮质线)(图 1-5) | 距后皮质线距离占网格长度比例:ALB:62%,PMB:51%;距 Blumensaat 线距离占网格宽度比例:ALB:16%,PMB:35% |
| Takahashi 等 | 2006 | 33 | 标本直接测量 | 髁间窝顶;前方软骨边缘(图 1-7) | 距髁间窝顶距离:ALB:4.8mm,PMB:11.4mm;距前方软骨边缘距离:ALB:9.6mm,PMB:10.6mm |

PCL:后交叉韧带;ALB:前外束;PMB:后内束

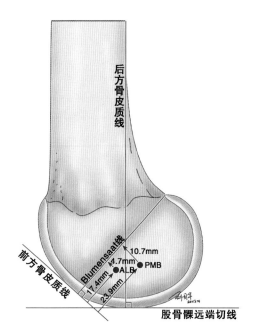

图 1-4 Johannsen 等采用纯侧位 X 线片定位后交叉韧带股骨止点方法示意图

ALB:前外束;PMB:后内束

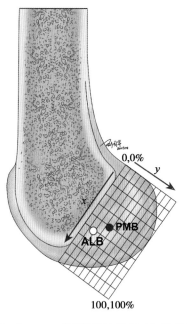

图 1-5 Lorenz 等采用纯侧位 X 线片定位后交叉韧带股骨止点方法示意图

ALB:前外束;PMB:后内束;x 轴:Blumensaat 线延长线;y 轴:Blumensaat 线延长线与股骨后方骨皮质交点垂线

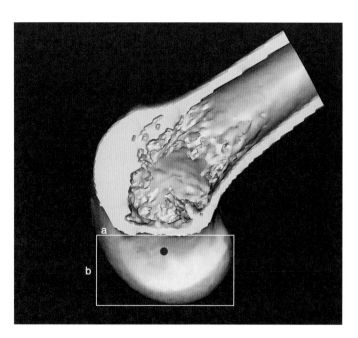

图 1-6 Greiner 等利用三维 CT 定位后交叉韧带股骨止点方法示意图

a 线:髁间窝顶水平线;b 线:前方软骨边缘线;红色圆点:后交叉韧带股骨中心点

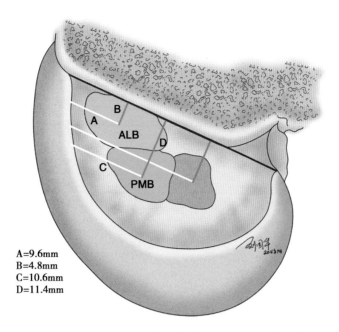

A=9.6mm
B=4.8mm
C=10.6mm
D=11.4mm

**图 1-7　Takahashi 等利用膝关节尸体标本定位后交叉韧带股骨止点方法**
ALB:前外束;PMB:后内束;红色直线:髁间窝顶水平线;白色 A 线:ALB 中心点距前方软骨缘距离;白色 C 线:PMB 中心点距前方软骨缘距离;蓝色 B 线:ALB 中心点距髁间窝顶水平距离;蓝色 D 线:PMB 中心点距髁间窝顶水平距离

可以看到,对 PCL 股骨止点的测量结果,既往研究的差别较大。这一方面源于不同膝关节尸体标本间的个体差异;另一方面,更源于不同研究间测量方法的差别。Narvy 等近期的研究结果指出:股骨髁间窝顶(Blumensaat 线)与前方软骨边缘(股骨前皮质线)可作为术中定位 PCL 股骨止点的参考标志,并为 PCL 重建术中定位股骨止点提供了相应的参考数据(表 1-2)。

**表 1-2　后交叉韧带股骨止点定位参考数据**

| 定 位 方 法 | ALB | PMB | PCL |
|---|---|---|---|
| 术中透视:纯侧位 X 线片(图 1-8) | | | |
| 距前皮质线距离/Blumensaat 线总长度(%) | 40.0 | 56.0 | 67.5 |
| 距 Blumensaat 线距离/前皮质线总长度(%) | 14.5 | 36.5 | 30.0 |
| 尸体标本直接测量 | | | |
| 距髁间窝顶水平距离(mm) | 4.7 | 10.9 | NA |
| 距前方软骨边缘距离(mm) | 8.0 | 11.7 | NA |

ALB:前外束,PMB:后内束,PCL:后交叉韧带,NA:无相关数据

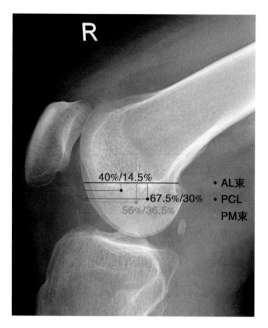

图 1-8　利用纯侧位 X 片定位 PCL 股骨止点
参考结果
ALB:前外束;PMB:后内束;PCL:整体中心点

3. PCL 的胫骨止点　PCL 胫骨止点位于胫骨髁间棘后方,形态为不规则的四边形,上窄下宽。其中,ALB 与 PMB 中心点的轴线方向为前外-后内方向(图 1-9)。Voos 等强调,由于膝关节后方有重要的神经血管结构走行,加之镜下视野有限,因此,在 PCL 重建术中准确定位其胫骨止点关系到手术的安全性。大致总结有关 PCL 胫骨止点的测量结果见表 1-3。

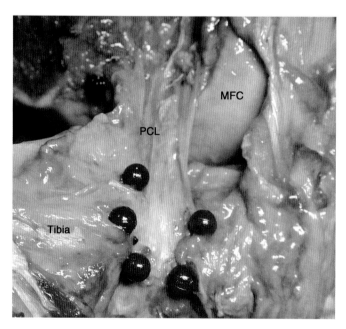

图 1-9　尸体标本后交叉韧带胫骨止点形态后面观
PCL:后交叉韧带;MFC:股骨内髁;Tibia:胫骨

表 1-3 后交叉韧带胫骨止点的测量结果

| 作者 | 年份 | 标本数 | 测量方法 | 参照标志 | 中心点定位结果 |
|---|---|---|---|---|---|
| Takahashi 等 | 2006 | 33 | 标本直接测量 | 胫骨平台冠状位像 | 距胫骨平台关节面：ALB：0.5mm，PMB：4.6mm；距内侧平台边缘：ALB：38.2mm，PMB：37.4mm |
| Edwards 等 | 2007 | 39 | 标本直接测量 | 胫骨平台冠状位像（图 1-10） | 距内侧平台边缘：ALB：37mm，PM：38mm |
| Ramos 等 | 2008 | 30 | 标本直接测量 | 胫骨平台冠状位像 | PCL 中心点位于关节面以下 1.5mm 处 |
| Tajima 等 | 2009 | 21 | 标本直接测量 | 胫骨平台冠状位像 | 距胫骨平台关节面：ALB：1.5mm，PMB：6mm；距内侧平台边缘：ALB：34.3mm，PMB：31.8mm |
| Greiner 等 | 2011 | 10 | 三维 CT | 胫骨平台冠状位像 | PCL 中心点位于关节面以下 1.6mm 处，距内侧平台边缘 36.6mm |
| Osti 等 | 2012 | 15 | X 线片 | 胫骨平台冠状位像 | 距胫骨平台关节面：ALB：3.5mm，PMB：8.3mm；距内侧平台边缘：ALB：38.9mm，PMB：41.5mm |

PCL：后交叉韧带；ALB：前外束；PMB：后内束

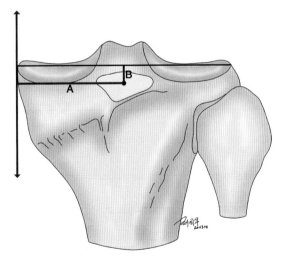

图 1-10 后交叉韧带胫骨止点定位示意图（后面观）
红色双向箭头：内侧平台边缘；黑色直线：胫骨平台关节面水平；A：后交叉韧带胫骨止点中心距内侧平台边缘距离；B：后交叉韧带胫骨止点中心距关节面水平距离

由此看来,既往研究对 PCL 胫骨止点的测量结果较为一致。但 Nicodeme 等近期的研究结果显示,由于缺乏可靠的骨性标志作为参考,尸体标本测得的数据尚未被广泛应用于临床。目前,临床操作中主要依靠 PCL 的胫骨侧残端作为其胫骨止点定位的参考依据。此外,Fanelli 等认为,为避免 PCL 重建后胫骨隧道内口对移植物摩擦而产生的"杀手转弯"现象,术中应将 PCL 胫骨导向器置于胫骨平台关节面以下 1.0~1.5cm 处。有关 PCL 胫骨止点的定位方法,在之后的章节会详细介绍。

## 三、后交叉韧带的生物力学特点

1. PCL 的生物力学强度 许多学者利用韧带拉断试验评估了 PCL 的最大失效强度,其结果最小为 730N,最大为 1627N。但 Bowman 等认为,由于 PCL 内部纤维走行方向不同,单向牵拉整条韧带时,韧带纤维会相继发生断裂。因此,既往的研究结果不能真实反映 PCL 的最大失效强度。之后,Race 等采用分束测试的方法,测得 ALB 的最大失效强度为 1620N,显著大于 PMB 的 258N。该结果不仅说明 ALB 为 PCL 当中主要的受力纤维束,还提示 PCL 损伤应为高能量损伤,临床中应格外留意是否合并存在其他韧带结构的损伤。

2. PCL 的稳定作用 大量的生物力学试验已经证实,PCL 是限制胫骨后移的一级稳定结构。为了在临床中准确地诊断 PCL 损伤,有学者曾研究 PCL 切断后不同屈膝角度与胫骨后向位移之间的量化关系。Kennedy 等最近的一项尸体研究发现,在屈膝 0°~120°范围内,单纯切断 ALB 或 PMB,胫骨最大后移距离不超过 3mm;而完全切断 PCL 后,胫骨后向位移明显增加,且最大后向位移上升至 12mm(图 1-11)。他们同时指出,完全切断 PCL 后,膝关

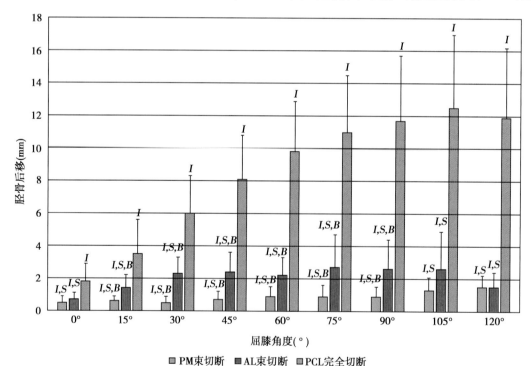

**图 1-11 不同屈膝角度下选择性切断后交叉韧带后胫骨后移距离变化情况**

I:与完整状态有显著性差异;S:与完全切断 PCL 有显著性差异;B:AL 束切断与 PM 束切断之间有显著性差异

节在近伸直位(0°~30°)的胫骨后移程度明显小于屈膝位(30°~120°)时,且在屈膝90°时胫骨后向位移相比 PCL 完整时增加最为明显。因此,应采用屈膝90°位的后抽屉试验对 PCL 损伤进行检查。

此外,也有研究发现,PCL 作为次级稳定结构,配合膝关节后外复合体(posterolateral complex,PLC)限制胫骨过度外旋。Li 等对8例单纯 PCL 切断后的膝关节尸体标本在不同屈膝角度下施加相同的胫骨外旋应力,结果显示在屈膝90°时胫骨外旋角度增大最为明显,而在屈膝0°~60°范围内,胫骨外旋角度相比正常状态未见显著增大。Bowman 等对此的解释是,随屈膝角度增大,PLC 主要结构会逐渐松弛,此时控制胫骨外旋的任务逐渐由 PCL 承担。基于此,Amis 等认为,临床工作中应采用屈膝30°与90°两种状态的胫骨外旋"拨号"试验评估 PLC 损伤:若胫骨外旋角度的侧-侧差值从屈膝30°到屈膝90°过程中显著缩小,应提示单纯 PLC 损伤;若该值维持不变,则可能提示 PCL 与 PLC 联合损伤。

3. PCL 重建 Transtibial 技术与 Inlay 技术目前临床上主流的 PCL 重建技术有两种:经胫骨隧道(Transtibial)技术与胫骨骨块镶嵌(Inlay)技术(图1-12)。其中,Transtibial 技术较早被提出,但由于移植物易与胫骨隧道内口的前方骨质反复摩擦而导致移植物失效("杀手转弯"现象),Inlay 技术随后被引入。关于两种技术各自的生物力学测试结果可以大致总结如表1-4。

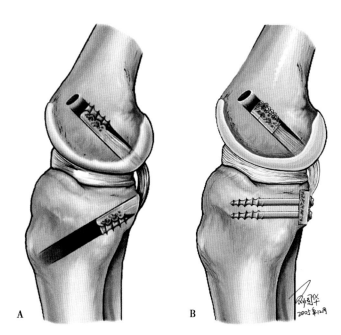

**图1-12 后交叉韧带重建手术技术示意图**
A:经胫骨隧道 Transtibial 技术;B:胫骨骨块镶嵌
Inlay 技术

总结既往生物力学研究结果可以发现:①术后零时刻膝关节后向稳定性在两种 PCL 重建技术之间未见显著差异;②疲劳试验后,Inlay 技术在控制移植物拉伸以及维持膝关节后向稳定性方面均显著优于 Transtibial 技术。但 Bowman 等指出,目前尚无相关临床研究证实 Inlay 技术相比 Transtibial 技术能够获得更为满意的术后疗效。这可能与临床研究中患者之间存在较大的异源性有关(如合并后外复合体损伤)。此外,由于 Inlay 技术的操作难度较大,且存在术中损伤腘窝附近重要血管、神经的风险,目前临床上 Transtibial 技术仍为手术治疗 PCL 损伤的首选技术。

表 1-4　后交叉韧带重建:Transtibial 技术与 Inlay 技术的生物力学测试结果对比

| 作者 | 年份 | 标本数 | 测试时间点 | 测试指标 | 结果 |
|---|---|---|---|---|---|
| Bergfeld 等 | 2001 | 6 Transtibial<br>6 Inlay | 零时刻<br>疲劳试验后 | 屈膝 90°胫骨后向位移 | 零时刻及疲劳试验后,Inlay 组均优于 Transtibial 组 |
| Markolf 等 | 2002 | 31 Transtibial<br>31 Inlay | 疲劳试验后 | 移植物失效率<br>移植物拉伸长度 | 失效率:Transtibial 组 34%(10/31),Inlay 组 0%(0/31)<br>拉伸长度:Transtibial 组(9.8mm)显著大于 Inlay 组(5.9mm) |
| Oakes 等 | 2002 | 6 Transtibial<br>6 Inlay | 零时刻 | 屈膝 90°胫骨后向位移 | 零时刻屈膝 90°胫骨后向位移两组间未见显著差异 |
| Hiraga 等 | 2006 | 6 Transtibial<br>6 Inlay | 疲劳试验后 | 移植物拉伸长度<br>屈膝 90°胫骨后向位移 | 移植物拉伸长度:Transtibial 组显著大于 Inlay 组<br>屈膝 90°胫骨后向位移两组间未见显著差异 |
| Margheritini 等 | 2007 | 5 Transtibial<br>5 Inlay | 零时刻 | 屈膝 0°、30°、60°、90° 及 120°胫骨后向位移 | 所有屈膝角度下胫骨后向位移两组均未见显著差异 |

4. PCL 重建单束对比双束　PCL 重建从单束到双束的演变源于学术界对 PCL 双束概念的理解和认识。单束重建技术强调对 ALB 的重建,但 Race 等通过尸体研究发现,单纯重建 ALB,膝关节在屈膝>90°时胫骨后向稳定性显著下降,这可能与 ALB 纤维随着屈膝角度增大逐渐由前后向走行变为沿纵向走行有关。相比之下,双束重建技术则注重 ALB 与 PMB 的同时重建,旨在恢复 PCL 的完整解剖结构。两种技术的生物力学对比结果可以大致归纳如表 1-5。

表 1-5　后交叉韧带重建:单束与双束的生物力学测试结果对比

| 作者 | 年份 | 标本数 | 手术方法 | 测试时间点 | 测试指标 | 结果 |
|---|---|---|---|---|---|---|
| Race 等 | 1998 | 8 SB<br>8 DB | Transtibial | 零时刻 | 屈膝 0°、30°、60°、90° 及 120°胫骨后向位移 | 屈膝 0° ~ 90°:两组未见显著差异<br>屈膝 90° ~ 120°:DB 组显著优于 SB 组 |

| 作者 | 年份 | 标本数 | 手术方法 | 测试时间点 | 测试指标 | 结果 |
|------|------|--------|----------|------------|----------|------|
| Harner 等 | 2000 | 10 SB<br>10 DB | Transtibial | 零时刻 | 屈膝 0°、30°、60°、90°及 120°胫骨后向位移 | 屈膝 0°～120°：DB 组显著优于 SB 组 |
| Markolf 等 | 2006 | 13 SB<br>13 DB | Transtibial | 零时刻 | 屈膝 0°、30°、60°、90°及 120°胫骨后向位移 | 屈膝 0°～30°：DB 组显著优于 SB 组<br>屈膝 30°～120°：两组未见显著差异 |
| Bergfeld 等 | 2006 | 4 SB<br>4 DB | Inlay | 零时刻 | 屈膝 0°、30°、60°及 90°胫骨后向位移 | 屈膝 0°～90°：两组未见显著差异 |
| Weimann 等 | 2008 | 9 SB<br>9 DB | Inlay | 零时刻 | 屈膝 0°、30°、60°及 90°胫骨后向位移 | 屈膝 0°～90°：两组未见显著差异 |
| Wijdicks 等 | 2013 | 18 SB<br>18 DB | Transtibial | 零时刻 | 屈膝 0°、30°、60°、90°及 120°胫骨后向位移（图 1-13） | 屈膝 0°～120°：DB 组显著优于 SB 组 |

SB：单束重建；DB：双束重建

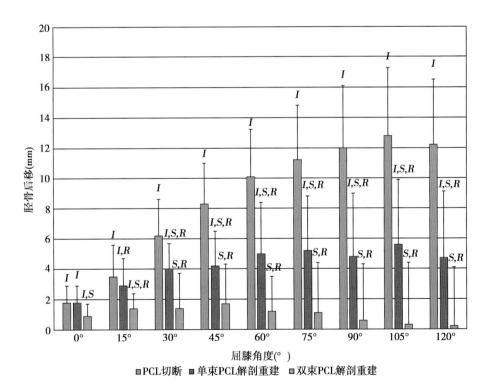

**图 1-13　后交叉韧带单束重建与双束重建后，膝关节在不同屈膝角度下胫骨后移距离减少**
I：与完整状态有显著性差异；S：与 PCL 切断状态有显著性差异；R：单束重建与双束重建之间有显著性差异

从生物力学试验的结果来看,双束重建技术在膝关节近伸直位与高度屈曲位能够更好地维持胫骨后向稳定性。然而,LaPrade 等认为,由于临床中 PCL 损伤常合并 PLC 损伤,且现有的针对单纯 PCL 损伤的高循证等级研究十分有限,因此,双束重建技术相比单束重建技术是否具有显著优势尚存争议。

## 四、总结

1. PCL 起自股骨内侧髁的外侧面,向后外方向走行,止于胫骨髁间棘后部。PCL 呈两端粗大,中间细小的沙漏状结构,其平均长度约为 38mm,最窄处的平均宽度约为 11mm。

2. 根据膝关节屈伸过程中 PCL 纤维束所表现出的不同紧张-松弛模式,可将 PCL 分为 ALB 与 PMB。

3. PCL 损伤为高能量损伤,临床工作中应格外留意是否合并其他韧带结构损伤。

4. PCL 为限制胫骨后向位移的一级稳定结构。PCL 损伤后,屈膝 90° 时胫骨后向位移显著增大。因此,临床上应采取屈膝 90° 位的后抽屉试验诊断 PCL 损伤。

5. 股骨止点的位置对于 PCL 等长性影响大,临床上可通过关节镜下直视或纯侧位 X 线片进行定位,股骨髁间窝顶(Blumensaat 线)与前方软骨边缘(股骨前皮质线)可作为相应的参考标志。

6. 胫骨止点的位置关乎 PCL 重建术中的安全性。临床操作中主要依靠 PCL 的胫骨侧残端作为其胫骨止点定位的参考依据。此外,为避免 PCL 重建后胫骨隧道内口对移植物摩擦而产生的"杀手转弯"现象,术中常将 PCL 胫骨导向器置于胫骨平台关节面以下 1.0 ~ 1.5cm 处。

7. 虽然生物力学测试结果显示 Inlay 技术显著优于 Transtibial 技术,但两种技术的临床对比结果仍未见显著差异。此外,由于 Inlay 技术操作难度大,血管、神经损伤风险高,目前 Transtibial 技术仍为 PCL 重建的首选技术。

8. 生物力学结果显示,PCL 双束重建技术相比单束重建技术在膝关节近伸直位与高度屈曲位能够更好地维持胫骨后向稳定性。然而,鉴于临床中 PCL 损伤常合并 PLC 损伤,且现有的高循证等级研究较少,目前针对单纯 PCL 损伤的最佳手术技术尚存争议。

(宋关阳)

## 参 考 文 献

1. Amis AA,Gupte CM,Bull AM,et al. Anatomy of the posterior cruciate ligament and the meniscofemoral ligaments. Knee Surg Sports TraumatolArthrosc,2006,14(3):257-263

2. Apsingi S,Bull AM,Deehan DJ,et al. Review:femoral tunnel placement for PCL reconstruction in relation to the PCL fibre bundle attachments. Knee Surg Sports TraumatolArthrosc,2009,17(6):652-659

3. Araujo PH,Moloney G,Rincon G,et al. Use of a fluoroscopic overlay to guide femoral tunnel placement during posterior cruciate ligament reconstruction. Am J Sports Med,2014,42(11):2673-2679

4. Bowman KF,Sekiya JK. Anatomy and Biomechanics of the Posterior Cruciate Ligament and Other Ligaments

of the Knee. Sports Med Arthrosc,2010,18(4):222-229

5. Chandrasekaran S,Ma D,Scarvell JM,et al. A review of the anatomical,biomechanical and kinematic findings of posterior cruciate ligament injury with respect to non-operative management. Knee,2012,19(6):738-745

6. Davis DK,Goltz DH,Fithian DC,et al. Anatomical posterior cruciate ligament transplantation：a biomechanical analysis. Am J Sports Med,2006,34(7):1126-1133

7. Gali JC,Esquerdo P,Almagro MA,et al. Radiographic study on the tibial insertion of the posterior cruciate ligament. Rev Bras Ortop,2015,50(3):342-347

8. Gali JC,Oliveira HCdS,Lisboa BCB,et al. Tibial Insertions of the Posterior Cruciate Ligament：Topographic Anatomy and Morphometric Study. RevistaBrasileira de Ortopedia（English Edition）,2013,48(3):263-267

9. Greiner P,Magnussen RA,Lustig S,et al. Computed tomography evaluation of the femoral and tibial attachments of the posterior cruciate ligament in vitro. Knee Surg Sports TraumatolArthrosc,2011,19(11):1876-1883

10. Johannsen AM,Anderson CJ,Wijdicks CA,et al. Radiographic landmarks for tunnel positioning in posterior cruciate ligament reconstructions. Am J Sports Med,2013,41(1):35-42

11. Kennedy NI,Wijdicks CA,Goldsmith MT,et al. Kinematic analysis of the posterior cruciate ligament,part 1：the individual and collective function of the anterolateral and posteromedial bundles. Am J Sports Med,2013,41(12):2828-2838

12. LaPrade CM,Civitarese DM,Rasmussen MT,et al. Emerging Updates on the Posterior Cruciate Ligament：A Review of the Current Literature. Am J Sports Med,2015,43(12):3077-3092

13. Lee DY,Kim DH,Park JS,et al. Systematic review of cadaveric studies on anatomic posterior cruciate ligament reconstruction：the landmarks in anatomic posterior cruciate ligament reconstruction. Knee Surg Relat Res,2014,26(4):191-198

14. Lee YS,Ra HJ,Ahn JH,et al. Posterior cruciate ligament tibial insertion anatomy and implications for tibial tunnel placement. Arthroscopy,2011,27(2):182-187

15. Lorenz S,Elser F,Brucker PU,et al. Radiological evaluation of the anterolateral and posteromedial bundle insertion sites of the posterior cruciate ligament. Knee Surg Sports TraumatolArthrosc,2009,17(6):683-690

16. Moorman CT3rd,Murphy Zane MS,Bansai S,et al. Tibial insertion of the posterior cruciate ligament：a sagittal plane analysis using gross,histologic,and radiographic methods. Arthroscopy,2008,24(3):269-275

17. Narvy SJ,Pearl M,Vrla M,et al. Anatomy of the femoral footprint of the posterior cruciate ligament：a systematic review. Arthroscopy,2015,31(2):345-354

18. Osti M,Tschann P,Kunzel KH,et al. Anatomic characteristics and radiographic references of the anterolateral and posteromedial bundles of the posterior cruciate ligament. Am J Sports Med,2012 40(7):1558-1563

19. Papannagari R,DeFrate LE,Nha KW,et al. Function of posterior cruciate ligament bundles during in vivo knee flexion. Am J Sports Med,2007 35(9):1507-1512

20. Salim R,Salzler MJ,Bergin MA,et al. Fluoroscopic determination of the tibial insertion of the posterior cruciate ligament in the sagittal plane. Am J Sports Med,2015,43(5):1142-1146

21. Sheps DM,Otto D,Fernhout M. The anatomic characteristics of the tibial insertion of the posterior cruciate ligament. Arthroscopy,2005,21(7):820-825

22. Tajima G,Nozaki M,Iriuchishima T,et al. Morphology of the tibial insertion of the posterior cruciate liga-

ment. J Bone Joint Surg Am,2009,91(4):859-866

23. Voos JE,Mauro CS,Wente T,et al. Posterior cruciate ligament:anatomy,biomechanics,and outcomes. Am J Sports Med,2012,40(1):222-231

24. Westermann RW,Sybrowsky C,Ramme AJ,et al. Three-dimensional characterization of the femoral footprint of the posterior cruciate ligament. Arthroscopy,2013,29(11):1811-1816

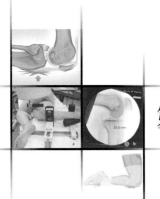

## 一、引言

膝关节后外复合体(posteolateral corner,PLC)损伤常见于多发韧带伤,很少单独发生。这种损伤通常为高能量损伤,不仅伤及韧带,也常常累及骨、神经和血管。目前,国际上对这种损伤的治疗存在较大争议。为了成功地修复或重建损伤的软组织并制订合理的康复方案,必须对膝关节后外侧的解剖结构及生物力学特性有充分的了解。

本章将对膝关节后外侧的重要解剖结构进行归纳,同时结合临床介绍各自的生物力学特性。

## 二、后外复合体的定义与解剖

广义上讲,膝关节后外侧共由 28 个动态和静态稳定结构组成。其中,3 个核心的静态

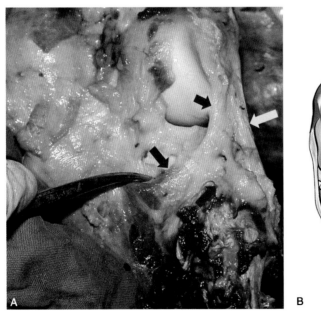
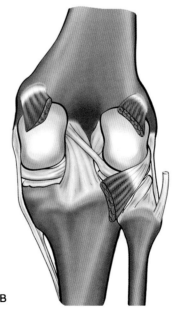

**图 2-1　PLC 的 3 个核心结构**

A:右膝尸体标本,显示 PT(红色箭头)、PFL(蓝色箭头)及 LCL(黄色箭头);B:上述 3 个对应的结构的示意图,其中 PFL 近端止点已切断

稳定结构,又常称为PLC,包括外侧副韧带(lateral collateral ligament,LCL),腘腓韧带(popliteofibularligament,PFL)和腘肌腱(popliteus tendon,PT)(图2-1)。

其他的重要结构还包括髂胫束、股二头肌长短头、外侧腓肠肌肌腱、膝关节前外侧韧带、豆腓韧带、上胫腓韧带以及外侧半月板冠状韧带等。重要的血管神经组织包括腓总神经和膝下外侧动脉。下文将对重要结构进行一一描述。

1. LCL　LCL长约70mm,起自股骨外侧面,止于腓骨头。该韧带在股骨上的起点位于距股骨外上髁近端1.4mm、偏向后外3.1mm处的浅骨性凹陷内,距PT起点的近端和后方距离均为约18.5mm,起点面积约为0.48cm²。PT和LCL起点的相对位置在PLC的解剖重建中具有重要意义(图2-2,3)。LCL的远端止于腓骨头外侧面,在腓骨头前缘后8.2mm、腓骨

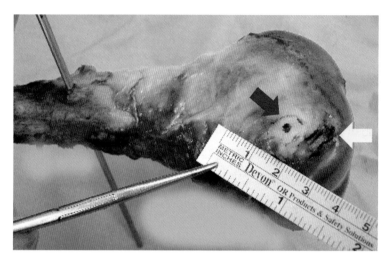

**图2-2　LCL与PT股骨止点解剖图**
两个结构股骨侧足印中心点相距1.2～1.8cm。屈膝90°时,PT止点(黄色箭头)位于LCL止点(红色箭头)正前方

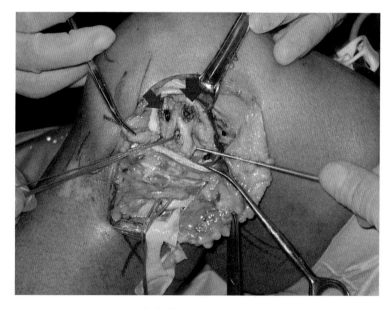

**图2-3　PLC重建术中PT和LCL股骨止点的定位**
屈膝90°时,PT股骨止点(蓝色箭头)位于LCL股骨止点(红色箭头)的正前方

茎突远端28.4mm处。

术中采用曲棍球棒样切口,LCL的股骨止点位于髂胫束的深面,胫骨止点位于股二头肌长头腱滑囊内。

2. PT　腘肌起于股骨外侧壁,斜向后下内侧走行,通过腘肌裂孔出关节腔,止于胫骨中后部。在腘肌裂孔附近有3束腘肌半月板筋膜连接PT和外侧半月板,分别为前下、后上以及后下筋膜或束,这3组结构构成了腘肌裂孔的边界,长度约为1.3mm。腘肌半月板筋膜参与维持外侧半月板的稳定,撕裂后会导致外侧半月板移位。PT的股骨侧足印区面积较大(0.59cm²),位于外侧股骨髁软骨边缘的后方(图2-2)。PT从股骨止点到腱腹交界的平均长度为54.5mm。其中,腱腹交界的位置对PT的重建具有重要意义(图2-4,5)。

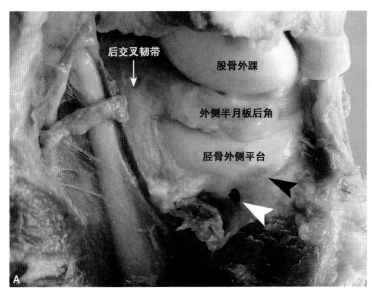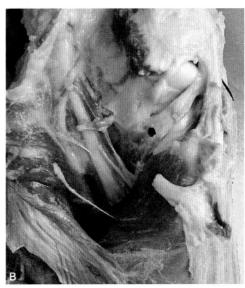

**图2-4　PT的腱腹交界的定位**

A:将PT切断后显示胫骨平台后方的腘肌腱沟(黑色箭头)和腱腹交界(白色箭头及黑色圆点)与周围相邻结构的关系;B:PT完整时显示其走行方向、腱腹交界(黑色圆点)及腘血管

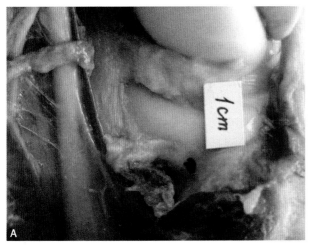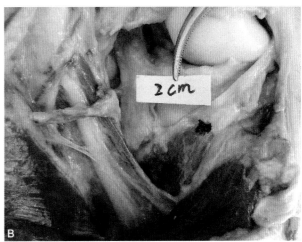

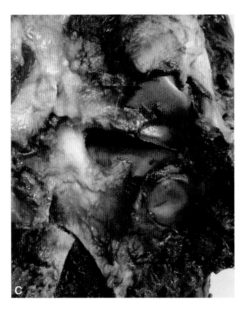

**图2-5 PT的腱腹交界的定位**

A:腱腹交界(黑色圆点)位于胫骨平台后方软骨关节面下1cm;B:腱腹交界(黑色圆点)距PCL外侧边缘2cm;C:腱腹交界(黑色圆点)紧邻上胫腓关节的内侧边缘

3. PFL PFL起于PT的腱腹交界处,止于腓骨头的内侧面,呈弓形(图2-1)。PFL位于豆腓韧带的深面,膝下外侧动脉走行于两层韧带之间。该动脉在暴露膝关节后外侧时容易被伤及,特别是采用自内向外技术对外侧半月板进行缝合时(图2-6)。

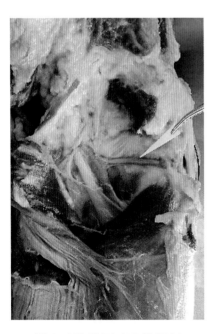

**图2-6 膝外侧动脉的解剖**

白色箭头显示该动脉,腘血管与之相连

PFL由较小的前部和较大的后部组成。LaPrade等发现,PFL的前部在腓骨茎突止点位置的宽度为2.6mm,后部的宽度为5.8mm。后部的后外侧稳定作用比前部更大,所以术中一般重建PFL后部。PT、PFL、PT的股骨止点、腘肌半月板筋膜、腘肌和半月板之间的软组织连接和胫骨近端统称为腘肌-肌腱-韧带复合体(popliteal muscle-tendon-ligament,PTML)(图2-7)。

4. 髂胫束 髂胫束为一阔筋膜结构,从骨盆连接至胫骨,走行于大腿外侧。有趣的是,人类是唯一拥有该结构的物种。髂胫束起自髂嵴前外侧缘,止于胫骨前外侧的Gerdy结节。在PLC的切开手术中,纵向劈开髂胫束才可以看到LCL和PT的股骨止点。

5. 股二头肌长头 股二头肌由长头和短头组成。长头起自坐骨结节,沿大腿后外侧走行。Terry和LaPrade等认为股二头肌共由5个部分组成,并有5个互相独立的止点。其中,3个为筋膜组织,2个为腱性组织。5个部分和5个止点的名称和位置见表2-1。5个止点中的直束止于腓骨茎突外缘的外侧,前束止于LCL止点的外侧。由深、浅两束肌腱所组成的滑囊称作股二头肌滑囊,也称LCL-二头肌滑囊,只有切开此滑囊才可看到LCL腓骨止点以进行修复或重建。

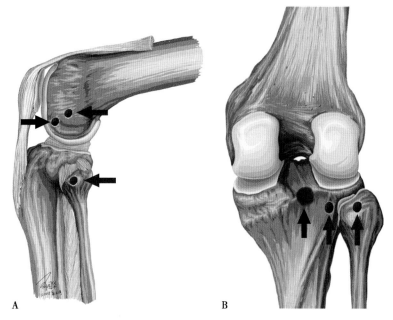

**图 2-7　PLC 的 3 个核心结构的止点定位示意图**

A:PT 的股骨止点位置(黑色箭头)与 LCL 的股骨止点(红色箭头)和
腓骨止点(蓝色箭头)位置;B:PT 的腱腹交界(蓝色箭头)、PFL 腓骨
止点(红色箭头)以及 PCL 胫骨止点(黑色箭头)的位置关系

**表 2-1　股二头肌长头的 5 个部分与 5 个止点**

| 部　　分 | 止　　点 |
| --- | --- |
| 返折束(reflected arm) | 髂胫束后方 |
| 直束(direct arm) | 腓骨后外侧缘 |
| 前束(anterior arm) | 腓骨头外侧、LCL、前方腱膜延伸 |
| 外侧腱膜延伸(lateral aponeurotic expansion) | LCL |
| 前方腱膜延伸(anterior aponeurotic expansion) | 大腿前间室 |

　　6. 股二头肌短头　股二头肌短头起于股骨后方的股骨粗线,向远端和外侧走行,在胫腓骨上有多个止点(详见表 2-2)。其在关节囊的止点一般位于腓肠肌外侧头和 LCL 之间,直束的止点位于腓骨茎突和 LCL 腓骨止点之间,前束止于 Gerdy 结节后方 1cm 处。

**表 2-2　股二头肌短头的 6 个部分与 6 个止点**

| 部　　分 | 止　　点 |
| --- | --- |
| 近端肌肉止点(proximal muscularattachment) | 股二头肌长头前内侧面 |
| 关节囊束(capsular arm) | 后外侧关节囊 |
| 关节囊-骨层(capsule-osseous layer) | 胫骨外上段 |
| 直束(direct arm) | 腓骨头 |
| 前束(anterior arm) | 胫骨外上段 |
| 外侧腱膜延伸(lateral aponeurotic expansion) | LCL |

7. 豆腓韧带  豆腓韧带起自豆骨的外侧缘(如果豆骨缺如,则起于股骨外侧髁上突),止于腓骨茎突的后外侧缘,与 PFL 的后、外侧相连。豆腓韧带的近端是股二头肌短头关节囊束的延续。如果豆骨缺如,则该韧带称作短外侧韧带。有人认为豆腓韧带有限制膝关节过伸的作用,但并没有明确的生物力学证据支持。

8. 外侧半月板冠状韧带  外侧半月板冠状韧带是后外侧关节囊的一部分,连接外侧半月板和胫骨外侧平台。该韧带内侧起于 PCL 的胫骨止点外侧,向外侧走行组成腘肌裂孔并止于外侧半月板。

## 三、后外复合体的生物力学

PLC 有三个最重要的膝关节静态稳定结构,分别为:LCL、PT 和 PFL。早期的生物力学研究发现后外侧结构是控制膝关节内翻、外旋的主要稳定结构,同时可以防止胫骨向后外侧移位。除此以外,膝关节后外侧结构还对维持膝关节内旋稳定有重要作用。这三个主要韧带协同作用维护正常的膝关节功能。因此,对膝关节慢性后外侧不稳定合并交叉韧带损伤的患者,仅仅重建交叉韧带会增加手术失败的风险。本节将简述 LCL、PT 和 PFL 的生物力学功能。

1. LCL  LCL 是限制膝关节内翻的初级稳定结构。LCL 对抗胫骨相对股骨的内翻、内旋和外旋应力,但对前后向及外翻稳定性作用较小。当膝关节伸直并外旋时,LCL 处于张力最大的状态。Coobs 等将完整的膝关节与 LCL 切断后进行比较,对两组均施加内翻、内旋及外旋应力。结果显示,LCL 切断后,在全部的屈膝角度下(0°、15°、30°、60°、90°)膝关节内翻和内旋的角度显著增加;外旋角度在屈膝 60°和 90°时显著增加。在前交叉韧带损伤后,LCL 是前向和内旋的次级稳定结构。因此,LCL 的功能取决于屈膝角度以及其他膝关节稳定结构,如前交叉韧带是否存在。此外,了解 LCL 的功能对于选择正确的 LCL 解剖重建方式也至关重要。

至于 LCL 的生物力学特性,LaPrade 等报道,LCL 的失效强度为 295N,刚度为 33.5N/m。LCL 的失效强度远远低于交叉韧带,因此 LCL 需要与其他韧带结构一起维持膝关节的内翻稳定性。LCL 损伤后,其他韧带损伤的可能性也会增加。许多模拟 LCL 损伤的研究都发现在 LCL 损伤后,外侧不稳定会增加重建后前后交叉韧带的应力。LaPrade 等发现 LCL 切断后,前交叉韧带在屈膝 0°和 30°内翻应力下的受力显著增加。许多其他研究也发现,在后外侧结构损伤后,后交叉韧带的受力增加,同时膝关节的后向、外旋和内翻稳定性下降。因此,对多发韧带损伤的患者,在重建交叉韧带时一定要注意对后外侧结构的检查,杜绝漏诊、漏治(图 2-8)。

2. PT  PT 与 LCL 类似,可以限制胫骨相对股骨的内外旋。Ferrari 等进行的尸体试验将 PT 部分或全部切断。结果显示,在屈膝 0°、30°、60°和 90°时,无论切断部分或全部 PT,对膝关节施加内旋和外旋应力,其内旋和外旋角度均显著增加。LaPrade 等发现,PT 仅承受膝关节外旋应力,在屈膝 60°时达到峰值。此后,LaPrade 对 PT 切断后膝关节的内外旋、内翻、前后向应力进行了研究。他们发现,与 PT 完整时相比,PT 切断后屈膝 30°、60°和 90°的外旋稳定性,屈膝 0°、20°、30°、60°和 90°的内旋稳定性,屈膝 20°、30°和 60°的内翻稳定性以及屈

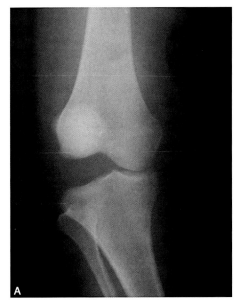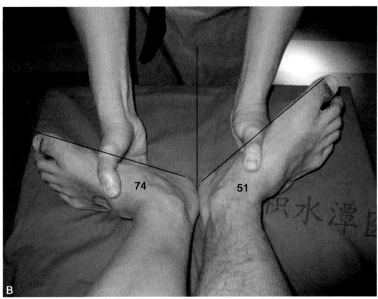

**图 2-8　PLC 的生物力学功能与检查方法**

A:通过内翻应力试验检查发现 LCL 损伤后外侧间隙张开;B:PT 和(或)PFL 损伤后,通过外旋试验(dial test)检查发现胫骨外旋增大

膝 0°、20°和 30°时的前向稳定性均显著下降,但后向稳定性未出现明显变化。因此,作者认为 PT 在维持膝关节外旋稳定性上起着重要作用(图 2-8),同时还对内旋、内翻以及前向稳定性有一定贡献。这些发现都为 PT 的解剖重建技术提供了理论基础。

　　至于 PT 的生物力学特性,据报道,其失效强度在 3 个主要的外侧结构中是最高的,约为 700N,刚度为 83N/m。但是,PT 的损伤会增加 PCL 重建后移植物的张力。所以,对 PT 撕脱骨折或 PT 体部的慢性损伤,及时进行修复或重建非常重要。

　　3. PFL　普遍认为 LCL 和 PT 在维持膝关节后外侧稳定上起到了重要的作用,而 PFL 的作用则较少被研究。但是,PFL 在维持膝关节后外侧稳定性方面仍然起到了重要的作用(图 2-8)。研究显示,PFL 在屈膝 60°时具有最大的维持外旋稳定的作用,因此,PFL 是限制膝关节外旋的初级稳定结构。PFL 的失效强度为 298N,刚度为 29N/m。由于 PFL 失效强度较低,因此需要其他后外侧结构进行协同。与 LCL 和 PT 相同,PFL 的损伤也会增加交叉韧带的负荷。

(李　岳)

## 参 考 文 献

1. Paulos L,Swanson SC,Stoddard GJ,et al. Surgical correction of limb malalignment for instability of the patella:a comparison of 2 techniques. Am J Sports Med,2009,37(7):1288-1300

2. Laprade RF,Griffith CJ,Coobs BR,et al. Improving outcomes for posterolateral knee injuries. J Orthop Res,2014,32(4):485-491

3. LaPrade RF,Heikes C,Bakker AJ,et al. The reproducibility and repeatability of varus stress radiographs in the assessment of isolated fibular collateral ligament and grade-Ⅲ posterolateral knee injuries. An in vitro biomechanical study. J Bone Joint Surg Am,2008,90(10):2069-2076

4. LaPrade RF,Resig S,Wentorf F,et al. The effects of grade Ⅲ posterolateral knee complex injuries on anterior

cruciate ligament graft force. A biomechanical analysis. Am J Sports Med,1999,27(4):469-475

5. LaPrade RF,Tso A,Wentorf FA. Force measurements on the fibular collateral ligament,popliteofibular ligament,and popliteus tendon to applied loads. Am J Sports Med,2004,32(7):1695-1701

6. Coobs BR,LaPrade RF,Griffith CJ,et al. Biomechanical analysis of an isolated fibular (lateral) collateral ligament reconstruction using an autogenous semitendinosus graft. Am J Sports Med,2007,35(9):1521-1527

7. LaPrade RF,Wozniczka JK,Stellmaker MP,et al. Analysis of the static function of the popliteus tendon and evaluation of an anatomic reconstruction:the "fifth ligament" of the knee. Am J Sports Med,2010,38(3):543-549

8. Feeley BT,Agel J,LaPrade RF. When Is It Too Early for Single Sport Specialization? Am J Sports Med,2016,44(1):234-241

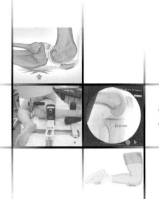

第三章
膝关节后交叉韧带、后外复合体
损伤的临床诊断

## 一、膝关节后交叉韧带损伤

### （一）诊断要点

1. 受伤机制　多为高能量伤所致,如交通伤中急刹车损伤、重物砸伤、高处坠落等,胫骨前方受到向后的暴力打击;最常见的是仪表板伤(dashboard injury),也可见于足球等对抗性运动中的跪地伤。后交叉韧带损伤常常合并膝关节其他韧带结构,如后外复合体等的损伤。

2. 查体　后抽屉试验。

3. 影像学检查　膝关节应力像检查。

### （二）典型病例介绍

患者男性,45岁。主因1年前乘车时发生车祸,左侧胫骨前方与驾驶台仪表板撞击,伤后膝关节肿胀疼痛。查体膝关节后抽屉试验(3+)(图3-1),终末点(软),胫骨外旋试验(+)(图3-2)。患者MRI显示后交叉韧带增粗,信号不均,胫骨附丽点可见异常高信号(图3-3)。膝关节应力像检查显示胫骨平台后移11mm(图3-4)。

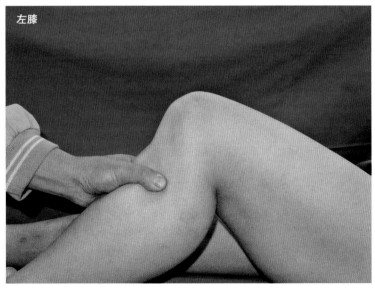

**图3-1　后抽屉试验**

患者男性,45岁。左膝关节后抽屉试验(3+),考虑为后交叉韧带损伤

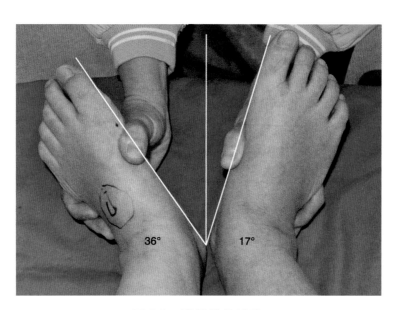

**图 3-2　胫骨外旋试验**

同一患者,屈膝 30°位胫骨外旋试验(+),患侧与健侧差别 36°-17°=19°,考虑合并后外复合体损伤

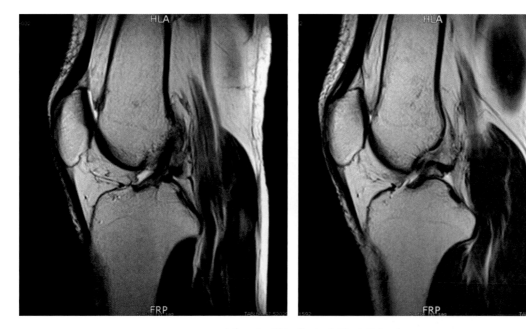

**图 3-3　后交叉韧带损伤患者的磁共振表现**

同一患者,MRI 显示后交叉韧带粗细不均,胫骨附丽点附近可见异常高信号

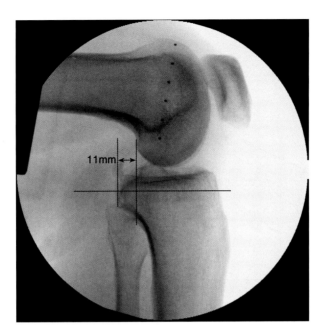

**图3-4　后交叉韧带损伤的应力像**

同一患者,膝关节后向应力像显示胫骨平台后移
11mm,进一步验证后交叉韧带损伤的诊断

**（三）详细检查方法介绍**

1. 后交叉韧带的作用　膝关节后交叉韧带（posterior cruciate ligament,PCL）是防止胫骨相对于股骨过度后移的初级稳定结构,而次级稳定结构包括后外复合体（posterolateral corner,PLC）和内侧副韧带等。

2. 受伤机制　导致后交叉韧带损伤的致伤原因有很多,包括低能量伤和高能量伤。常见的受伤机制是屈膝位胫骨近段受到向后的直接暴力,见于车祸中胫骨顶在驾驶台的仪表板损伤,或者见于运动员足跖屈位时跌倒的跪地伤（图3-5）。膝关节过伸伤也是导致后交叉韧带损伤的原因,这种情况多见于膝关节脱位,可以合并胫骨前缘骨折和其他韧带损伤。

3. 症状　后交叉韧带损伤的症状,包括膝关节疼痛、肿胀、活动受限。不稳定的症状可能存在,但是没有前交叉韧带损伤的不稳定感常见。虽然后交叉韧带可以单独损伤,但其更多见于复合韧带损伤中,约60%以上的后交叉韧带损伤合并膝关节后外复合体损伤。

4. 后交叉韧带检查的生物力学基础　很多切断试验显示,单纯切断后交叉韧带会导致胫骨后向移位10mm,最大位移发生在屈膝90°位。后交叉韧带的张力约为前交叉韧带的2倍,其前外束（ALB）承受的拉力、刚性和横截面积都远高于后内束（PMB）和半月板股骨韧带,说明后交叉韧带的前外束是发挥后交叉韧带生物力学作用的最重要的结构。如果后外复合体没有损伤,单纯的后交叉韧带切断并不影响膝关节的旋转稳定性,也不会影响膝关节的内外翻稳定性。因此,最适于评估单纯的后交叉韧带损伤的查体方法就是检查胫骨后移程度的试验。

临床检查的目的是发现胫骨相对于股骨的过度后移,包括后抽屉试验、后向Lachman试验、胫骨后沉试验、股四头肌主动收缩试验。其中,股四头肌主动收缩试验是在胫骨后沉试验的基础上,通过股四头肌主动收缩使胫骨前移。

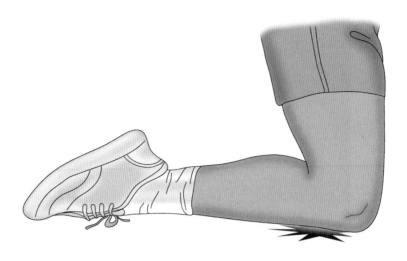

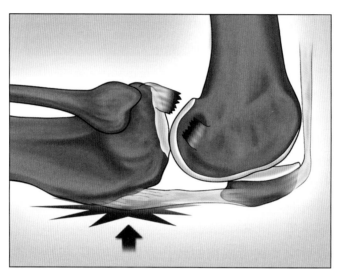

**图 3-5 PCL 跪地伤的受伤机制示意图**
见于运动员足跖屈位时跌倒的跪地伤

### （四）后抽屉试验

1. 后抽屉试验检查方法（图 3-6） 在进行后抽屉试验（posterior drawer test，PDT）检查前，首先应当确定在屈膝 90° 位时，正常的股骨内髁与胫骨内侧平台的关系，也就是所谓的台阶征（step-off sign）。胫骨平台的病理性后移的判断都是以正常的台阶征为基础的。正常情况下，胫骨平台前缘应当在股骨内髁前方 1cm。在检查中，我们需要以健侧正常的膝关节作为参照。患者平卧位，屈膝 90°，胫骨保持中立位。检查者双手四指置于胫骨近端后方，双手拇指置于膝关节前方关节间隙水平，触摸膝关节前方的内外侧关节间隙，拇指的指尖触摸股骨内髁，指腹触摸胫骨平台的前内缘，感受后抽屉试验过程中股骨内髁相对于胫骨平台前内缘的位置变化。检查者双手将胫骨推向后方，根据胫骨平台出现的病理性后向移位的程度进行分级。如果后抽屉试验阳性，可以诊断后交叉韧带损伤。Hughston 等认为，如果中立位或内旋位的后抽屉试验阴性，可以排除后交叉韧带损伤。而且，通过中立位和内旋位的后抽屉试验，有助于鉴别后外旋转不稳定引起的后抽屉试验阳性，因为后外旋转不稳定有时会出现内旋位后抽屉试验阳性，而单纯的后交叉韧带损伤并不会引起内旋位后抽屉试验阳性。

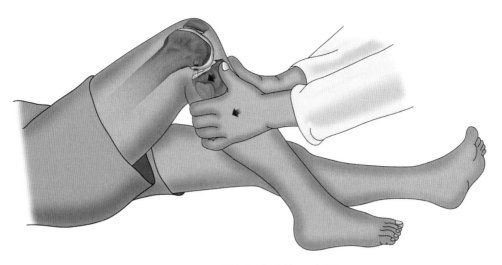

**图 3-6　后抽屉试验的示意图**

患者平卧位,屈膝 90°,胫骨保持中立位。检查者双手拇指置于膝关节前方关节间隙水平,触摸膝关节前方的内外侧关节间隙,拇指的指尖触摸股骨内髁,指腹触摸胫骨平台的前内缘,感受后抽屉试验过程中股骨内髁相对于胫骨平台前内缘的位置变化

2. 分度　与其他很多检查的评估方法类似,Ⅰ度的后交叉韧带松弛意味着胫骨后移程度为 0～5mm,胫骨平台仍然位于股骨髁前方;Ⅱ度的后交叉韧带松弛意味着胫骨后移 6～10mm,胫骨平台前缘可能与股骨内髁齐平;Ⅲ度损伤意味着胫骨后移程度>10mm,胫骨平台前缘移位到股骨内髁后方(图 3-7)。同时,我们进行终末点的评估,分为硬、软、消失。Shelbourne 等指出,后交叉韧带损伤后 2 周,终末点会转为硬性,因为周围的一些支持结构已经发生愈合。因此,对于陈旧性后交叉韧带损伤,胫骨后移程度比终末点的评估更可靠。

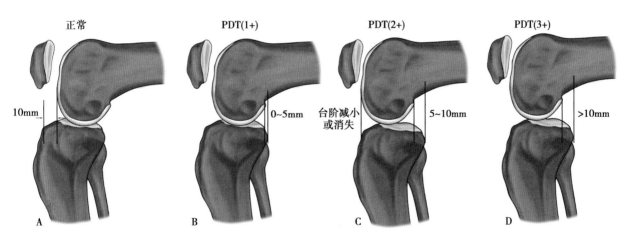

**图 3-7　后抽屉试验分度示意图**

A:正常膝关节:胫骨无后移,前方台阶 10mm,后抽屉试验(-);B:Ⅰ度的后交叉韧带松弛意味着胫骨后移程度为 0～5mm,胫骨平台仍然位于股骨髁前方,台阶>5mm;C:Ⅱ度的后交叉韧带松弛意味着胫骨后移 6～10mm,台阶减小甚至消失;D:Ⅲ度损伤意味着胫骨后移程度>10mm,胫骨平台前缘移位到股骨内髁后方

3. 灵敏度分析　后抽屉试验是评估单纯后交叉韧带损伤的最敏感的检查。通过双盲的随机对照试验显示,敏感度达到 90%,而特异度达到 99%。而且,如果联合使用其他后向

不稳定的检查,后抽屉试验的准确性还会更高。

4. 假阴性结果  在进行后抽屉试验检查时,检查者要意识到可能的假阴性结果:

(1)后抽屉试验检查时,如果胫骨过度内旋,紧张的半月板股骨韧带,特别是 Wrisberg 韧带,可能会使后向松弛程度下降 1 级。Clancy 等报告半月板股骨韧带在单纯的后交叉韧带损伤中很少发生损伤,当胫骨内旋时,紧张的半月板股骨韧带能够减少胫骨后移的程度。

(2)Hughston 认为,后交叉韧带断裂会表现为内旋位后抽屉试验阳性。但是,对于膝关节急性损伤,如果弓形复合是完整的,那么内旋位后抽屉试验可能出现假阴性。

5. 后抽屉试验的临床意义  后抽屉试验是最常用的评估膝关节后向稳定性的方法,具有非常高的敏感度和特异度,临床上经常用于膝关节后向稳定性的诊断、分度、疗效评估。

### (五)后向 Lachman 试验

1. 后向 Lachman 试验(the posterior Lachman test)检查方法(图 3-8)  患者仰卧位,屈膝 30°,检查者双手的位置和抓握方法与后抽屉试验相同。对于正常的膝关节,检查者能够感觉到胫骨相对于股骨的正常位置;对于后交叉韧带断裂的膝关节,检查者首先要将胫骨复位到正常位置。然后,向胫骨施加后向的力量。需要注意,检查时保持胫骨中立位,不要因为胫骨的旋转而使次级稳定结构紧张。分度系统与后抽屉试验相同。如果屈膝 30°位胫骨后移程度增大,而屈膝 90°位胫骨后移程度正常,意味着膝关节后外复合体损伤;如果屈膝 30°和 90°胫骨后移均增加,而且最大胫骨后移发生在屈膝 90°位,意味着后交叉韧带损伤。

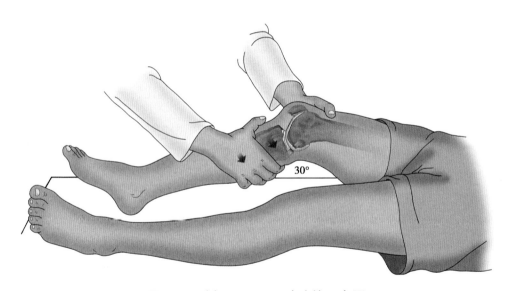

**图 3-8  后向 Lachman 试验的示意图**

患者仰卧位,屈膝 30°,对于正常的膝关节,检查者能够感觉到胫骨相对于股骨的正常位置;对于后交叉韧带断裂的膝关节,检查者首先要将胫骨复位到正常位置,然后,向胫骨施加后向的力量,感受胫骨相对于股骨后移的程度

2. 后向 Lachman 试验的意义  虽然屈膝 90°位的后抽屉试验能够诊断后交叉韧带损伤,但是,对于急性的后交叉韧带损伤,由于患者很难屈膝到 90°,所以后抽屉试验无法应用。这种情况下,后向 Lachman 能够用于诊断后交叉韧带损伤。由于后向 Lachman 试验仅需要患者屈膝 30°,所以适用于膝关节急性损伤的检查。后向 Lachman 试验的生物力学基础是在屈膝 30°位,后交叉韧带仍然能够提供 85% 的限制胫骨后移的作用。

### （六）胫骨后沉试验

1. 胫骨后沉试验（the posterior sag test）检查方法（图 3-9）　患者屈膝 90°，检查者鼓励患者尽可能完全放松，特别是放松股四头肌。从膝关节侧面观察，当发现胫骨前缘出现后沉现象，低于股骨髁的前缘，或低于健侧膝关节，即为胫骨后沉试验阳性。

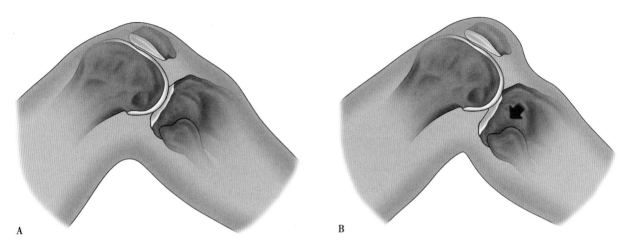

A
B

**图 3-9　胫骨后沉试验的示意图**

A：正常膝关节，胫骨平台前缘位于股骨内髁前方 10mm；B：患者屈膝 90°，检查者鼓励患者尽可能完全放松，特别是放松股四头肌。从膝关节侧面观察，当发现胫骨前缘出现后沉现象，低于股骨髁的前缘，或低于健侧膝关节，即为胫骨后沉试验阳性

2. 灵敏度分析　与其他的动态检查方法不同，胫骨后沉试验是检查膝关节后向稳定性的静态试验。胫骨后沉试验发现后交叉韧带损伤的特异度是 100%，Rubenstein 报告的敏感度是 79%。膝关节后向不稳定的程度越轻，胫骨后沉试验的敏感度就越低。

### （七）股四头肌主动收缩试验

股四头肌收缩试验最初由 Daniel 等提出，他们发现 42 例后交叉韧带断裂的患者在进行股四头肌收缩试验时，41 例出现异常的胫骨前移，而对侧正常膝关节或前交叉韧带损伤的患者均没有这种现象。

1. 股四头肌主动收缩试验（the quadriceps active test）检查方法（图 3-10）　患者平卧位，屈膝 90°，股四头肌收缩过程中牵拉髌腱的拉力，会产生垂直于胫骨的前抽屉方向的分力。因此，当嘱患者主动收缩股四头肌——固定患者足同时嘱患者用力伸膝，股四头肌的收缩会引起后沉的或向后半脱位的胫骨前移。如果在股四头肌主动收缩试验中，胫骨相对于股骨前移>2mm，认为是股四头肌主动收缩试验阳性，说明后交叉韧带损伤。

2. 灵敏度分析　虽然最初的文章在介绍股四头肌收缩试验时，描述其具有很高的敏感度和特异度，但是其他研究发现，与其他后交叉韧带检查比，其敏感度较低（54%）。

3. 股四头肌主动收缩试验的另一种方法　首先确定健侧膝关节股四头肌的中性角度（neutral angle），中性角度是指在患者对侧正常的膝关节，股四头肌收缩时不会引起明显的胫骨移动的屈膝角度，通常为屈膝 60°～70°。当屈膝达到中性角度时，股四头肌收缩产生的拉力平行于胫骨骨干的方向，因此当足被固定时，股四头肌收缩仅仅会增加髌股关节的压力，而不会引起胫骨前移。确定健侧膝关节的中性角度后，将患侧膝关节置于同样位置，双侧对比进行检查，有助于发现患侧膝关节的前向或后向松弛。

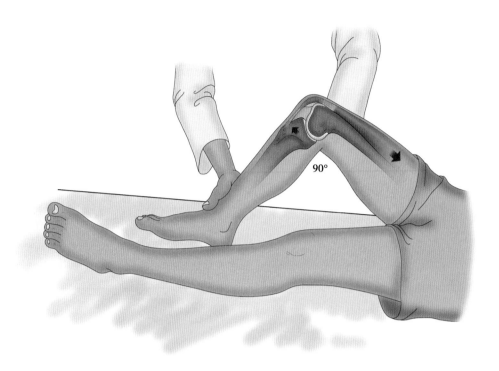

**图 3-10　股四头肌主动收缩试验的示意图**

患者平卧位,屈膝 90°,检查者固定患者足,同时嘱患者用力伸膝,如果胫骨相对于
股骨前移>2mm,认为是股四头肌主动收缩试验阳性,说明后交叉韧带损伤

在进行股四头肌主动收缩试验检查时,屈膝角度很重要,必须超过上文描述的中性角度
才可能引出阳性结果。另外,需要注意,如果髌腱存在损伤,或之前的手术影响了髌腱,都可
能使股四头肌主动收缩试验无效。

## 二、膝关节旋转不稳定

旋转不稳定(rotatory instabilities)主要影响屈膝位的膝关节功能,包括前内旋转不稳定
(anteromedial rotatory instability,AMRI)、前外旋转不稳定(anterolateral rotatory instability,
ALRI)、后内旋转不稳定(posteromedial rotatory instability,PMRI)、后外旋转不稳定(postero-
lateral rotatory instability,PLRI)。

### (一) 后外旋转不稳定

膝关节后外复合体由静态稳定结构和动态稳定结构组成。静态稳定结构包括外侧副韧
带、弓形复合、豆腓韧带和后外侧关节囊;动态稳定结构包括髂胫束、股二头肌腱和腘肌复合
体(包括腘肌腱、腘腓韧带和腘肌半月板束等)。膝关节后外复合体的作用包括限制胫骨过
度外旋,限制膝关节内翻和限制近伸直位的胫骨后移,是控制膝关节后向稳定性的次级稳定
结构。

膝关节后外复合体损伤常常合并后交叉韧带损伤出现,约 60% 以上的后交叉韧带损伤
合并膝关节后外复合体损伤。

膝关节后外复合体的临床检查很重要,但是并没有被所有的骨科医生掌握。文献报道,
对于后外复合体损伤的错误诊断或治疗是导致重建后前交叉韧带失效的主要原因。如果没

有进行全面、细致的检查,膝关节后外不稳定很容易被漏诊或误诊,常常将膝关节后外侧疼痛归咎于外侧半月板损伤。膝关节后外旋转不稳定(posterolateral rotatory instability,PLRI)常常是由于膝关节遭受后向的直接暴力打击而导致的过伸损伤,例如发生在美式足球中阻挡时造成的膝关节过伸伤。

膝关节后外复合体损伤的症状包括膝关节后外侧疼痛、站立时不适感、膝关节过伸感和膝关节错动感。

很多试验研究都证明了膝关节后外复合体的重要作用,Gollehon 等使用新鲜尸体标本对后交叉韧带、外侧副韧带和深层的韧带复合体(包括腘肌腱、弓形韧带、豆腓韧带和后外侧关节囊)进行选择性切断试验,将这些结构按不同的顺序切断,证明这些膝关节静态稳定结构的重要作用。在切断试验前后分别评估膝关节前后向稳定性、内外旋稳定性和内外翻稳定性。单纯切断后外复合体不但会导致胫骨后移增加,特别是在伸直位,而且会导致胫骨外旋增加,膝关节内翻增加(在屈膝30°最明显)。如果同时切断后交叉韧带和后外复合体,会导致在屈膝90°位的胫骨外旋增加和内翻不稳定。基于这些生物力学研究的基础,膝关节韧带损伤后的稳定性改变能够通过相应的临床查体进行检查。

膝关节后向稳定性检查的方法如上文所述,本节主要介绍膝关节后外旋转不稳定的检查方法。一定要注意鉴别膝关节后外复合体、后交叉韧带和多发韧带损伤,因为后外复合体和后交叉韧带都是限制胫骨后移的稳定结构,区别在于不同的屈膝角度两者的限制作用不同。内旋位或中立位的后抽屉试验阴性有助于排除后交叉韧带损伤。异常的胫骨外旋可以使用胫骨外旋试验(dial test)和反轴移试验进行检查。Jakob 等曾使用反轴移试验鉴别膝关节后外旋转不稳定和前外旋转不稳定。通过后外抽屉试验不但能够评估胫骨外旋程度,同时能够评估胫骨后移的程度。Hughston 和 Norwood 介绍了使用后外抽屉试验和外旋反屈征诊断膝关节后外旋转不稳定的方法。胫骨外旋试验同样能够检查胫骨外侧平台的后外半脱位:如果阳性,意味着单纯的后外复合体损伤或后交叉韧带合并后外复合体损伤,两者的区别在于发生半脱位的屈膝角度不同。这些检查方法在下文有详细介绍。最后,膝关节的内翻不稳定可以通过0°或30°位的内翻应力试验检查。

膝关节后外旋转不稳定的检查方法包括:胫骨外旋试验(dial test)、反轴移试验、后外抽屉试验和外旋反屈征。

**(二)胫骨外旋试验**

胫骨外旋试验(dial test)最初由 Cooper 等在 1991 年提出,用于评估异常的胫骨外旋,并且可以用来鉴别单纯的后外复合体损伤和后交叉韧带合并后外复合体的复合损伤。

1. 检查方法(图3-11、12)　患者采用俯卧位或仰卧位,由屈膝30°开始,检查者双手抓住患者双足,握住足跟,拇指置于足内侧缘,四指握住足外侧和足跟,同时施加最大的外旋力量,评估足-大腿角度并且与对侧比较。然后屈膝90°,再次测量外旋角度。在检查过程中,触摸胫骨结节和股骨髁的相对位置,确定施加外旋应力后胫骨结节相对于股骨髁的外旋程度,有助于评估胫骨外旋角度。

2. 分度　在屈膝30°和90°位的胫骨外旋试验中,如果患侧与健侧相比,胫骨外旋角度增大10°或更多,即侧-侧差值≥10°,则为胫骨外旋试验阳性。

膝关节胫骨外侧平台的后外侧半脱位意味着膝关节后外旋转不稳定,而胫骨内侧平台

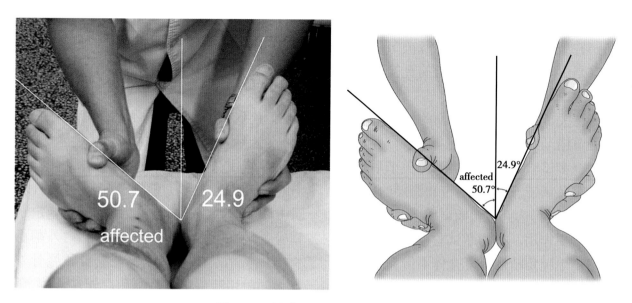

**图 3-11　屈膝 30°位胫骨外旋试验**

检查者双手抓住患者双足,同时施加最大的外旋力量,评估双侧足外旋的角度,并且与对侧对比。如果胫骨外旋角度增大 10°或更多,即侧-侧差值≥10°,为胫骨外旋试验阳性。此例患者的侧-侧差值为 50.7°–24.9° = 25.8°

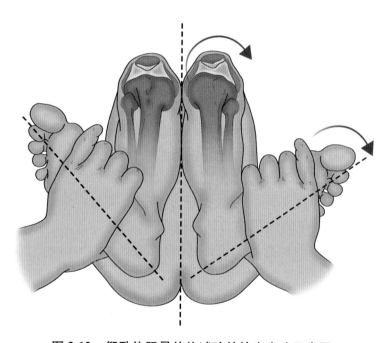

**图 3-12　仰卧位胫骨外旋试验的检查方法示意图**

的前内半脱位意味着前内旋转不稳定。检查者可以通过触诊胫骨平台和股骨髁的相对位置关系进行鉴别。

　　如果屈膝 30°位胫骨外旋试验阳性,而屈膝 90°位阴性,意味着单纯的膝关节后外复合体损伤;因为随着屈膝角度增加到 90°,患侧膝关节完整的后交叉韧带被逐渐拉紧,限制膝关节的外旋不稳定。如果屈膝 30°和 90°位胫骨外旋试验均为阳性,意味着后交叉韧带合并后外复合体损伤。

　　3. 操作要点　由于后交叉韧带的完整性会影响胫骨外旋的程度,同样,在仰卧位进行胫骨外旋试验检查时,如果后交叉韧带损伤,患侧膝关节会出现胫骨后沉,影响胫骨外旋的角度。为了避免胫骨后沉的影响,在进行胫骨外旋试验的过程中,助手要辅助控制患侧膝关节,将胫骨向前托起,使双侧膝关节位于相同位置,然后再进行外旋试验检查。

4. 临床意义胫骨外旋试验是评估膝关节后外旋转稳定性的有效方法,结果可以量化,能够用于术前与术后的结果随访和评估。

**(三) 反轴移试验**

轴移是患者感觉到膝关节突然的错动,感到胫骨相对于股骨突然发生向后错动,可以发生于膝关节后外旋转不稳定和前外旋转不稳定。

1. 反轴移试验(reverse pivot-shift test)检查方法(图 3-13) 患者平卧位,屈膝 90°,胫骨最大限度外旋。检查者一只手置于胫骨近端外侧,施加外翻应力;另一只手置于胫骨中段的前内侧,控制小腿,同时维持胫骨外旋,并施加一定的轴向推力。然后检查者膝关节逐渐伸直,在伸直的过程中需要维持胫骨外旋、轴向力量和外翻应力。

对于膝关节后外旋转不稳定的患者,在试验的起始胫骨外侧平台会向后半脱位;随着膝关节被动伸直,胫骨外侧平台会发生滑动或跳动复位,大约发生在屈膝 30°的位置。

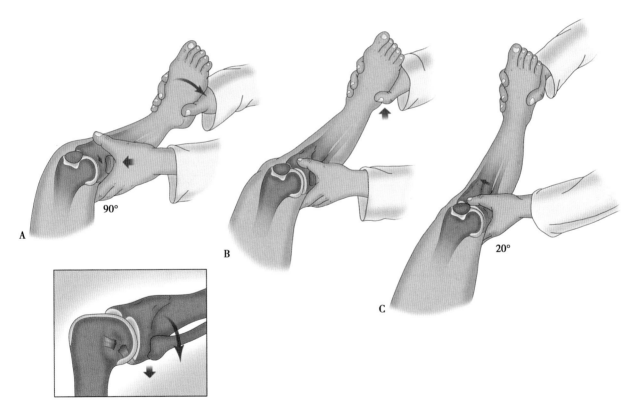

**图 3-13 反轴移试验示意图**

A:患者平卧位,屈膝 90°,检查者一只手置于胫骨近端外侧,施加外翻应力;另一只手控制小腿,维持胫骨外旋,并且施加一定的轴向推力,使膝关节逐渐伸直。B、C:随着膝关节被动伸直,胫骨外侧平台会发生滑动或跳动复位,大约发生在屈膝 30°的位置

2. 反轴移试验的机制 出现这种现象的原因是在伸膝的过程中,髂胫束作用在 Gerdy 结节为屈膝的力矩,随着膝关节伸直,髂胫束的牵拉方向发生变化,由屈膝力矩变为伸膝力矩,使胫骨的半脱位发生复位。

3. 灵敏度分析　反轴移试验有一定的假阳性率。对于多发关节松弛和轻度的膝内翻,反轴移试验可能阳性。而且,正常膝关节有高达30%的情况会出现阳性,特别是在麻醉下检查时。因此,阳性结果仅仅在患者有创伤病史,反轴移试验中胫骨复位的现象模拟了患者的症状,而对侧膝关节为阴性时,才有临床意义。

4. 操作要点　由于反轴移试验需要患者尽可能放松,对于警觉的患者可能无法得出阳性结果。因此,建议在麻醉下进行检查。由于反轴移试验存在一定的假阳性率,需要结合其他检查方法的结果进行评估,不建议单纯使用反轴移试验进行诊断。

**(四) 后外抽屉试验**

最初由 Hughston 和 Norwood 在 1980 年提出。

1. 检查方法(图 3-14)　患者平卧位,屈膝 90°,屈髋 45°,胫骨外旋 15°,固定足,然后进行后抽屉试验检查。在最初的描述中,阳性结果为外侧胫骨平台相对于股骨外髁的外旋,意味着膝关节后外复合体损伤。如果施加后向应力时,胫骨出现明显的外旋增加,意味着后外复合体合并后交叉韧带的损伤。

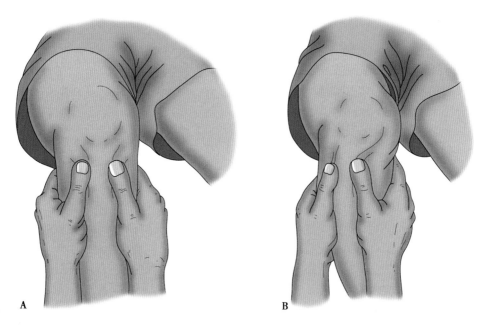

**图 3-14　后外抽屉试验的示意图**
A:患者平卧位,屈膝 90°屈髋 45°,胫骨外旋 15°,固定足,进行后抽屉试验检查;
B:如果外侧胫骨平台相对于股骨外髁的外旋,意味着膝关节后外复合体损伤

2. 灵敏度分析　后外抽屉试验可能存在假阴性。对于后交叉韧带合并后外复合体损伤,后外抽屉试验的作用可能因不容易察觉胫骨相对于股骨髁的外旋而变得微弱。而对于单纯的后外复合体损伤、后交叉韧带完整的情况,膝关节内侧间室变成新的旋转中心,此时胫骨外旋会相对更明显。

**(五) 外旋反屈征**

膝关节外旋反屈征(external rotation recurvatum test)　最初由 Hughston 等提出,作为最终的诊断后外旋转不稳定的试验。不过,单纯的外旋反屈征并不足以诊断,需要联合使用其他检查方法,如后抽屉试验和后外抽屉试验,以获得充分的诊断依据。

1. 检查方法（图 3-15,16） 患者平卧位,伸膝,检查者抓住患者双足的踇趾提起。外旋反屈征阳性表现为与健侧对比,患侧膝关节出现内翻、过伸、外旋,意味着后外复合体的损伤。如果损伤侧膝关节出现明显的内翻和过伸,意味着后外复合体损伤的同时,合并前交叉韧带或后交叉韧带损伤。

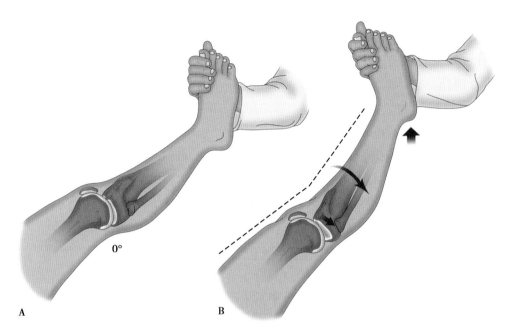

**图 3-15 外旋反屈征的示意图**

A:患者平卧位,伸膝,检查者抓住患者双足的踇趾提起。正常的膝关节不会出现内翻、过伸、外旋的现象;B:外旋反屈征阳性表现为与健侧对比,患侧膝关节出现内翻、过伸、外旋,意味着后外复合体的损伤

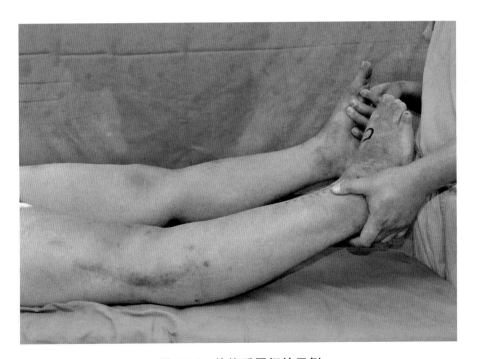

**图 3-16 外旋反屈征的示例**

患者男性。右膝关节后交叉韧带、后外复合体损伤。可以看到右膝关节内翻、过伸、外旋,为外旋反屈征阳性

另一种方法:检查者托着患肢足跟,由屈膝30°逐渐伸直,检查者的另一只手置于膝关节后外侧,感受患侧膝关节是否存在与健侧不同的过伸和外旋。

2. 灵敏度分析　Veltri 和 Warren 认为,对于膝内翻的患者,单纯的膝关节后外复合体损伤,外旋反屈征可以为弱阳性;如果存在明确的内翻和过伸,则意味着后外复合体损伤同时合并前交叉韧带或后交叉韧带损伤。

### (六) 后外旋转试验

后外旋转试验(posterolateral external rotation test)结合了后外抽屉试验和胫骨外旋试验,在屈膝30°和90°位进行检查。

检查方法(图 3-17):患者平卧位,分别在屈膝30°和90°位进行检查,检查者向胫骨施加后向和外旋的力量,胫骨外侧平台出现向后外侧半脱位为阳性。

如果在屈膝30°位胫骨外侧平台发生半脱位,意味着单纯的后外复合体损伤;如果在屈膝30°和90°都发生半脱位,意味着后外复合体合并后交叉韧带损伤。

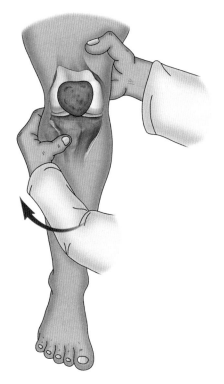

**图3-17　后外旋转试验的示意图**
患者平卧位,分别在屈膝 30°和90°位进行检查,检查者向胫骨施加后向和外旋的力量,胫骨外侧平台出现向后外侧半脱位为阳性

## 三、膝关节内翻不稳定

外侧副韧带是主要的限制膝关节内翻的结构。外侧副韧带损伤的主要致伤原因是膝关节遭受到过度的内翻暴力,而且单纯的外侧副韧带损伤很少见,常常合并其他韧带损伤。外侧副韧带损伤的症状变化较大,与损伤的严重程度和是否累及后外复合体的其他结构有关。症状可以表现为患肢负重或侧方移动时疼痛,行走过程中可能感觉到膝关节不稳。

膝关节的切断实验显示,当单纯切断外侧副韧带时,仅仅会造成膝关节内翻轻度增加,而且内翻不稳定在屈膝30°位时最明显。这种不稳定非常微弱,在临床检查时可能难以发现。当外侧副韧带和深层的韧带复合体结构被一同切断时,会造成在全范围屈膝角度的明显的内翻不稳定,而且同样是在屈膝30°位时最明显。如果患者表现为伸直位的膝关节内翻不稳定,意味着外侧副韧带损伤同时合并后外复合体、前交叉韧带或后交叉韧带损伤。单纯的交叉韧带损伤并不会影响膝关节的内外翻稳定性。

内翻应力试验

1. 内翻应力试验(varus stress test)检查方法(图 3-18)　患者平卧位,检查者将胫骨置于轻度内旋的位置,一只手置于大腿内侧,另一只手置于胫骨近端,首先进行屈膝30°位检查,施加内翻应力,然后在膝关节完全伸直位进行检查。

2. 分级标准　常用的分级标准是基于外侧关节间隙张开程度与健侧膝关节对比的结

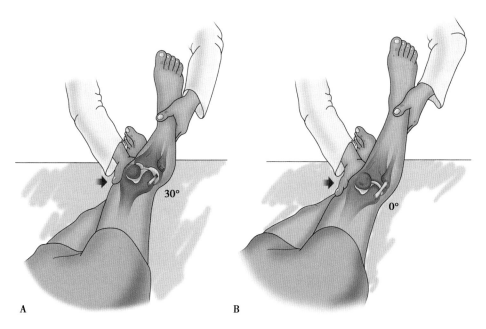

**图 3-18　内翻应力试验的示意图**

A：患者平卧位,检查者将胫骨置于轻度内旋的位置,首先进行屈膝 30°位检查,
施加内翻应力；B：在膝关节完全伸直位重复进行检查

果：Ⅰ级是患侧膝关节外侧间隙张开程度比健侧增加 0~5mm；Ⅱ级为增加 6~10mm；Ⅲ级为增加 10mm 以上。

其他常用的分级系统包括 Tria、Hughston 和 O'Donohue 提出的分级系统。

（1）Tria 认为,在进行内翻应力试验检查时,检查者不但要记录关节间隙张开的程度,而且要记录终末点的质量。在 Tria 的分级系统中,Ⅰ级意味着在内翻应力下,膝关节外侧关节间隙仅有很小程度的张开,但是患者会感到疼痛,常常位于侧副韧带损伤的区域。如果关节间隙有一定程度的张开,但是终末点清晰,则为Ⅱ级。Ⅲ级意味着没有明确的终末点,关节间隙明显张开。

（2）Hughston 提出的分级标准：0 级为正常的膝关节；外侧关节间隙张开程度较对侧增加 1~4mm 为Ⅰ级、5~9mm 为Ⅱ级、10~15mm 为Ⅲ级。压痛点的检查也比较重要,78% 的病例压痛点与撕裂位置吻合,67% 的病例压痛点与水肿位置吻合。

（3）O'Donohue 提出的分级标准是根据韧带的损伤程度。轻度拉伤是指韧带的小部分纤维撕裂,韧带仍然完整；中度损伤意味着韧带部分损伤,但是没有出现病理性松弛；重度损伤意味着韧带完全断裂,没有终末点。

3. 内翻应力试验阳性结果的意义　如果 0°和 30°位的内翻应力试验均为阳性,而且 30°位的内翻应力试验病理性松弛更明显,意味着外侧副韧带和后交叉韧带的损伤,包括弓形复合。如果 0°位出现明显的外侧关节间隙张开,意味着存在外侧副韧带、后外复合体、后交叉韧带,甚至可能包括前交叉韧带也被累及的多发韧带损伤。

## 四、下肢力线检查

有些后外复合体损伤的患者,除了韧带不稳定之外,还同时合并膝关节内翻和（或）过伸。在重建韧带之前,需要先期手术纠正力线不良。因此,需要通过临床查体准确诊断这一类合并韧带损伤的力线不良的患者。

**(一) 膝内翻的分类**

膝内翻可以分为原发性膝内翻和韧带继发性膝内翻,Noyes 将其分为原发性膝内翻(primary varus)、单平面膝内翻(double varus)和双平面膝内翻(triple varus)三类,如图 3-19 所示。

原发性膝内翻是指发育性的,或早期骨关节炎造成的膝内翻,膝内翻来自于股骨和(或)胫骨的内翻,如图 3-19 中 A 图所示。

韧带继发性膝内翻指膝内翻不但来自于骨性结构的内翻,同时也来自于外侧副韧带或后外复合体损伤造成的膝内翻。这类膝内翻又可以进一步分为单平面膝内翻,即膝内翻无过伸(图 3-19B、图 3-20),和双平面膝内翻,即膝内翻加过伸(图 3-19C、图 3-21)。

**(二) 下肢力线不良的临床查体**

1. 韧带检查包括外侧副韧带、后外复合体的稳定试验(详见前文所述)。

2. 膝内翻检查明确是否存在膝关节内翻并测量力线。

3. 膝关节过伸检查明确是否存在膝关节过伸并测量过伸的程度(图 3-22)。

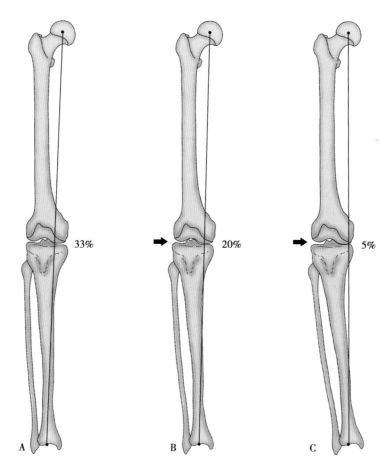

**图 3-19 膝内翻的分类**

A:原发性膝内翻;B:单平面膝内翻;C:双平面膝内翻。图中黑色实线表示下肢力线,分别通过 33%、20% 和 5% 的位置,黑色箭头显示外侧间隙不同程度地张开

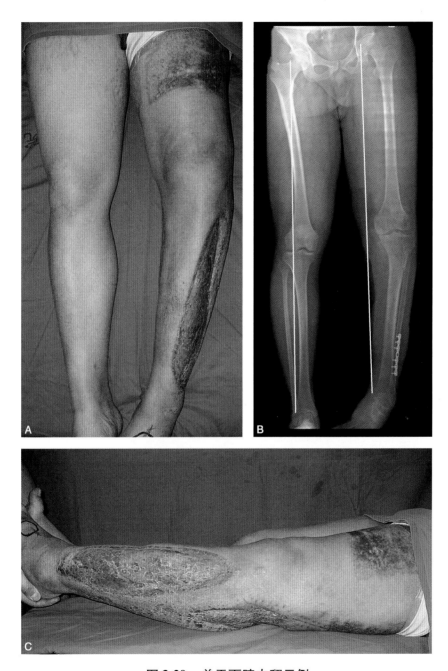

**图 3-20 单平面膝内翻示例**

A：患者男性，20 岁。左膝关节脱位，左膝内翻；B：下肢全长像显示左膝内翻；C：患者没有明显的膝关节过伸，为单平面膝内翻

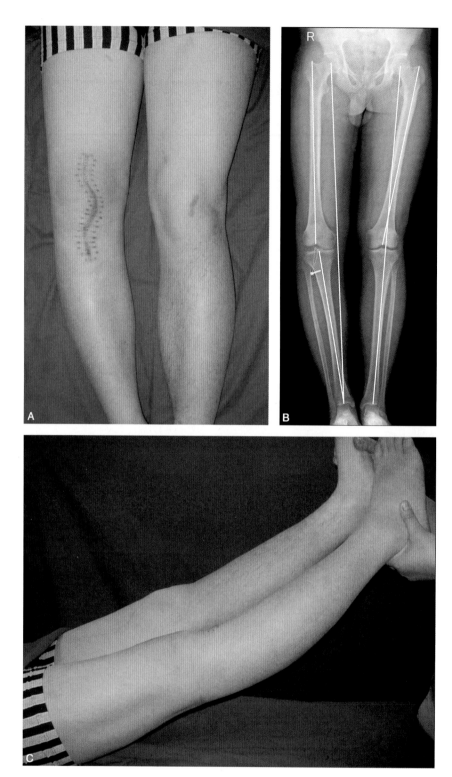

**图 3-21　双平面膝内翻的示例**

A:患者男性,26 岁。右膝关节多发韧带损伤,右膝关节内翻;B:负重位下肢全长像显示右膝内翻;C:右膝关节过伸,为双平面膝内翻

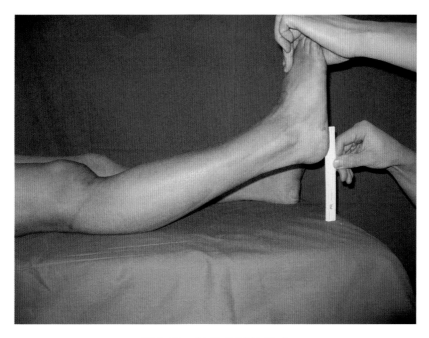

**图3-22　膝关节过伸检查**

可以测量膝关节过伸的角度,也可以测量过伸状态下患侧足跟与床面的距离

4. 步态检查

(1) 内翻不稳定步态(medial thrust gait):患肢负重期膝关节外侧间隙增大,单平面膝内翻的患者呈现此种步态。

(2) 内翻过伸不稳定(varus recurvatum)步态:患肢负重期膝关节外侧间隙增大,同时膝关节过伸,见于双平面膝内翻的患者。

**(三) 下肢力线的影像学检查和测量**

术前拍摄双下肢负重位全长X线片,测量负重线和胫骨后倾角(图3-23)。

1. 负重线的测量　股骨头中心至距骨中心连线。该线经过胫骨平台,测量该经过点占胫骨平台宽度的比例(最内侧边缘为0%,最外缘为100%)(图3-24)。

2. 胫骨平台后倾角测量　有多种测量方法,纵轴线可选择胫骨前方皮质、胫骨后方皮质、胫骨近端解剖轴、腓骨干轴线;胫骨平台平面可选择内侧平台或外侧平台,如图3-25所示。不同的测量方法其绝对值不同,需要两侧对比。

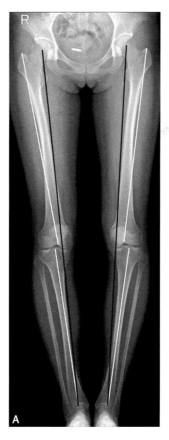
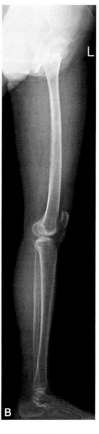

**图3-23　双下肢负重位全长像**

A:双下肢负重位全长正位像,显示负重线(黑色线)通过胫骨内侧平台,为膝内翻;
B:下肢全长侧位像,评估膝关节是否存在过伸,同时可以测量胫骨平台后倾角度

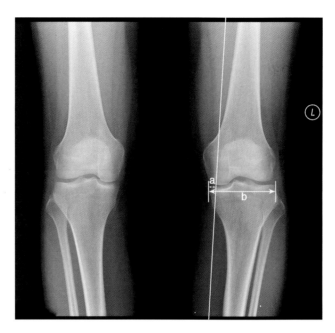

**图 3-24　负重线的测量方法**
测量 a 与 b 的长度, 计算 a/b×100%

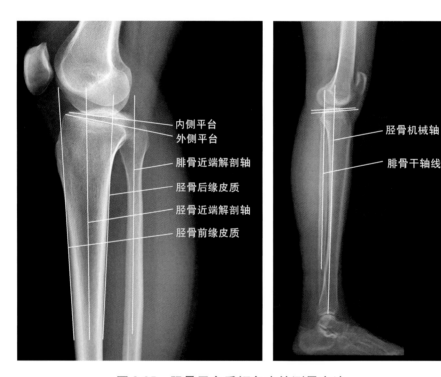

内侧平台
外侧平台
腓骨近端解剖轴
胫骨后缘皮质
胫骨近端解剖轴
胫骨前缘皮质

胫骨机械轴
腓骨干轴线

**图 3-25　胫骨平台后倾角度的测量方法**

## 五、后交叉韧带磁共振诊断

正常的后交叉韧带(posterior cruciate ligament, PCL)呈均匀的低密度信号。常规采用 $T_1$ 和 $T_2$ 压脂、FSE(快速自旋回波)序列,通过轴位、冠状位和矢状位像三个方向上进行观察。矢状位可以观察 PCL 的基本层面;冠状位是重要的补充,特别是观察 PCL 重建后的移植物;

轴位通常不需要。

### （一）正常 PCL 的 MRI 表现

在矢状位像上,后交叉韧带外观呈弓形,可在 1 个或 2 个连续的层面上观察到(图 3-26)。

在冠状位像上,偏后的扫描层面显示 PCL 弓形以下的部分呈垂直走行;在中部或偏前方的层面上则更偏向于弧形(图 3-27)。

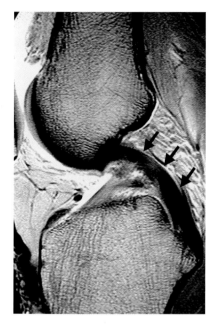

图 3-26　矢状位后交叉韧带的正常影像

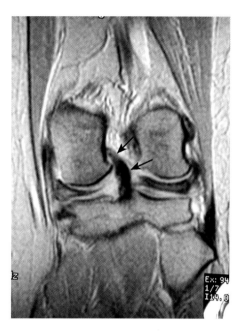

图 3-27　冠状位后交叉韧带的正常影像

斜冠状位像可以用来追踪 PCL 自胫骨附丽向股骨内髁附丽区的走行(图 3-28)。

在大约 60% 的 PCL 图像上,可以发现半月板股骨韧带前束和后束的低密度信号。在矢状位像上半月板股骨韧带显示更加常见(在 PCL 中部的层面),通常利用冠状位和轴位像来辨认半月板股骨韧带(图 3-29)。

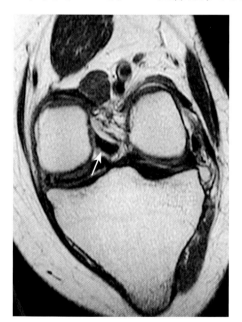

图 3-28　斜冠状位所示后交叉韧带影像

### （二）急性后交叉韧带损伤的诊断要点

文献报道敏感度和特异度均为 100%。任何 PCL 信号的增高都是异常的,急性期损伤时可见到水肿或血肿导致的信号增强。

1. 直接征象

（1）完全性损伤:PCL 在矢状位 $T_2$ 加权像上呈弥漫性高信号,常位于韧带中段,贯穿 PCL 前后径,纤维连续中断(图 3-30A)。

（2）部分损伤:PCL 中段实质部高信号,但可见到连续的纤维走行(图 3-30B)。

2. 间接征象①胫骨前方骨髓水肿区(图 3-31);②后交叉韧带胫骨附着区撕脱骨折(图 3-32)。

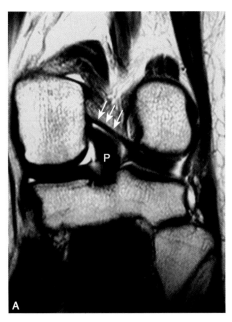
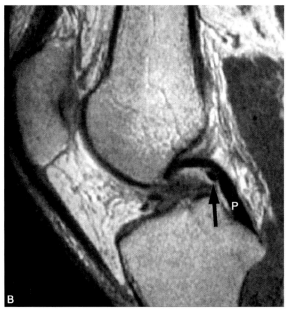

**图 3-29　半月板股骨韧带的磁共振影像**

A：冠状位像，图中白色箭头所指为半月板股骨韧带，P 代表后交叉韧带；B：矢状位像，图中黑色箭头所指为半月板股骨韧带，P 代表后交叉韧带

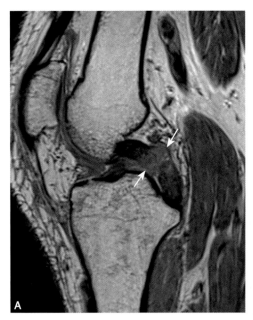
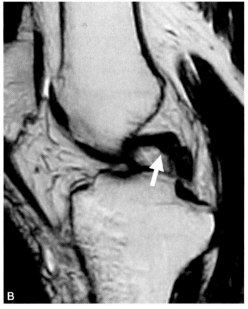

**图 3-30　后交叉韧带完全损伤和部分损伤的 MRI 表现**

A：白色细箭头所指为后交叉韧带完全损伤，纤维连续中断；B：白色粗箭头所指为后交叉韧带部分损伤

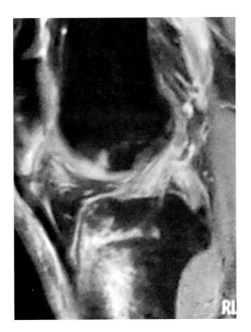

**图 3-31　MRI 显示胫骨前方骨髓水肿**

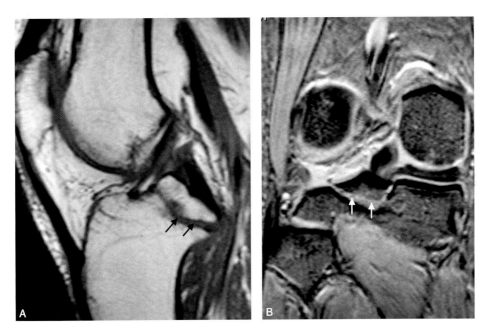

**图 3-32　后交叉韧带胫骨附丽区撕脱骨折**
A：矢状位像，黑色箭头所指为后交叉韧带胫骨附丽区撕脱骨折；B：冠状位像，白色箭头所指为后交叉韧带胫骨附丽区撕脱骨折

### （三）陈旧性后交叉韧带损伤的磁共振诊断

陈旧性后交叉韧带损伤在磁共振影像上可表现为韧带变细，有时甚至消失。即使临床体检发现明显的后向松弛，磁共振表现并不明显，有时表现为韧带外形的异常，有时可见连续的瘢痕组织，在 $T_1$、$T_2$ 像上呈中等密度信号，因此磁共振诊断本病较困难。

陈旧性损伤的另一个征象是韧带纤维的异常松弛，当膝关节屈曲时后交叉韧带不能正常地紧张。魔角效应（magic angle effect）：后交叉韧带出现不均匀信号，取决于在磁场中韧带的具体走向。这种后交叉韧带的陈旧性损伤在关节镜下观察可以是正常的(图3-33)。

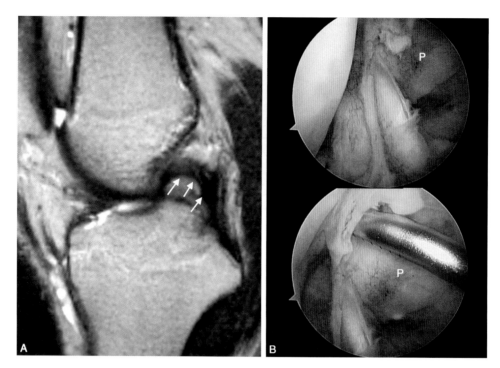

**图3-33 后交叉韧带的陈旧性损伤**
A:后交叉韧带陈旧性损伤的磁共振表现,信号密度不均匀,即为魔角效应;B:同一患者的关节镜影像,韧带外观正常,图中P代表后交叉韧带

### (四) 与PCL损伤相关的骨性损伤

1. 胫骨前外侧和股骨外髁后方的骨挫伤与屈膝位胫骨承受自前向后的应力受伤机制有关(图3-34)。

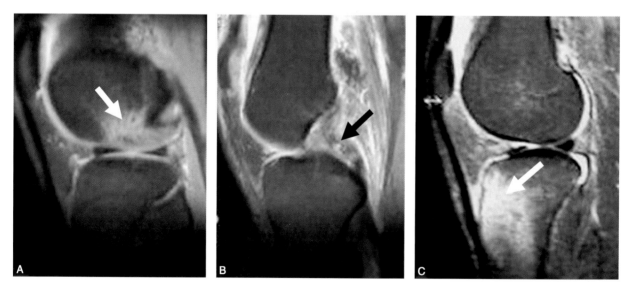

**图3-34 与PCL损伤相关的骨挫伤**
A、B、C三图为连续扫描,A显示股骨外髁骨挫伤,B显示后交叉韧带损伤,C显示胫骨前方骨挫伤

2. 膝关节过伸损伤可导致胫骨前外侧和股骨髁前方的骨挫伤(图3-35)。

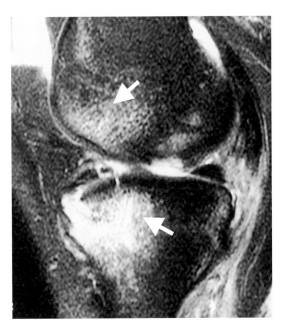

**图 3-35　膝关节过伸损伤导致的胫骨前外侧和股骨髁前方的骨挫伤**

3. 胫骨附着点撕脱骨折　压脂的质子密度序列常可见撕脱的骨折片及韧带血肿所致的高信号,撕脱的骨折片和胫骨平台之间的软骨下骨髓水肿和血肿(图 3-36)。

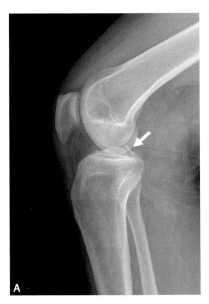
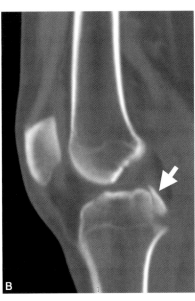
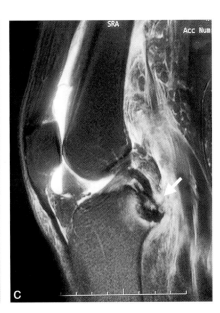

**图 3-36　PCL 胫骨附着点撕脱骨折**

A:膝关节侧位 X 线片,白色箭头所指为胫骨附丽点的撕脱骨折片;B:CT 扫描,白色箭头所指为胫骨附丽点的撕脱骨折片;C:MRI 扫描,白色箭头所指为撕脱的骨折片,其上连接的 PCL 连续,骨折片与胫骨之间可见髓内水肿

4. 反 Segond 骨折　是胫骨平台内侧的撕脱骨折片,常见于 PCL 损伤及内侧半月板与 MCL 深层纤维结构的撕脱性损伤,半膜肌肌腱在前内侧关节囊处的扩张部也可能受累。类似 Segond 骨折中髂胫束后部纤维的撕脱骨折(图 3-37)。

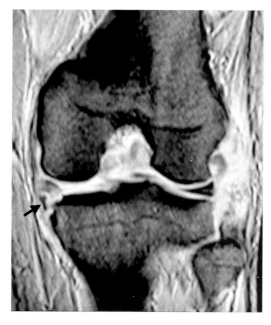

**图 3-37　反 Segond 骨折**

图中箭头所指为胫骨平台内侧撕脱骨折片，
即反 Segond 骨折

其他合并损伤包括内侧副韧带和外侧副韧带损伤，前者居多。内侧半月板损伤较外侧半月板多见。大多数患者的关节肿胀较轻。

**（五）正确认识 MRI 在 PCL 损伤中的作用**

1. 急性期准确性高，陈旧性损伤诊断困难。

2. 不能作为判断手术适应证的依据

（1）PCL 急性损伤的 MRI 分型并不表明 PCL 的临床松弛程度。

（2）PCL 急性损伤具备愈合能力，单纯的 PCL 损伤即使 MRI 表现为完全性损伤，也不一定需要手术治疗。

（3）PCL 陈旧性损伤时 MRI 表现与临床检查不一定相符合。

3. 临床查体是诊断、分度和选择治疗方案的金标准。

4. 外侧副韧带的 MRI 诊断　外侧副韧带在冠状位上容易看到，在 T$_2$ 或 FSE PD 表现为低信号条带状影像，起自股骨外上髁，止于腓骨头。矢状位有时也可见位于腓骨头水平的韧带影像（图 3-38）。

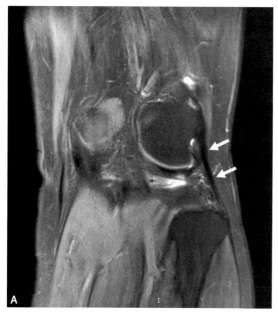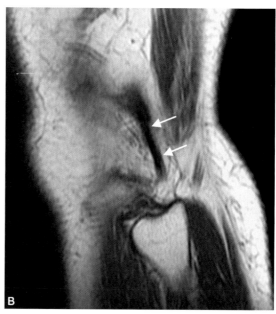

**图 3-38　外侧副韧带的磁共振表现**

A:冠状位上可以看到外侧副韧带呈低信号条带状影像，起自股骨外上髁，止于腓骨头（白色箭头）；B:矢状位可以看到位于腓骨头近端的外侧副韧带影像（白色箭头）

5. LCL 损伤可见到以下类型：

（1）完全断裂:MRI 上表现为波纹状或折曲状轮廓，韧带连续性丧失（图 3-39）。

（2）LCL 腓骨头撕脱　韧带可能会向近端蜷缩（图 3-40）。

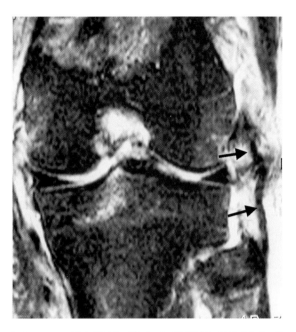

**图 3-39　外侧副韧带完全断裂的磁共振表现（冠状位）**
图中黑色箭头所指为外侧副韧带呈波浪状，即完全断裂

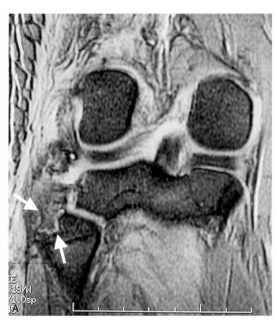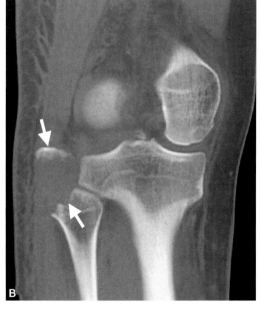

**图 3-40　腓骨头撕脱骨折**
A：MRI 图像：图中白色箭头所指为腓骨头撕脱骨折；B：CT 图像：图中白色箭头所指为腓骨头撕脱骨折

（3）弓形征（arcuate sign）：腓骨头后上方茎突尖的撕脱骨折，高度提示 PFL 损伤（图 3-41）。

**（六）腘肌及后外侧结构损伤**

腘肌腱和腘肌复合体在矢状位、冠状位和轴位的质子密度相及压脂像都可以看到，其中冠状位和矢状位观察比较容易（图 3-42）。

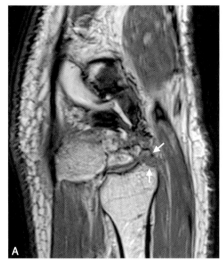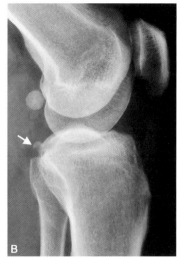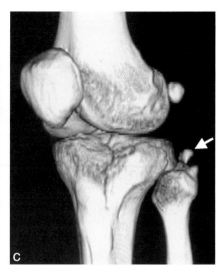

图 3-41　后外复合体损伤的弓形征

A:箭头所指为腓骨头后上方茎突的撕脱骨折,即弓形征;B:同一患者的 X 线片,图中箭头所指为弓形撕脱骨折;C:同一患者的三维 CT,图中箭头所指为弓形撕脱骨折

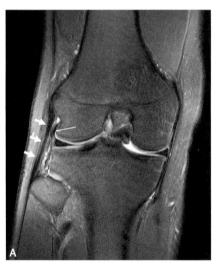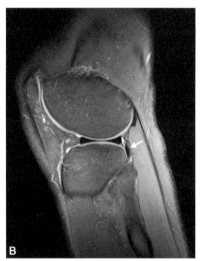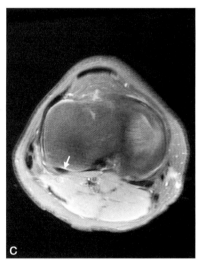

图 3-42　正常腘肌腱的磁共振表现

A:冠状位:白色细箭头所指为腘肌腱,可以看到腘肌腱起自腘肌腱沟,图中白色粗箭头所指为外侧副韧带;B:矢状位:白色箭头所指为腘肌腱;C:横断位:白色箭头所指为腘肌腱

　　腘肌或腘肌腱损伤可表现为腘肌腱不连续,或者肌腹内组织水肿、出血、局部增大,严重者可观察到在冠状位肌肉与肌腱接合处断裂的征象(图 3-43),或者可以见到腘肌腱在股骨附丽点处撕脱损伤,表现为腘肌腱沟内高信号,腘肌腱的正常影像消失(图 3-44)。横断位像上可观察到肌腹高信号表现(图 3-45)。

（七）膝关节应力像

　　使用 Telos 装置拍摄膝关节应力像是辅助诊断后交叉韧带和后外复合体损伤的重要手段。在屈膝 90°位,Telos 装置能够向胫骨定量的施加 150N 的后向推力,通过拍摄膝关节纯侧位像,测量胫骨平台后缘相对于股骨后髁线后向移动的距离,评估膝关节后向不稳定的程度(图 3-46)。

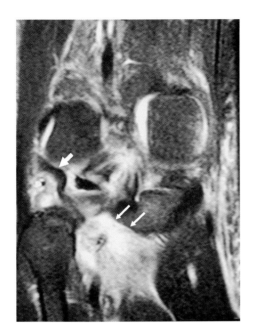

**图 3-43　腘肌腱-肌腹断裂的磁共振表现**

图中白色粗箭头所指为腘肌腱,可以看到腘肌腱迂曲,其远端为腘肌(白色细箭头所指),可以看到腘肌肌腹内弥漫性高信号表现,提示腘肌肌腹内组织水肿、出血

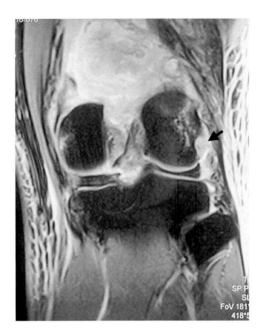

**图 3-44　腘肌腱在股骨附丽点处撕脱损伤**

冠状位磁共振扫描显示腘肌腱沟内高信号(图中黑色箭头所指),腘肌腱的正常影像消失,提示腘肌腱在股骨附丽点处撕脱损伤

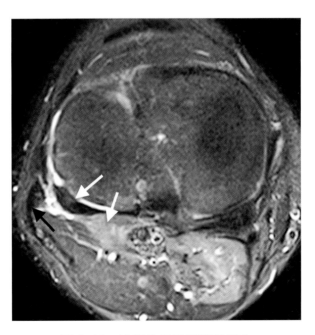

**图 3-45　横断位显示腘肌腱损伤**

图中白色箭头所指分别为腘肌腱和腘肌,可见腘肌腱信号密度不均匀,腘肌水肿

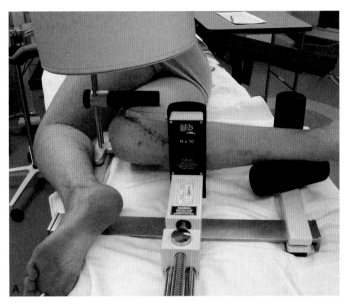
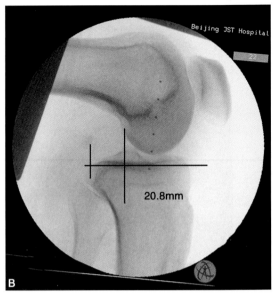

**图 3-46 膝关节后向应力像**

患者男性,左膝关节后交叉韧带损伤,使用 Telos 装置拍摄膝关节应力像(A),分别标记胫骨平台后缘和股骨后髁的后缘线,测量结果显示胫骨平台向后移位 20.8mm(B)

Telos 应力像技术也可以用来评估膝关节内翻和外翻稳定性(图 3-47)。在膝关节近伸直位,使用 Telos 装置向膝关节施加 150N 的外向推力,测量外侧关节间隙张开的程度,评估膝关节外侧副韧带的稳定性;同样可以使用 Telos 装置向膝关节施加 150N 的内向推力,测量内侧关节间隙张开的程度,评估膝关节内侧副韧带的稳定性。

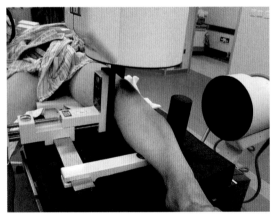
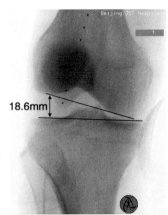
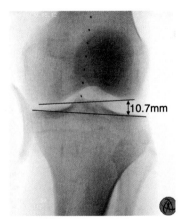

**图 3-47 膝关节内翻应力像**

使用 Telos 拍摄膝关节内翻应力像,评估外侧副韧带的稳定性。测量外侧关节间隙张开程度,患侧与健侧对比,外侧关节间隙张开差值为 18.6mm-10.7mm=7.9mm

（张　辉）

# 参 考 文 献

1. Lubowitz JH, Bernardini BJ, Reid JR. Current concepts review: comprehensive physical examination for instability of the knee. Am J Sports Med, 2008, 36(3): 577-594

2. Feng H, Hong L, Geng XS, et al. Posterolateral sling reconstruction of the popliteus tendon: an all-arthroscopic

technique. Arthroscopy,2009,25(7):800-805

3. Feng H,Zhang H,Hong L,et al. The "lateral gutter drive-through" sign:an arthroscopic indicator of acute femoral avulsion of the popliteus tendon in knee joints. Arthroscopy,2009,25(12):1496-1499

4. Zhang H,Feng H,Hong L,et al. Popliteofibular ligament reconstruction for posterolateral external rotation instability of the knee. Knee Surg Sports TraumatolArthrosc,2009,17(9):1070-1077

5. 张辉,冯华,洪雷,等. 后十字韧带单束重建联合小切口切开腘腓韧带重建治疗严重膝关节不稳定. 中华骨科杂志,2010,30(4):369-375

6. Zhang H,Hong L,Wang XS,et al. Single-bundle posterior cruciate ligament reconstruction and mini-open popliteofibular ligament reconstruction in knees with severe posterior and posterolateral rotation instability:clinical results of minimum 2-year follow-up. Arthroscopy,2010,26(4):508-514

7. Zhang H,Hong L,Wang XS,et al. All-arthroscopic repair of arcuate avulsion fracture with suture anchor. Arthroscopy,2011,27(5):728-734

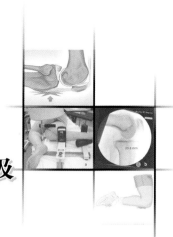

# 第四章
# 后交叉韧带损伤：损伤分度及手术适应证

后交叉韧带(posterior cruciate ligament,PCL)损伤经过6~12周的修复期后,大都有不同程度的愈合。即使韧带松弛度很大,也存在一定的连续性,很少表现为完全中断,这一点与前交叉韧带损伤后"全"或"无"的现象有很大的不同。因此,需要用"松弛度"的概念来评估损伤程度。

国际公认的PCL损伤的分度方法是依照胫骨平台的后移程度,分为1度(<5mm)、2度(5~10mm)和3度(>10mm)(图4-1)。此分度具有重要的临床意义,直接关系到治疗方法的选择。目前较为一致的观点是:1度损伤采取保守治疗,3度损伤建议手术治疗,而对2度损伤的治疗尚存在争议。

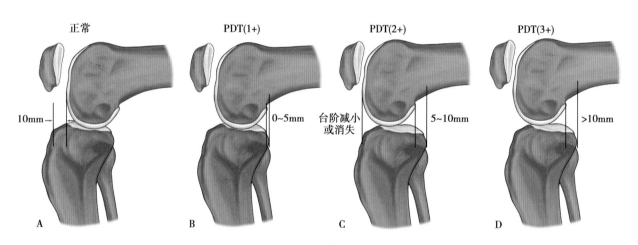

**图4-1　后交叉韧带损伤的分度**
A:正常膝关节:胫骨无后移,前方台阶10mm,后抽屉试验(-);B:1度,胫骨平台后移0~5mm,前方台阶减小,后抽屉试验(1+);C:2度,胫骨后移5~10mm,台阶进一步减小甚至消失,后抽屉试验(2+);D:胫骨后移>10mm,台阶消失,后抽屉试验(3+)

从临床表现分析,2度以下的低度损伤可以通过股四头肌较好地代偿,患者不会有明显的日常生活及体育运动功能受限,也缺乏继发软骨和半月板损伤的足够证据。还有人担心PCL松弛、胫骨后移会导致髌股关节因压力增大而疼痛。但笔者的临床经验是,这种疼痛比较少见,而且程度较轻。因此,如果在保守治疗与手术治疗的得失之间进行权衡,作者更加倾向于对低度损伤采取保守治疗。

如上所述,PCL损伤后的分型和手术适应证是明确和清晰的。然而,临床遇到的病例往往是复杂多变的,需要进行判断和甄别。

## 一、鉴别"力弱"与"不稳定"

临床上经常遇到这样的情况:低度 PCL 损伤患者经保守治疗后,常会主诉"不稳定",使得医生误以为是韧带源性不稳定而采取手术治疗(图 4-2)。其实这种情况并非韧带松弛,而是由于股四头肌力弱导致的肌源性不稳定。患者常表现为下楼梯时的膝关节不稳感("打软腿")。在经过适当的肌力训练后,这种不稳感可以改善,不需要进行韧带重建手术。

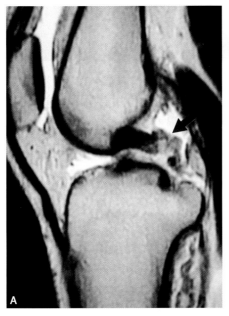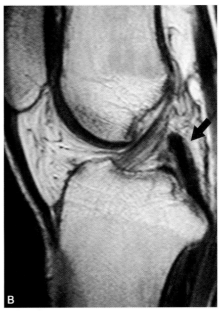

**图 4-2　后交叉韧带低度急性损伤保守治疗病例**
患者主诉关节不稳定,下楼梯明显,考虑为"肌源性力弱"。A:受伤后 MRI 显示后交叉韧带部分纤维不连续(红色箭头),临床查体松弛度 2+;B:该患者 6 个月后 MRI 后显示韧带连续性及信号密度均恢复正常(红色箭头),后抽屉试验 1+

## 二、急性后交叉韧带损伤

急性期的 PCL 损伤应慎重采取手术治疗。多数的体育运动伤以及日常生活伤多为低能量损伤,常见的受伤机制为跪地伤,损伤程度通常为 2 度以下。通过临床查体(后抽屉试验)或应力 X 线片就可判断损伤程度(图 4-3),仅需要进行保守治疗即可。而急性的膝关节脱位或多发韧带损伤多由交通车祸伤导致,属高能量损伤,通常需要采用手术治疗。因此,对于急性的 PCL 损伤,伤因分析及损伤程度的判断为治疗方法的选择提供了重要的参考。

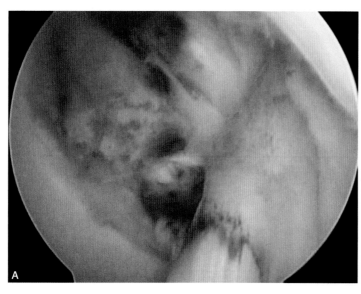
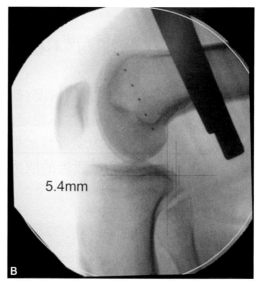

**图 4-3　急性后交叉韧带 2 度损伤保守治疗病例**

该患者采取伸直位制动 4~6 周,小腿后方加托,防止胫骨因重力作用后沉。A:关节镜下表现为后交叉韧带淤血,韧带连续性存在,前交叉韧带张力正常,无假性松弛表现,提示胫骨后移程度轻;B:麻醉下应力 X 线片测量胫骨平台后移 5.4mm,为 1 度损伤

## 三、后交叉韧带重建术后残存松弛

PCL 重建手术后,经常存在不同程度的残存松弛现象,表现为后抽屉试验 1+~2+。此

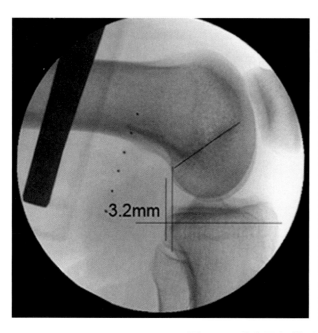
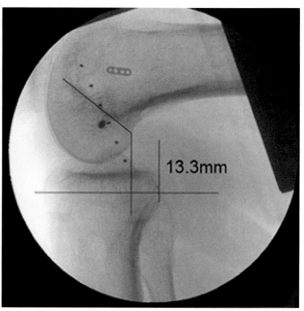

**图 4-4　后交叉韧带重建术后残存松弛病例**

该患者术后 3 个月因移植物松弛拟于外院行后交叉韧带翻修手术,就诊于我院,经过详细检查,结果为:后抽屉试验 2+,KT-1000 测量侧-侧差值 8mm,应力 X 线片测量胫骨后向松弛度侧-侧差值 10mm。最终判断该患者的残存松弛属 2 度,采取保守治疗

时,PCL 移植物仍存在功能,在经过股四头肌力训练后,患者日常功能一般不受影响,因此不能轻易判断为失效而进行翻修手术(图 4-4)。通常情况下,术后移植物失效定义为 3+松弛或应力 X 线片侧-侧差值 12mm 以上。

## 四、固定性后方半脱位

单纯或复合 PCL 损伤后,有些病例会遗留胫骨固定性后方半脱位,无法复位。遇到这种病例,即使存在明显的 PCL 松弛,也不应采取简单的韧带重建手术,否则术后仍会遗留胫骨半脱位(图 4-5)。

此类病例可采取保守及手术两种方式进行治疗。对于低度松弛的病例可采取保守治疗,松弛度 3+以上者可采取分阶段手术治疗:一期行松解复位手术,二期行韧带重建手术,前提是膝关节活动度必须正常或接近正常。

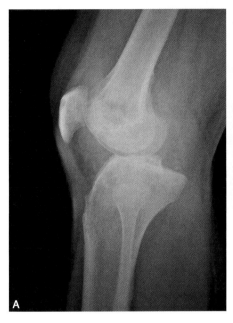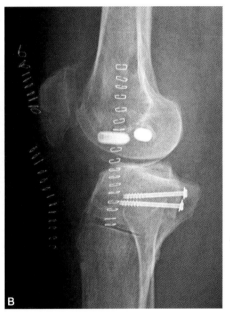

**图 4-5　后交叉韧带损伤固定性后方半脱位病例**
A:患者伤后存在后交叉韧带松弛,X 线片显示胫骨后方半脱位,即使在应力下也无法复位;B:后交叉韧带重建术后(Inlay 技术),胫骨仍然无法复位

## 五、腘绳肌痉挛

此类患者临床中并非少见。高能量 PCL 损伤多为交通伤,常合并颅脑损伤。部分患者颅脑损伤遗留腘绳肌痉挛,导致胫骨后方半脱位(图 4-6)。此类患者不建议行韧带重建手术,否则 PCL 移植物会由于腘绳肌的持续牵拉而失效。

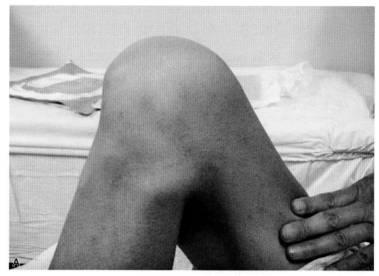

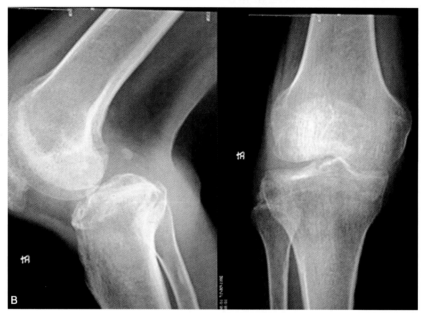

**图 4-6 后交叉韧带损伤合并腘绳肌痉挛病例**
A:该患者合并颅脑损伤而导致腘绳肌持续痉挛;B:X 线片显示
胫骨明显向后方脱位,故不建议进行手术治疗

## 六、过伸膝

多发韧带损伤常导致后关节囊撕裂而遗留膝关节过伸。15°以上的过伸不仅会造成患者严重的行走不稳,还会导致重建的 PCL 承受异常的过伸应力而松弛失效。对于陈旧性损伤病例,建议一期行截骨手术矫正过伸后,二期再进行韧带重建手术。如果截骨术后患者行走明显改善,可不必进行韧带重建手术(图 4-7)。

对于急性期存在明显膝过伸的病例,不仅应考虑后侧关节囊损伤,还要高度警惕后外复合体或后内侧角损伤。在重建 PCL 的基础上,还要修补或重建其他的复合韧带损伤,消除过伸(图 4-8)。

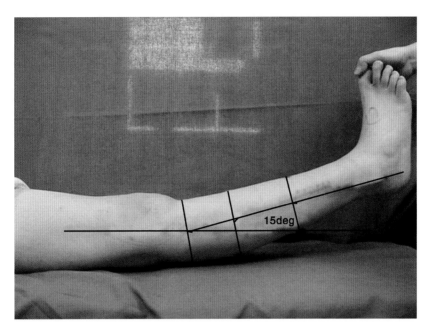

**图 4-7 陈旧性后交叉韧带损伤合并膝关节过伸病例**
对该患者进行截骨手术,矫正过伸。术后患者膝关节稳定性明显改
善,未行后交叉韧带重建手术

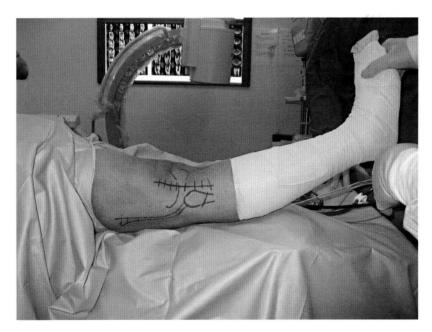

**图 4-8 急性后交叉韧带损伤合并膝关节过伸**
通常预示着交叉韧带损伤合并后方关节囊或后内、后外侧结构损伤,
是明确的手术适应证

## 七、膝内翻

单纯 PCL 损伤一般不会合并力线不良,力线不良多见于 PCL 损伤合并后外侧角损伤时。PCL 损伤合并后内侧结构损伤导致膝外翻的情况相对少见。

对于合并膝内翻的病例,建议首先进行截骨术矫正下肢力线。根据笔者的经验,在经过截骨术后,即使查体仍可见 PCL 松弛,但患者行走可以恢复正常,超过 50% 的患者不需要进行韧带重建手术。相反,单纯进行 PCL 重建(或联合后外复合体重建)而未矫正下肢力线,术后持续的膝内翻会导致重建的后外复合体和 PCL 失效(图 4-9)。因此,合并膝内翻的 PCL 损伤是韧带重建手术的禁忌证。

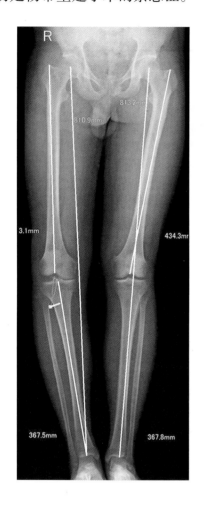

**图 4-9　后交叉韧带损伤合并力线不良**
此类病例建议先行截骨矫形手术,纠正膝内翻,
一期不建议进行后交叉韧带重建术

## 八、前内侧胫骨平台骨折

PCL 合并膝关节周围骨折常见于高能量交通伤。胫骨平台前内侧压缩骨折,常合并后外侧结构损伤,又可称为对角线损伤(图 4-10),是较为特殊的一个损伤类型。对骨折块较大的病例,如果单纯行 PCL 重建,术后由于股骨髁嵌入塌陷区的趋势持续存在,最终可导致移植物受过度牵拉失效。因此,不建议单纯进行韧带重建手术,而应该首先复位骨折(陈旧性骨折行髁截骨抬高手术)(图 4-11)。

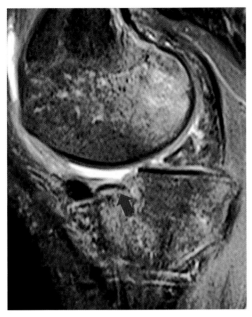

**图4-10　后交叉韧带损伤合并前内侧胫骨平台压缩骨折病例**
骨折塌陷明显（红色箭头），需要进行复位和固定。该病例是单纯进行后交叉韧带重建的禁忌证

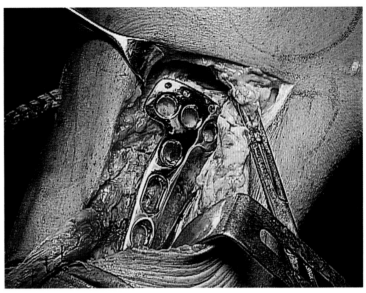

**图4-11　后交叉韧带损伤合并前内侧胫骨平台陈旧性塌陷骨折病例**
行局部截骨复位固定手术，同期行后交叉韧带重建手术

（冯　华）

# 参 考 文 献

1. Fanelli GC, Orcutt DR, Edson CJ. The multiple-ligament injured knee：Evaluation, treatment and results. Arthroscopy, 2005, 21(4):471-486

2. Shen JW, Zhang H, Lv Y, et al. Validity of a novel arthroscopic test to diagnose posterolateral rotational instability of the knee joint：the lateral gutter drive through test. Arthroscopy, 2013 29(4):695-700

3. Feng H, Zhang H, Hong L, et al. "The lateral gutter drive-through" sign：an arthroscopic indicator of acute femoral avulsion of the popliteus tendon in knee joints. Arthroscopy, 2009, 25(12):1496-1499

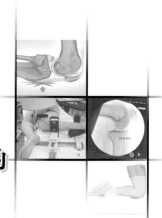

# 第五章
# 后交叉韧带与后外复合体手术中的移植物选择

在后交叉韧带与后外复合体损伤、多发韧带损伤、膝关节脱位等这类高能量损伤的手术治疗中，不可避免地涉及移植物的选择问题。众所周知，目前的移植物类型主要包括自体和异体两大类（表5-1）。

表5-1　后交叉韧带与后外复合体手术中的移植物选择

| 移植物选择 | 常用范围 | 移植物选择 | 常用范围 |
| --- | --- | --- | --- |
| 自体 | | 异体 | |
| 髌韧带中1/3 | 外侧副韧带重建，后交叉韧带Inlay技术重建 | 跟腱 | 后交叉韧带重建，后外复合体重建 |
| 腘绳肌腱 | 后交叉韧带重建，腘肌腱/腘腓韧带重建 | 髌韧带中1/3 | 外侧副韧带重建 |
| 股四头肌腱 | 后交叉韧带重建 | 胫前肌腱 | 后交叉韧带重建，后外复合体重建 |
| 腓骨长肌腱 | 后交叉韧带重建，后外复合体重建 | | |

自体肌腱安全有效，是最经典和常用的移植物，但对于多发韧带损伤来说，自体移植物的取材受限是一个突出的问题，而且又难以找到力学条件优越又便于手术操作的理想替代物。针对以上问题，临床医生们寻找到一些改良方法，希望弥补自体移植物的短板，包括：①多种途径取材：如双侧腘绳肌腱取材、同侧股四头肌腱加髌韧带中1/3同时取材、同侧膝关节加腓骨长肌腱取材等；②有些作者通过改良后交叉韧带重建技术（Inlay技术），使得髌韧带中1/3可以作为后交叉韧带重建的常规移植物加以使用。这些方法都最大化了自体移植物的优势。

使用异体肌腱的优势在于减少供区并发症和缩短手术时间等，而其对后交叉韧带重建具有的独特优势，得到了经常从事多发韧带损伤和后交叉韧带损伤重建的手术医生们的喜爱。但是，异体肌腱受到组织库的制约和医疗法规的管理，且费用高昂，同时有潜在的疾病传播风险和免疫排斥问题。

因此，对后交叉韧带与后外复合体损伤、多发韧带损伤、膝关节脱位手术中移植物的选择仍然是个难以完全解决的问题。为此，需要临床医生根据本地情况和患者具体条件制订一套行之有效的解决方案。笔者提出以下思路仅供参考：

　　1. 最大化自体肌腱取材方案。

　　2. 自体加异体肌腱组合方案。

　　3. 后交叉韧带手术优先方案。

　　4. 前交叉韧带手术延迟方案。

　　本章将以图片和病例展示的方式介绍以上移植物的使用和组合方案（图 5-1~16）。

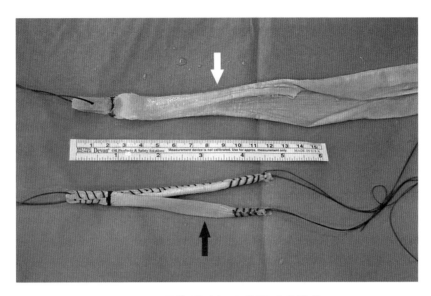

**图 5-1　异体跟腱与胫前肌腱移植物**

异体跟腱（白色箭头）可以作为后交叉韧带重建移植物，胫前肌腱（红色箭头）可以制备成 Y 形移植物重建后外复合体，也可用于后交叉韧带双束重建之用

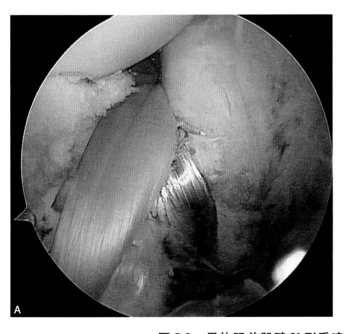
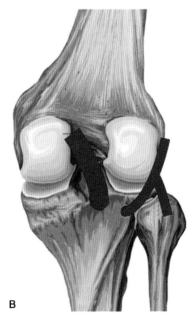

**图 5-2　异体胫前肌腱 Y 形重建后外复合体**

A：关节镜图像；B：后交叉韧带重建的同时，后外复合体 Y 形（腘肌腱+腘腓韧带）重建示意图

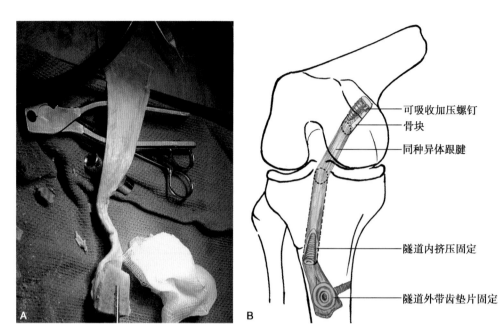

**图 5-3　异体跟腱重建后交叉韧带**

A：异体跟腱作为重建后交叉韧带的理想移植物，具有以下优点：强度高，利于抵抗"杀手转弯"对移植物的磨损，横截面大、移植物可填充胫骨隧道全长，利于界面间的愈合，利于坚强固定，移植物强度充分，胫骨侧可以双重固定，股骨侧骨块固定可靠，移植物一端骨块、一端肌腱，便于通过隧道；B：移植物固定方式示意图：骨块置于股骨侧，采用可吸收挤压螺钉固定，肌腱部分置于胫骨隧道，采用双重固定（隧道内固定+隧道外金属垫片）

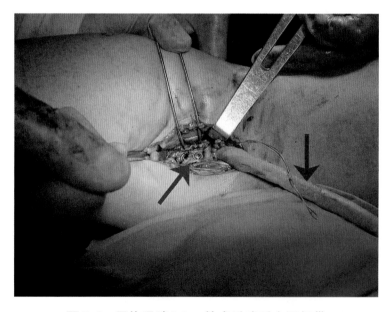

**图 5-4　异体跟腱 Inlay 技术重建后交叉韧带**

骨块置于胫骨侧并采用两枚螺钉固定（蓝色箭头），肌腱部分
（红色箭头）置于股骨隧道

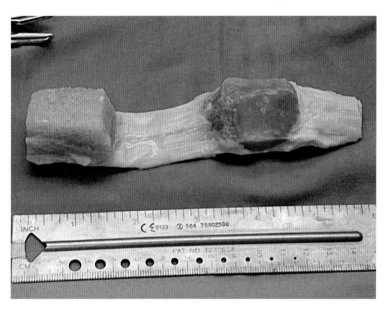

**图 5-5  新鲜冷冻异体髌韧带**
可以用于 Inlay 技术重建后交叉韧带或外侧副韧带重建

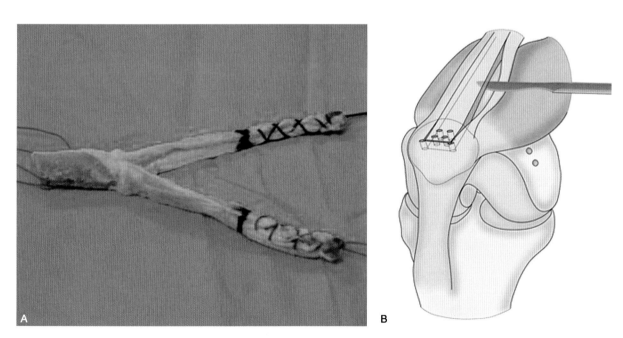

**图 5-6  自体股四头肌腱用于重建后交叉韧带**
A:移植物制备成 Y 形移植物,用于双束重建后交叉韧带;B:获取股四头肌腱示意图

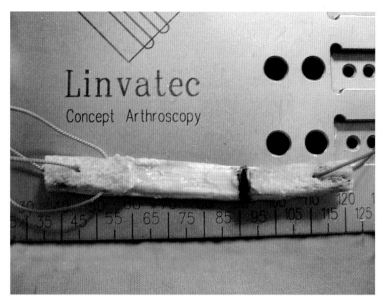

**图 5-7  自体髌韧带中 1/3 移植物**
可用于 Inlay 技术重建后交叉韧带,也常用于重建外侧副韧带

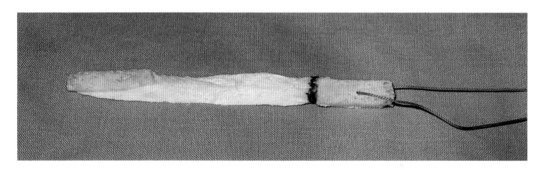

**图 5-8  异体髌韧带中 1/3 移植物**
可用于 Inlay 技术重建后交叉韧带或外侧副韧带的重建

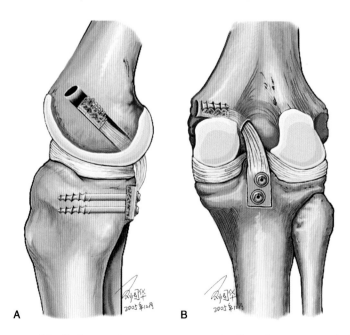

A                           B

**图 5-9  髌韧带中 1/3 移植物重建后交叉韧带示意图(Inlay 技术)**
A:侧方观;B:后方观

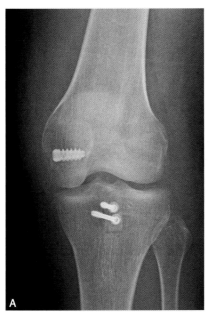
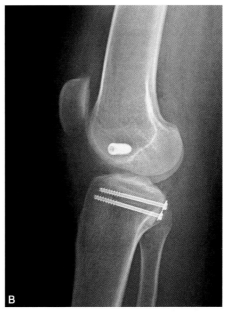

图 5-10　髌韧带中 1/3 移植物重建后交叉韧带术后 X 线片（Inlay 技术）
A：正位像；B：侧位像

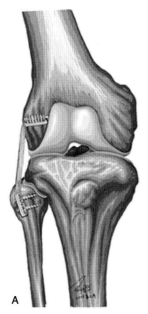
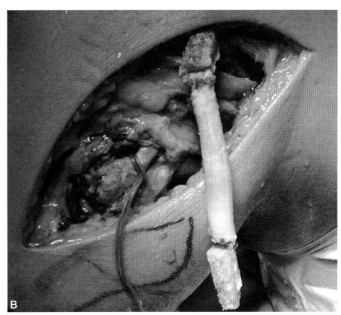

图 5-11　异体髌韧带中 1/3 移植物重建外侧副韧带
A：手术示意图；B：术中图片

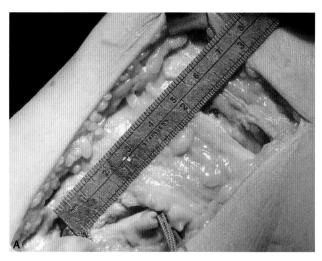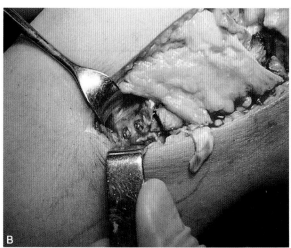

**图 5-12　异体髌韧带中 1/3 移植物重建外侧副韧带**

A:术中首先测量外侧副韧带长度,避免移植物失匹配;B:腓骨侧采用 2 枚螺钉固定移植物

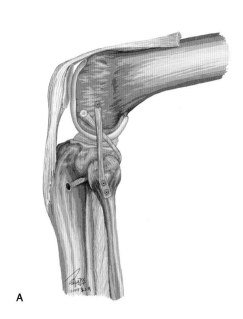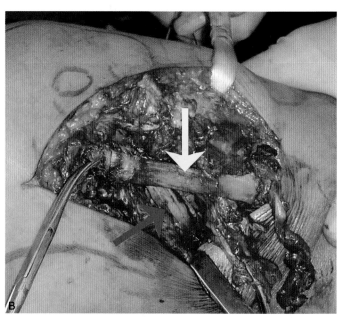

**图 5-13　同时重建外侧副韧带与腘肌腱时移植物的选择**

A:示意图,外侧副韧带采用髌韧带中 1/3 作为移植物,腘肌腱采用半腱肌作为移植物;B:术中图片,显示重建的外侧副韧带(黄色箭头)与腘肌腱移植物(蓝色箭头)

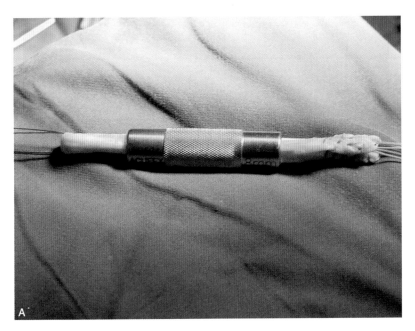

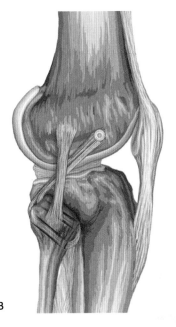

**图 5-14　自体腘绳肌腱移植物的应用**
A：半腱肌腱是后外复合体重建常用的移植物；B：腘腓韧带重建示意图

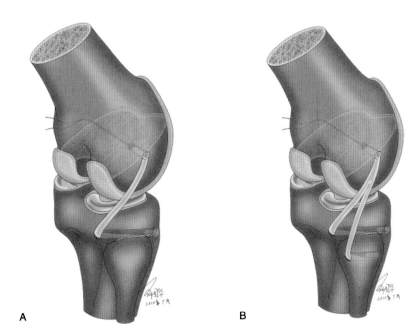

**图 5-15　自体腘绳肌腱重建后外复合体示意图**
A：腘肌腱重建示意图；B：腘肌腱+腘腓韧带重建示意图

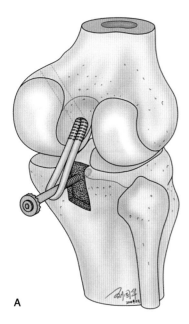
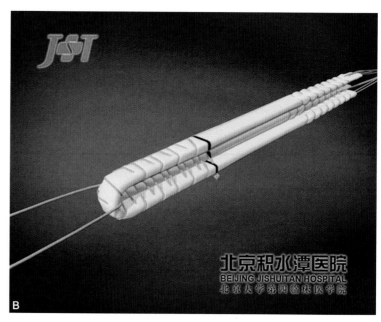

**图 5-16　腘绳肌腱(多股)Inlay 技术重建后交叉韧带示意图**
A:软组织 Inlay 技术重建后交叉韧带示意图,该技术可以节省移植物长度,有利于制备短且直径较大的移植物,以保证后交叉韧带移植物所需的强度和直径;B:多股肌腱制备示意图

(冯　华)

# 参 考 文 献

1. Zhang H,Hong L,Wang XS,et al. Single-bundle posterior cruciate ligament reconstruction and mini-open popliteofibular ligament reconstruction in knees with severe posterior and posterolateral rotation instability:clinical results of minimum 2-year follow-up. Arthroscopy,2010,26(4):508-514

2. Feng H,Hong L,Geng XS,et al. Posterolateral sling reconstruction of the popliteus tendon:an all-arthroscopic technique. Arthroscopy,2009,25(7):800-805

3. Zhang H,Feng H,Hong L,et al. Popliteofibular ligament reconstruction for posterolateral external rotation instability of the knee. Knee Surg Sports TraumatolArthrosc,2009,17(9):1070-1077

4. Fanelli GC. The multiple ligament injured knee:a practical guide to management. 2nd Edition. New York:Springer,2013

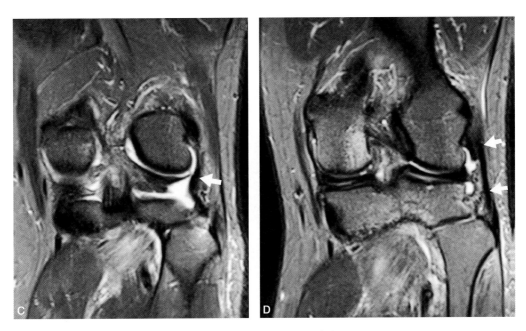

**图 6-9　术前 MRI 片**

A:后交叉韧带水肿增粗,部分纤维连续性中断(白色箭头);B:显示腘腓韧带腓骨附着点撕脱骨折(白色箭头);C:腘肌腱连续性好(白色箭头);D:外侧副韧带完整(白色箭头)

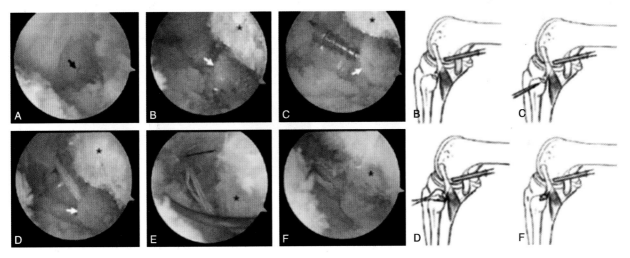

**图 6-10　弓形撕脱骨折的手术过程**

A~F. 关节镜下复位,缝线锚钉固定(右侧素描图标示相应图号所对应的观察位置)

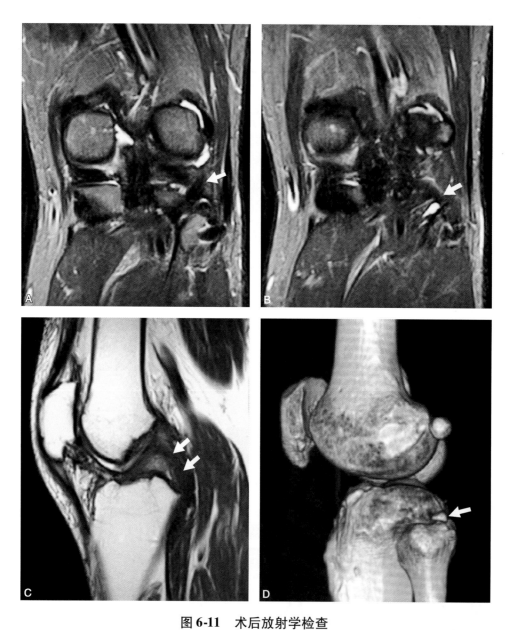

**图 6-11　术后放射学检查**

A～B:胭腓韧带复位(白色箭头);C:后交叉韧带移植物连续(白色箭头);D:术后 CT 显示骨折复位满意

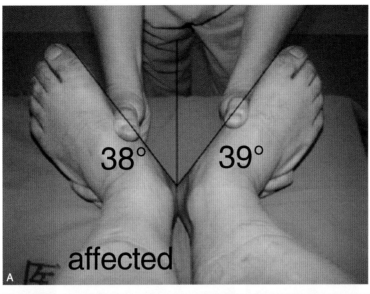

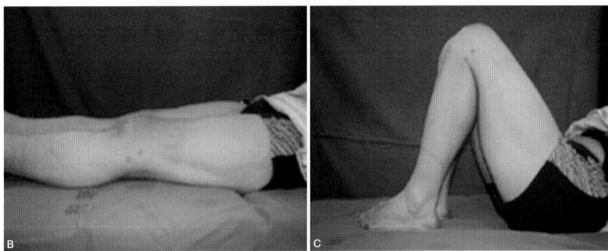

**图 6-12　术后功能恢复检查**
A:术后胫骨外旋恢复对称;B~C:术后关节活动度恢复正常

## 四、后交叉韧带胫骨撕脱骨折病例

【病例一】患者男性,58 岁。左膝后交叉韧带撕脱骨折(图 6-13~14)。

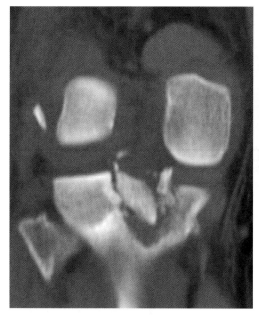

**图6-13　后交叉韧带撕脱骨折病例**
术前 CT 显示后交叉韧带胫骨附丽区复合骨折

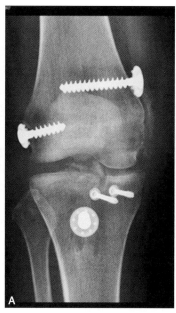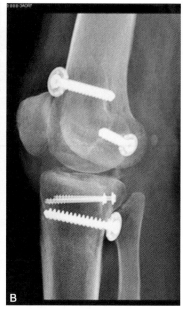

**图6-14　术后 X 线片**
该病例采用 Inlay 技术重建后交叉韧带,同时修复了后交叉韧带止点周围的骨折及复后外复合体损伤
A:正位像;B:侧位像

【病例二】患者男性,58 岁。左膝后交叉韧带撕脱骨折病例(图6-15~17)。

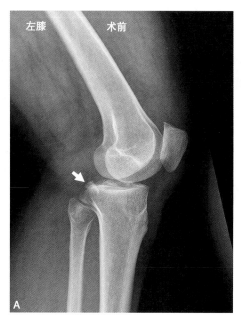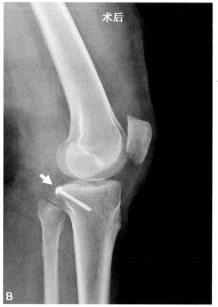

**图6-15　后交叉韧带撕脱骨折小切口切开、螺钉固定**
A:术前膝关节侧位 X 线片,图中白色箭头所指为后交叉撕脱骨折,同时能够看到一定程度的胫骨后移;B:术后 X 线片,图中白色箭头所指为空心钉内固定

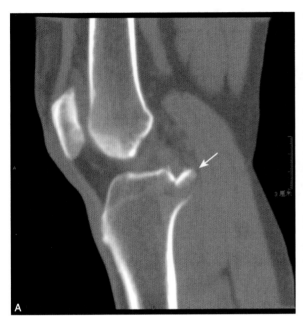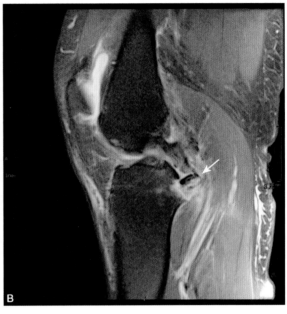

**图 6-16　CT 及 MRI 检查结果**
后交叉韧带胫骨止点撕脱骨折,后交叉韧带实质部连续,可以选择切开复位内固定术
A:CT 影像;B:MRI 影像

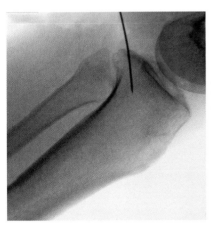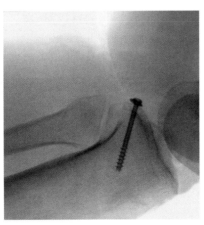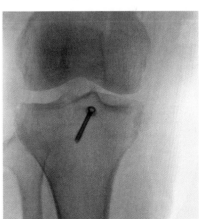

**图 6-17　术中 X 线片**
A:术中使用空心钉导针临时固定骨折块;B~C:透视下确认骨折复位满意后使
用空心钉固定

【病例三】 患者男性,17 岁。右膝后交叉韧带撕脱骨折(图 6-18 ~ 20)。

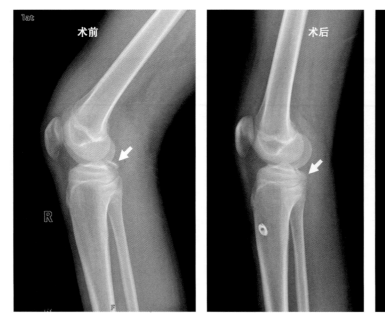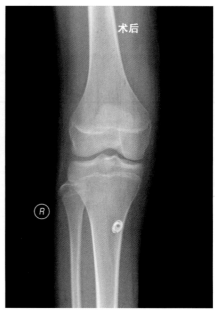

**图 6-18　后交叉韧带撕脱骨折关节镜下复位固定**

术前 X 线片可以看到骨折片翘起(白色箭头)。在关节镜下复位骨折,使用缝线固定,并在胫骨前方使用纽扣固定缝线。术后膝关节正侧位 X 线片可以看到撕脱的骨折解剖复位

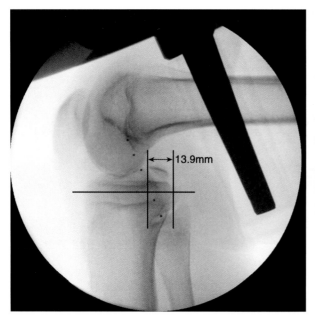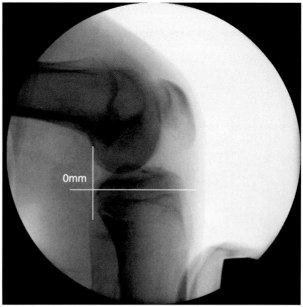

**图 6-19　术前膝关节应力像,显示患侧胫骨后移 13.9mm**

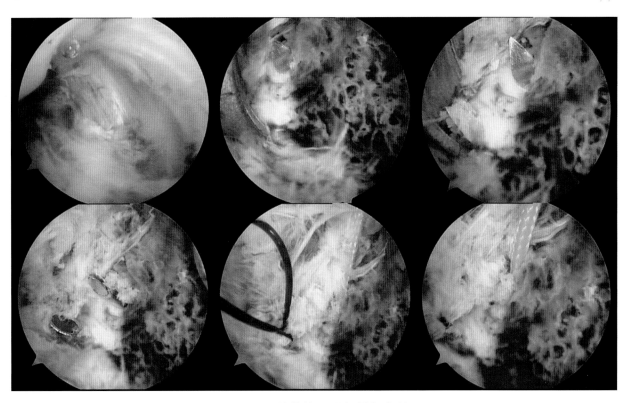

**图 6-20　关节镜下进行骨折复位**

使用后交叉韧带导向器在骨折块周围钻入导针,引入 PDS-II 缝线,牵引 5 号缝线,缝合固定骨折块,在胫骨隧道前方使用缝线纽扣固定

## 五、胫骨内侧平台骨折

患者男性,32 岁。左侧后交叉韧带损伤合并胫骨内侧平台骨折(Schatzker IV 型骨折)畸

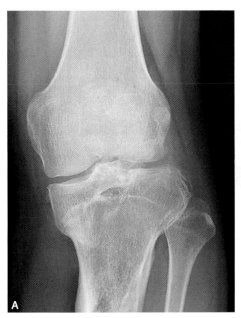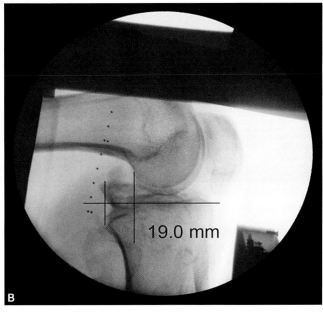

**图 6-21　后交叉韧带损伤合并 Schatzker IV 型胫骨平台骨折病例**

A:X 线片显示该患者为陈旧性损伤,骨折畸形愈合,形成膝内翻畸形,红色箭头显示原始骨折线;B. 应力 X 线片显示为 3 度后交叉韧带损伤,可见陈旧性撕脱骨折

形愈合(图 6-21~23)。

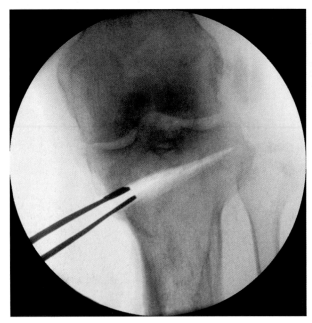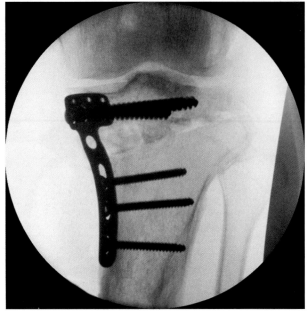

**图 6-22　行胫骨高位截骨手术,纠正膝内翻**

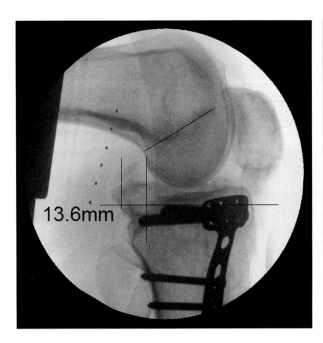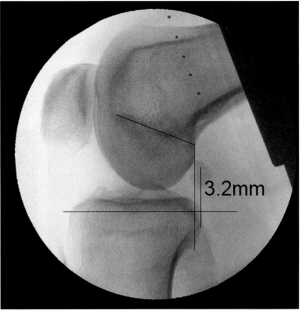

**图 6-23**
行胫骨高位截骨纠正膝内翻畸形的同时,适当增大了胫骨后倾角,改善了后交叉韧带的松弛度,术后后向侧-侧差值为 10.4mm,较术前有所改善

## 六、Hoffa 骨折

患者男性,65 岁。右膝 Hoffa 骨折合并后交叉韧带/后外复合体损伤(图 6-24~25)。

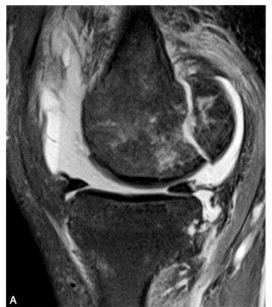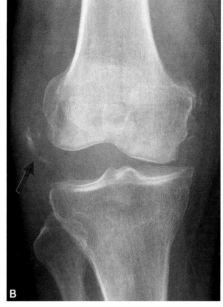

**图 6-24　Hoffa 骨折合并后交叉韧带/后外复合体损伤病例**
A：MRI 显示 Hoffa 骨折；B：X 线片显示外侧关节间隙张大、后外复合体股骨附着点骨性撕脱损伤（红色箭头）

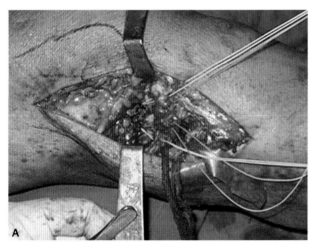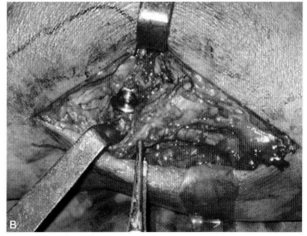

**图 6-25　术中后外复合体修复图片**
A：采用缝线锚钉修补外侧关节囊；B：采用金属螺钉垫片修复后外复合体股骨侧撕脱损伤（peel-off）损伤

（冯　华）

# 参 考 文 献

Zhang H, Hong L, Wang XS, et al. All arthroscopic repair of arcuate avulsion fracture with suture anchor. Arthroscopy, 2011, 27(5):728-734

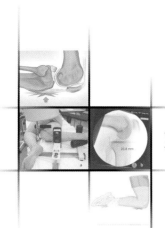

# 第七章
# 后交叉韧带重建：胫骨Inlay技术

后交叉韧带(posterior cruciate ligament,PCL)损伤的治疗是目前关节镜与运动损伤界的热门话题。多数学者都认同单纯 PCL 损伤经保守治疗可以获得很好的预后,并且对关节软骨不产生损害。然而,对复合韧带损伤以及Ⅲ度以上的 PCL 损伤,应进行手术治疗,包括早期修补或重建。

随着相关的功能解剖、生物力学等基础研究和临床研究的不断深入,多个引人关注的概念涌现出来,如单束与双束重建、合并后外复合体(posterolateral corner,PLC)损伤的诊治、预防术后残存松弛、减少隧道口"杀手转弯(killer turn)"现象、专门的康复方案等。而 PCL 重建的基本技术根据胫骨侧制备方法可以分成两大流派:经胫骨隧道(transtibial)技术和胫骨 Inlay 技术。

本章主要介绍 Inlay 技术。

## 一、Inlay 技术的发展与背景介绍

PCL 重建的相关临床研究很多。分析总体疗效,PCL 重建的手术疗效目前尚不能与前交叉韧带(anterior cruciate ligament,ACL)重建相比,也没有形成统一的手术技术。常见的技术流派包括两种:经胫骨隧道(transtibia)技术与 Inlay 技术。Transtibia 技术是经典的方法,可在全关节镜下完成,手术损伤小、时间短,为大多数医生所熟悉。但该技术逐渐暴露出所谓"杀手转弯"现象的缺陷:即隧道与移植物成角<90°,移植物与隧道口后壁之间相互磨损,导致移植物变薄、机械强度下降、隧道扩大,移植物后移,最终出现膝关节残存松弛(residual laxity)甚至失效。Bergfeld 的尸体标本试验证实了"杀手转弯"现象的存在:6 对标本分为 2 组各自进行 transtibia 技术与 Inlay 技术重建 PCL,在经过 72 周期的载荷后发现,transtibia 组的移植物在胫骨隧道内口处变薄(图 7-1),移植物机械强度下降,松弛度明显大于 Inlay 组。Markoff 的更大数量(31 对)的标本实验进一步支持上述观点:transtibia 组中 1/3 的移植物失效,移植物厚度平均减少 40%,长度增加 9.8mm;而 Inlay 组移植物无 1 例失效,移植物厚度平均仅减少 12%,长度增加 5.9mm。

针对这一不足,一些学者对 transtibia 技术做了相应的改进,以尽量减少"杀手转弯"现象。Fanelli 主张制备垂直走向的隧道以加大隧道与移植物的成角,避免形成锐角。同时将隧道内口尽量置于低位(关节面下方 1.2～1.5cm,甚至超出 PCL 的胫骨足印区以外),利用

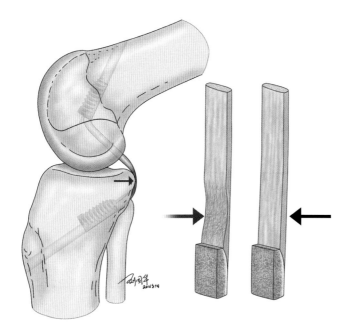

**图 7-1 PCL 重建的 Transtibia 技术存在"杀手转弯"现象**

Transtibia 技术重建的移植物在胫骨隧道内口处(红色箭头所示)出现透亮区,表明该区域的移植物磨损、变薄。Inlay 技术重建的移植物(黑色箭头)在相应区域无透亮区,表明没有移植物磨损

隧道口近侧的骨皮质厚度形成钝性转弯;还有学者提出在胫骨结节外侧制备隧道外口,从而更接近韧带的原有走行方向,避免在冠状面上形成移植物-隧道之间的成角扭转;Ahn Jin-Hwan 教授提出保留 PCL 残端以充当"衬垫"作用,可以有效防止隧道口对移植物的机械性磨损。尽管如此,上述改良都无法彻底消除"杀手转弯"现象的存在。另外,从可操作性上分析,同时保证精确的隧道内口位置和最佳的隧道方向是较为困难的,而且手术操作者之间的差异性很大,可重复性不强。

另一派学者则放弃了经胫骨隧道技术,并由此派生出了另一种技术流派-胫骨侧 Inlay 技术。该技术于 1995 年由 Berg 首先提出,其原理是将移植物的胫骨侧直接嵌入并固定在胫骨足印区的骨槽内,使得移植物的胫骨侧构形更接近于解剖形态,彻底消除了"杀手转弯"现象。直视下手术也使得胫骨侧的固定点更加精确,固定方式更加牢靠(图 7-2)。

**图 7-2 后交叉韧带 Inlay 重建术后移植物 MRI 影像**

A:矢状面显示 PCL 移植物(红色箭头)在胫骨侧无"杀手转弯"现象存在,同时重建的 ACL 移植物维持较好的张力;B:冠状面显示 PCL 移植物(红色星)粗大,连续性好

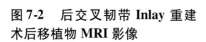
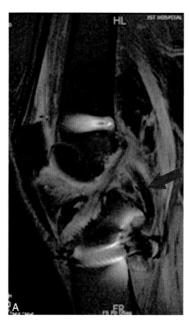
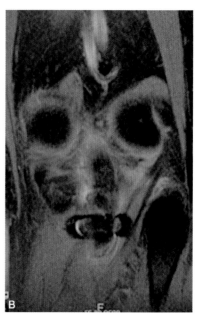

## 二、Inlay 手术适应证

对专注于 Inlay 技术的医生而言,Inlay 技术适合于所有的 PCL 重建,并无特别的适应证和禁忌证。而笔者认为,以下这些情况更适合采用 Inlay 技术重建 PCL。

1. 严重骨质疏松　常见于伤后关节长时间失用、制动,如多发骨折或胫骨高位截骨术后。这种情况下,如果选择 transtibia 技术,容易在"杀手转弯"区域增加移植物对骨隧道口的磨损,导致骨道前移,移植物松弛(图7-3,4)。

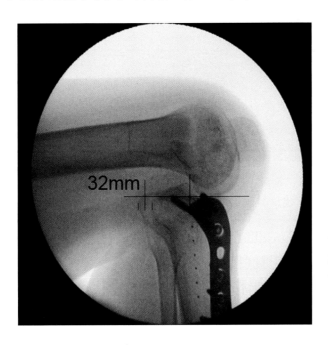

**图7-3　PCL 损伤合并严重骨质疏松**
该患者同一肢体多发骨折,术后长期不负重,导致严重骨质疏松

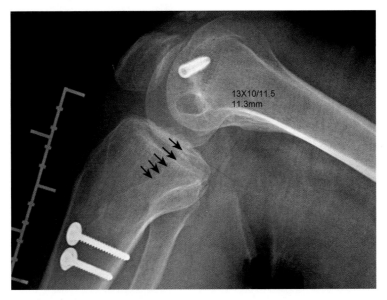

**图7-4　骨质疏松患者 PCL 重建术后胫骨隧道扩大病例**
在"杀手转弯"区域,移植物与骨隧道相互磨损,导致骨道扩大、前移(黑色箭头所示),移植物残存松弛

2. 过度松弛 松弛度>20mm 的 PCL 损伤建议采用 Inlay 技术,以期胫骨侧高强度的固定带来更好的术后稳定性(图 7-5)。

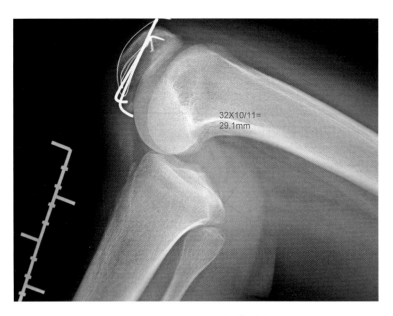

**图 7-5 重度 PCL 损伤病例**
术前应力 X 线片显示胫骨后移近 30mm

3. 翻修手术 对于前次手术采用 transtibia 技术的 PCL 重建,使用 Inlay 技术进行翻修非常方便,可以避免原有胫骨隧道带来的干扰(图 7-6 ~ 8)。

4. 胫骨前方皮肤质量不佳 多发韧带损伤经常有胫前皮肤问题,如挫伤、结痂、划伤等,妨碍采用 transtibia 技术重建 PCL(图 7-9)。

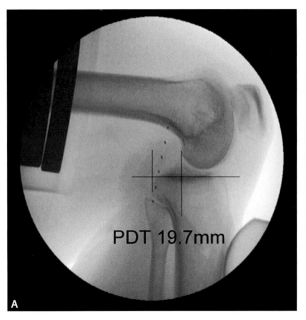
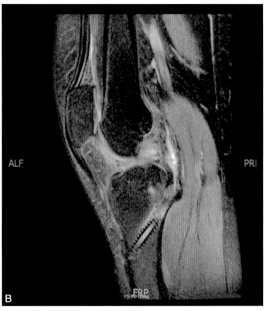

**图 7-6 PCL 翻修病例**
A:PCL 重建术后,仍存在 3 度后向不稳定,考虑韧带失效;B:MRI 显示初次手术采用 transtibia 技术重建 PCL

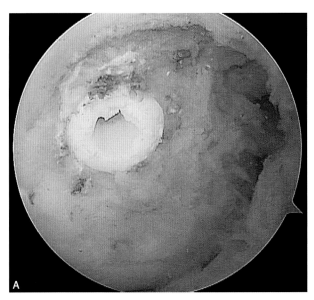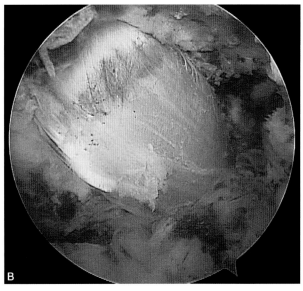

**图 7-7　同上病例**

A:翻修手术中见股骨侧固定螺钉和股骨隧道,移植物消失;B:采用更粗大的异体跟腱作为移植物、利用原有股骨骨道进行翻修

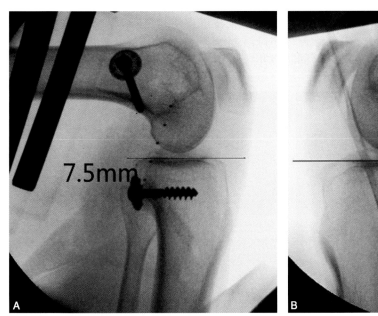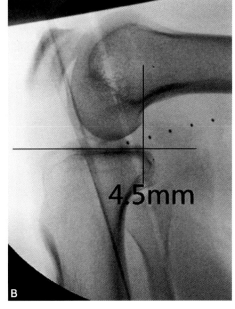

**图 7-8　同上病例**

A:Inlay 技术翻修术后,后向松弛度 7.5mm;B:健侧后向松弛度 4.5mm,两侧松弛度差值 3.0mm

　　5. 内固定物存留　PCL 损伤常合并膝关节周围骨折。当骨折处理完成后进行 PCL 重建时,经常遇到接骨板、髓内针等大量内固定物,无法进行 transtibia 重建,此时采用 Inlay 技术可以方便地避开内固定物(图 7-10)。

　　6. 复杂的胫骨止点区骨折　同时合并 PCL 胫骨止点区骨折时,采用 Inlay 技术可以同时固定多个骨折块,修复止点区的骨性结构。具体病例见图 7-11,12。

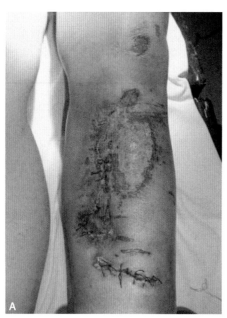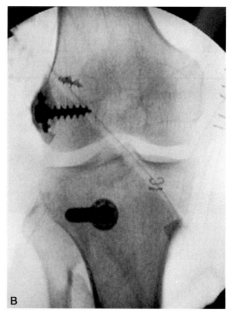

**图 7-9　PCL 损伤合并胫前皮肤挫伤病例**

A:胫骨前方大面积挫伤,急诊曾行伤口清创缝合术;B:采用 Inlay 技术重建
PCL,避免了胫前皮肤的影响(同时修补后外复合体)

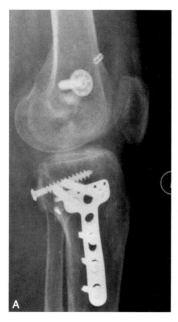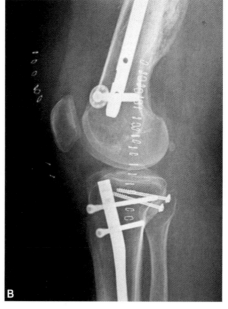

**图 7-10　内固定存留时采用 Inlay 技术重建 PCL 病例**

A:胫骨平台骨折内固定术后,采用 Inlay 技术重建 PCL;B:股骨
和胫骨骨折髓内针固定术后采用 Inlay 技术重建 PCL

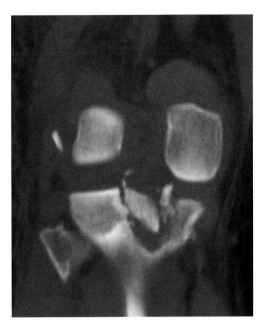

图 7-11 PCL 胫骨附丽点骨性撕脱骨折合并周围骨折

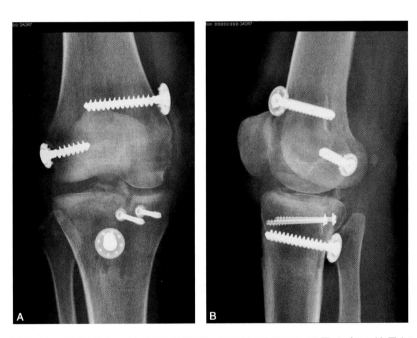

图 7-12 采用 Inlay 技术重建 PCL,同时固定 PCL 胫骨止点区的骨折
A:X 线正位片;B:X 线侧位片

7. 潜在血管问题 术前怀疑有潜在的血管问题时,更适宜采用 Inlay 技术,因为术中一旦发生血管意外,可以快速方便地进行后续的血管修复手术。具体病例请见图 7-13 ~ 15。

8. 软组织 Inlay 技术 采用自体腘绳肌腱作为移植物时,利用 Inlay 技术重建 PCL,可以有效地节省移植物长度,保证移植物的直径(将腘绳肌腱制备成短而粗的移植物)。同时也避免了采用 transtibia 技术造成的隧道内空置,利于愈合(图 7-16)。

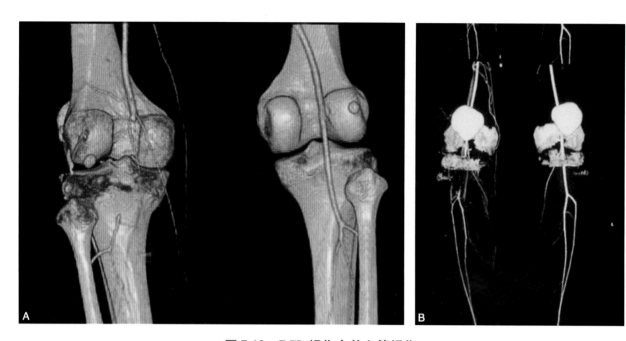

**图 7-13 PCL 损伤合并血管损伤**
A:术前血管造影显示腘动脉于关节间隙水平不连续;B:血管造影显示该患者存在侧支循环,患者肢体远端血运存在。为便于术中出现血管意外后的血管修补手术,该患者采用 Inlay 技术重建 PCL

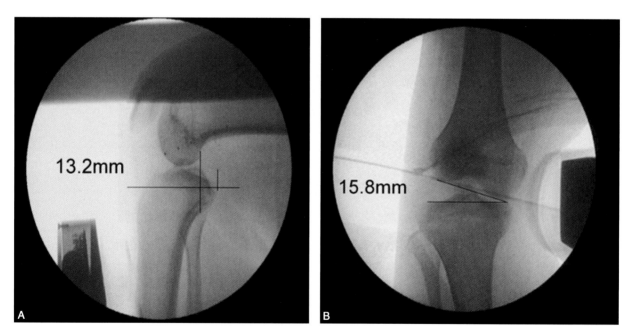

**图 7-14 应力 X 线片**
A:后向松弛度 13.2mm,为 3 度损伤;B:外侧间隙张开 15.8mm,为 3 度后外复合体损伤

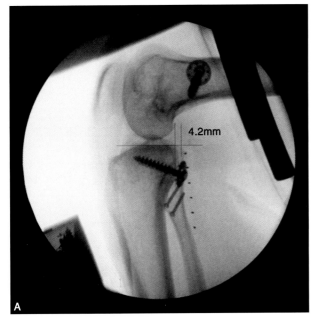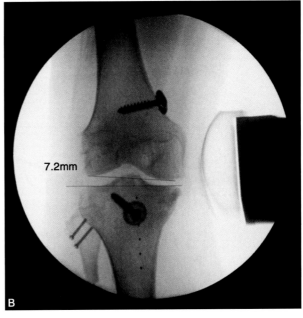

**图 7-15 采用 Inlay 技术重建 PCL 及后外复合体**
A:术后应力 X 线片显示后向松弛度 4.2mm;B:术后应力 X 线片显示外侧间隙张开为 7.2mm,较术前明显改善

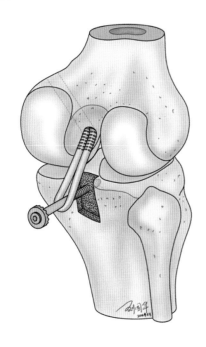

**图 7-16 软组织 Inlay 技术示意图**
胫骨侧制备浅骨槽,采用金属带齿垫片固定

## 三、Inlay 手术技术

### (一) 体位转换

Inlay 手术过程中关键的步骤是体位转换。股骨隧道制备时需要在关节镜手术体位(图 7-17)下操作,进行 Inlay 步骤时则需要在 Inlay 手术体位(图 7-18)下操作。这种转换体位也称为漂浮体位。

手术开始前首先摆放关节镜手术体位,进而完成关节镜下手术步骤,包括关节内探查、

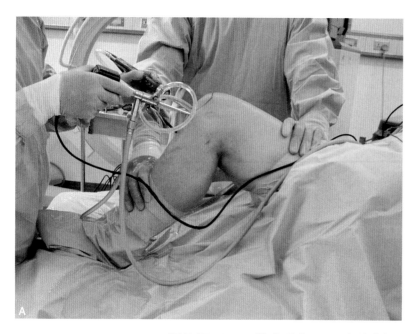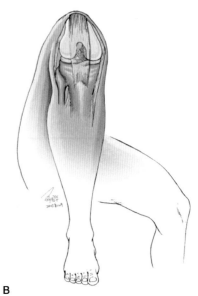

**图 7-17　Inlay 技术重建 PCL 中关节镜手术体位**

A：行右膝手术时，术中体位照片；B：手术体位示意图。该体位要求术侧膝关节屈膝 90°，大腿外侧加挡板，足底放置踏板，以维持体位

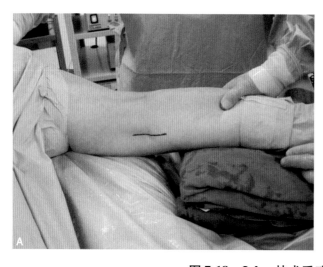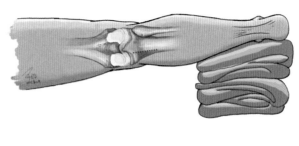

**图 7-18　Inlay 技术重建 PCL 中 Inlay 体位**

A：行右膝手术时，术中体位照片；B：Inlay 体位示意图。该体位要求身体向健侧卧位，患肢在上，骨盆及患侧髋关节内旋、髋外展、屈膝、足侧垫高，手术台向健侧倾斜 20°

其他损伤的处理及 PCL 股骨隧道的制备。然后转换为 Inlay 手术体位，即健侧卧位，患肢在上，骨盆内旋，允许患侧髋关节尽可能内旋和外展，膝关节适当屈膝以放松小腿腓肠肌，内踝处用手术单垫高，手术台向健侧倾斜 20°。术者戴头灯或利用关节镜光源作术野照明。Inlay 手术体位摆放后应保证患侧髋关节可以外旋、外展、屈髋，并屈膝 90°，以便利转换成为关节镜手术体位。

整个手术过程中，两种体位间需相互转换 2～3 次。体位转换得当，可以兼顾两个手术步骤，节省时间，否则会导致显露困难，费时费力。

体位转换技巧:在手术消毒铺单前,应将患者摆放为健侧卧位,此时要保证骨盆能顺利外旋,不应该直接摆放为关节镜仰卧体位,否则转换为侧卧位时会非常困难。手术开始后,在首先进行的关节镜下探查和股骨隧道制备时,应将骨盆外旋,身体平卧,转换为关节镜体位。如果骨盆和髋关节外旋不充分,会导致关节镜下步骤操作困难。在进行 Inlay 步骤时,身体再次向健侧卧位,转换为 Inlay 体位。为增加腘窝区的显露,要求手术侧髋关节充分内旋、外展和屈膝。要点是骨盆尽可能向健侧旋转,使整个身体呈侧卧位,该步骤需要台下的助手协助完成,否则会造成:髋关节内旋不充分会导致手术视野偏向侧方,难以观察;髋关节外展和屈膝不充分会导致腓肠肌紧张、显露不充分。

**(二) 移植物准备**

自体移植物可选择骨-髌韧带中 1/3-骨( B-PT-B )、股四头肌腱,也可选择多股腘绳肌腱;异体移植物可选择跟腱或 B-PT-B。

自体 B-PT-B 取材时,髌骨侧骨块大小为 10mm×20mm×8mm,直径 10mm,髌韧带取材宽度为 9~11mm,胫骨侧骨块大小约为 10mm×20mm×8mm。胫骨侧骨块作为移植物的胫骨侧,预置两个 2.5mm 直径的螺钉孔,方向与骨面成 60°角,保证螺钉置入固定时与胫骨平台关节面平行。也可以采用 1 枚 6.5mm 松质骨螺钉加带齿垫片进行固定。选择异体 B-PT-B 时的制备方法同上(图 7-19)。

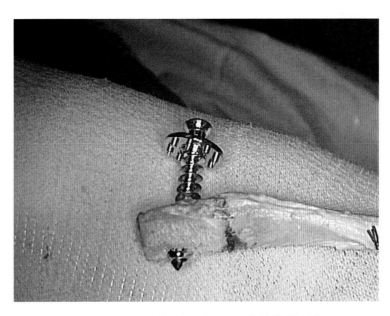

**图 7-19　Inlay 技术重建 PCL 移植物的制备**
采用 6.5mm 松质骨螺钉加带齿垫片进行固定,预置螺钉与骨块
成 60°角,防止螺钉置入后进入关节内

移植物还可选用自体股四头肌腱。髌骨侧取骨块 10mm×20mm 大小,腱性部分长度通常为 7~9cm,包括股直肌腱、股内外侧肌腱及部分股中间肌腱。可以制备成单束或双束移植物。取材时注意保持髌上囊的完整性,防止灌注液外漏。

如选择异体跟腱,要求将腱性部分直径制备成 9mm 或 10mm,做单束重建;或劈开为两束,分别制备成直径 8~9mm 及 7mm,做双束重建。骨块制备同上。

**（三）关节镜检查与股骨隧道制备**

患者置于关节镜手术体位。

进行标准的关节镜检查,观察 PCL 的连续性、残存腱束及滑膜覆盖状况以及 PCL 股骨附丽区是否清晰完整。尽量保留残存腱束的完整性(包含 PCL 残存腱束及半月板股骨韧带),用射频刀描记足印区轮廓。单束重建时需要标记 PCL 前外束点,一般位于距关节软骨边缘 5 ~ 6mm 的 11 点或 1 点的位置(图 7-20)。隧道边缘需距软骨 2 ~ 3mm。

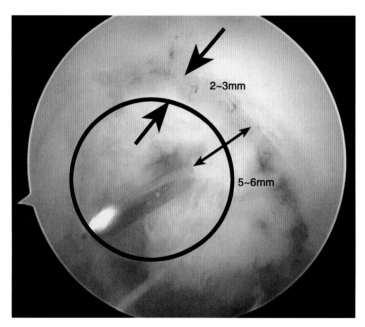

**图 7-20　右膝 PCL 单束重建,前外束股骨隧道定点**
描记足印区轮廓,克氏针位置距软骨边缘 5 ~ 6mm,骨隧道边缘(黑色圆圈)距软骨边缘 2 ~ 3mm

如做双束重建,可同时标记前外束与后内束两点(图 7-21)。

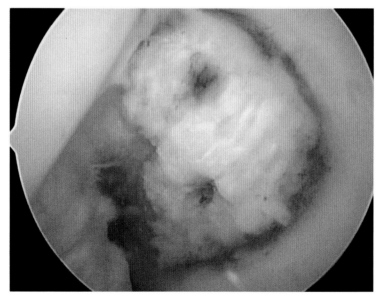

**图 7-21　右膝 PCL 双束重建,股骨侧前外束与后内束定位点**

股骨隧道制备的自外向内(outside-in)技术:髌旁内侧做 3 ~ 4cm 的切口,骨膜下剥离股内侧肌的最远端部分。于髌骨近极 1/3、股骨滑车关节面与内收肌结节中点处标记股骨隧道外口的位置,保证隧道前缘与关节软骨面的距离至少在 1.5cm。安放股骨侧长弧形导向器,自关节外向关节内钻取直径 9mm 或 10mm 的股骨隧道(图 7-22)。双束重建则需钻取股骨双隧道。这种股骨隧道的制备方法使得隧道外口更接近软骨边缘,增大了股骨隧道与移植物的角度,从而减小股骨侧的"杀手转弯"效应。

将移植物引导钢丝通过该隧道置入,放置于后关节囊前方备用(图 7-23),股骨隧道塞

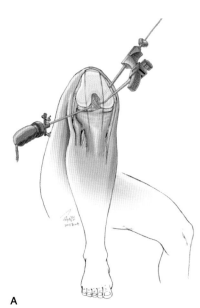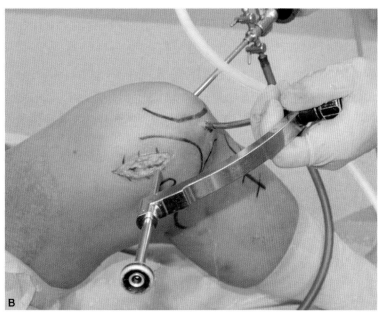

**图 7-22 右膝 PCL 重建股骨隧道自外向内技术**

A:自外向内技术示意图;B:于髌骨近极 1/3、股骨滑车关节面与内收肌结节中点处标记股骨隧道外口的位置,采用长弧形股骨导向器

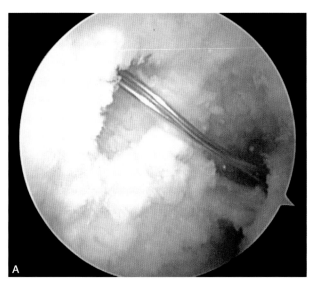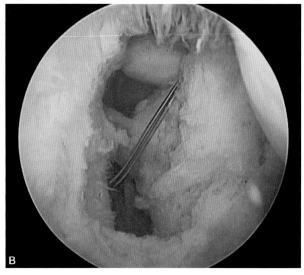

**图 7-23 左膝 Inlay 技术重建 PCL 手术中引导钢丝的置入**

A:袢状引导钢丝自股骨隧道引入;B:钢丝置于后关节囊前方备用。在随后的 Inlay 步骤时,切开后关节囊后即可捕获到钢丝尾端袢

入防水塞。如同时重建 ACL,可在此阶段进行 ACL 股骨和胫骨隧道的制备。

### (四) 胫骨 Inlay 步骤

将关节镜手术体位转换为 Inlay 手术体位。

腘窝内侧取 5cm 纵行切口,2cm 于腘横纹近端,3cm 于远端。钝性分离腓肠肌内侧头与半膜肌间隙,将腓肠肌内侧头连同血管束拉向外侧,显露后关节囊。用 3 ~ 4 枚 2.0mm 克氏针自后向前钻入胫骨后方皮质,外露部分折弯,用于牵开腓肠肌。如果腓肠肌过于紧张或粗大,可部分切断其腱性起点。此时可触及 PCL 胫骨附丽区所特有的凹陷区域及内、外侧嵴,可见斜行的腘肌肌腹及其上缘走行的小静脉,结扎静脉。纵行切开后关节囊并将引导钢丝拉出。行骨膜下剥离以充分显露 PCL 胫骨附丽的凹陷区,小腿内旋可辅助显露。用电刀标记 PCL 胫骨附着区域,用小骨刀及打磨钻头在该区域开骨槽,大小与移植物骨块相同,通常为 20mm×10mm×8mm。将移植物骨块嵌入骨槽,采用克氏针进行临时固定,然后用两枚 4mm×36mm 空心钉加垫片进行骨块固定(图 7-24)。如果选用 1 枚 6.5mm 松质骨螺钉加带齿垫片固定,可直接将螺钉拧入骨槽的松质骨内,不必预先钻孔。注意螺钉方向应与胫骨平台关节面平行,以防止进入关节内。

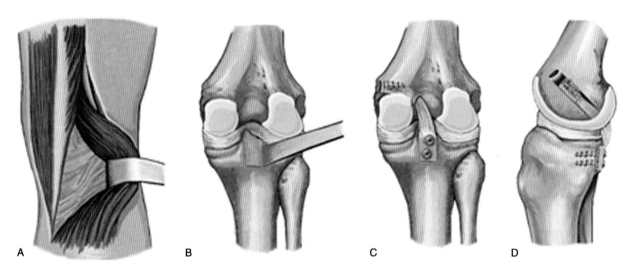

**图 7-24 Inlay 技术重建 PCL 胫骨侧手术步骤系列示意图**

A:钝性分离腓肠肌内侧头与半膜肌间隙,将腓肠肌内侧头连同血管束拉向外侧,显露后关节囊;
B:与 PCL 胫骨附丽区制备 20mm×10mm×8mm 骨槽;C ~ D. 移植物胫骨侧采用两枚 4mm×36mm 空心钉加垫片固定

在 Inlay 步骤时,关键点在于腓肠肌内侧头的牵开。如果牵开不充分,就难以进行深层的显露和操作。牵开的技巧是屈曲膝关节,放松肌肉。术前尽量不要选择肌肉过于发达的病例。

如同时进行 ACL 重建,可预先将同直径隧道钻头置入胫骨隧道内,防止 Inlay 固定螺钉与 ACL 胫骨隧道冲突。

如果选择 B-PT-B 作为移植物,特别应注意的是移植物的腱性部分长度与 PCL 关节内部分长度是否匹配,以防止出现移植物一端骨块在胫骨固定后,另一端骨块不能完全进入股骨隧道的失匹配现象。如出现此情况,可重新调整胫骨侧骨块的固定点后再重新固定。如果选择股四头肌腱或异体跟腱,将移植物骨块固定在解剖区域即可。

**（五）移植物股骨侧固定**

再次转换为关节镜手术体位。

移植物另一端通过上述引导钢丝引入关节内。此时再次转换为关节镜手术体位,在关节镜监视下将移植物另一端引入股骨隧道内。牵拉移植物股骨端,做 20 次全程屈伸膝活动。然后在屈膝90°位做前抽屉试验,并牵拉移植物股骨端,用 7mm×20mm 金属挤压螺钉（B-PT-B）或 9mm×30mm 可吸收挤压螺钉进行股骨侧固定（跟腱移植物时）（图 7-25,26）。

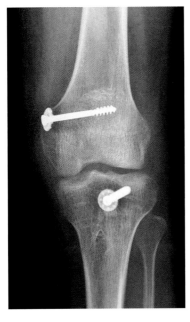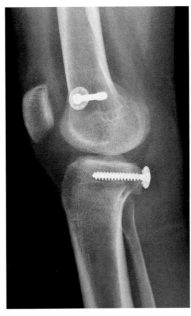

**图 7-25　Inlay 技术重建 PCL 术后 X 线片（移植物采用异体跟腱）**

胫骨侧采用 6.5mm 松质骨螺钉加垫片固定,股骨侧采用隧道内可吸收挤压螺钉固定,辅助隧道外螺钉加垫片固定

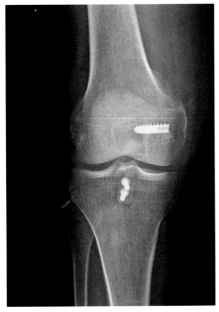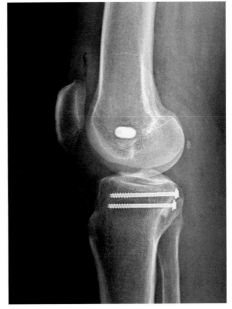

**图 7-26　Inlay 技术重建 PCL 术后 X 线片（移植物为 B-PT-B）**
胫骨侧采用两枚 4.0mm 松质骨螺钉加垫片固定,股骨侧采用隧道内金属挤压螺钉固定

（冯　华）

# 参 考 文 献

1. Berg EE. Posterior cruciate ligament tibial inlay reconstruction. Arthroscopy,1995,11(1):69-76

2. Bergfeld JA,McAllister DR,Parker RD,et al. A biomechanical comparison of posterior cruciate ligament reconstruction technques. Am J Sports Med,2001,29(2):129-136

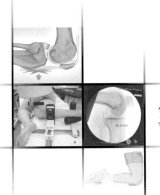

# 第八章
# 后交叉韧带重建：胫骨隧道技术

后交叉韧带(posterior cruciate ligament, PCL)重建技术中,胫骨隧道(transtibia)技术是经典的手术技术,使用广泛。与 PCL 重建另一种技术流派 Inlay 技术相比,具有全镜下操作、手术创伤小、节省手术时间等特点。

## 一、手术体位

手术体位见图 8-1,2。

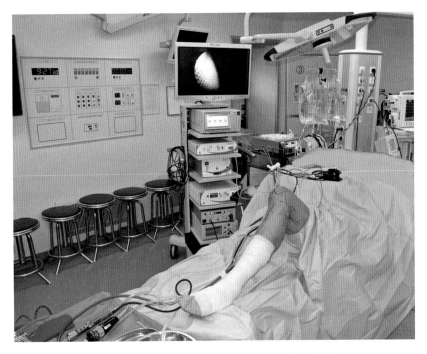

**图 8-1  PCL 重建 transtibia 技术的手术体位**
屈膝 90°,安置足垫和大腿近端外侧挡板,手术托盘用于放置术中常用器械和关节镜

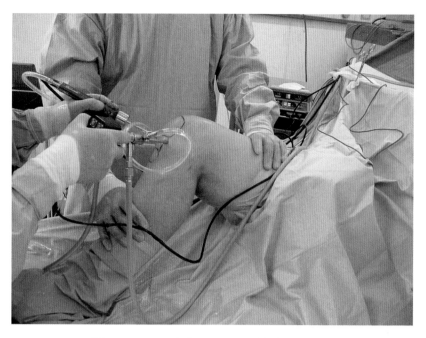

**图 8-2 PCL 重建 transtibia 技术手术体位**

屈膝 90°适合 transtibia 技术中各个入路的制备,同时便于术中变换屈膝角度

## 二、麻醉下检查

1. 麻醉下查体 评估 PCL 的松弛度,进行侧-侧对比并予以记录,便于随访时进行术前、术后对比(图 8-3)。

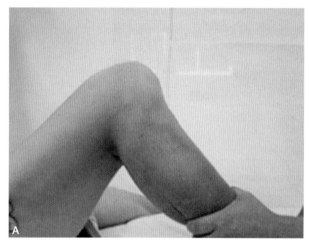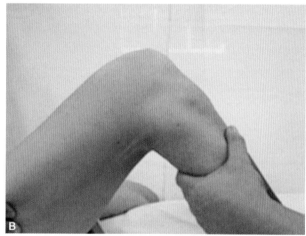

**图 8-3 PCL 术前麻醉下查体**

A:PCL 损伤后,胫骨平台处于后沉位置;B:在进行后抽屉试验时,首先应纠正胫骨后沉,将其恢复至中立位

2. KT-1000 检查 评估 PCL 松弛度的量化指标之一,需要侧-侧对比(图 8-4)。

3. 应力 X 线片 临床上常用 Telos 装置进行测量,并需要拍摄膝关节纯侧位 X 线片。笔者在手术室内采用 C 形臂进行透视并利用测量软件进行测量(图 8-5,6)。

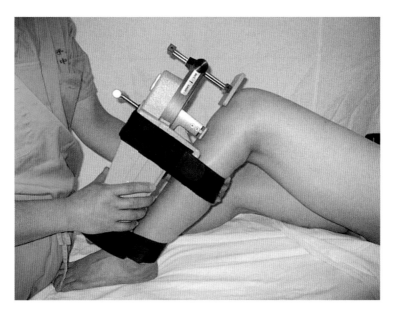

**图 8-4　PCL 术前采用 KT-1000 测量松弛度**
需要对比两侧膝关节,计算侧-侧差值

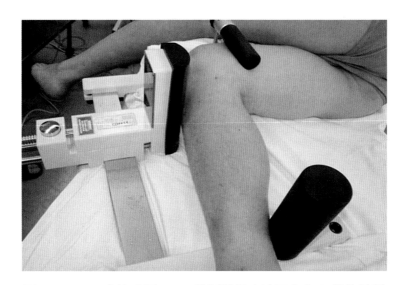

**图 8-5　PCL 术前采用 Telos 装置进行麻醉下应力 X 线片拍摄**

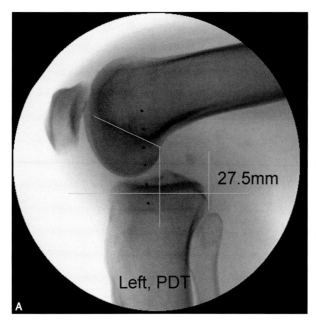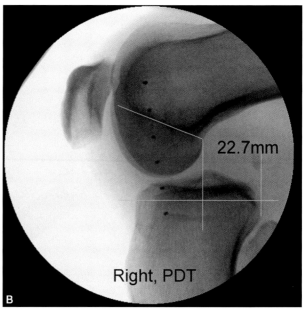

**图 8-6　PCL 术前 X 线应力片**

该病例为双侧 PCL 损伤,拍摄时需要投照纯侧位 X 线片,将透视图像导入电脑测量软件进行测量。测量时需要寻找恒定的骨性标志进行测量。A:左膝应力像;B:右膝应力像

## 三、胫骨隧道的制备

需要在三维空间内优化胫骨隧道,要求在矢状面和冠状面各自控制隧道的走行方向,同时准确定位两个隧道口的位置。

1. 矢状面走行方向的控制要求尽可能垂直走行,使得移植物-隧道之间形成钝角,以减小或弱化杀手转弯现象(图 8-7)。

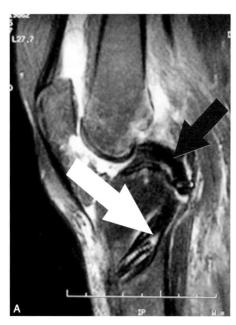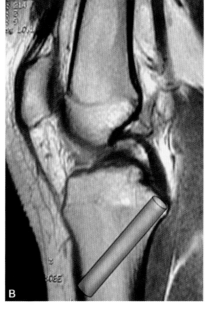

**图 8-7　矢状面胫骨隧道走行方向的控制**

A:要求隧道(白色箭头)与移植物(红色箭头)之间的夹角为钝角;B:理想的胫骨隧道矢状面角度设计

2. 冠状面走行方向的控制　需要在冠状面上尽可能减少扭转。根据研究,理论上最理想的胫骨隧道是在胫骨结节外侧钻取(图 8-8)。临床实践中,笔者更习惯于在胫骨结节内侧钻取隧道,为减少扭转,隧道外口应尽可能靠近中线(图 8-9)。

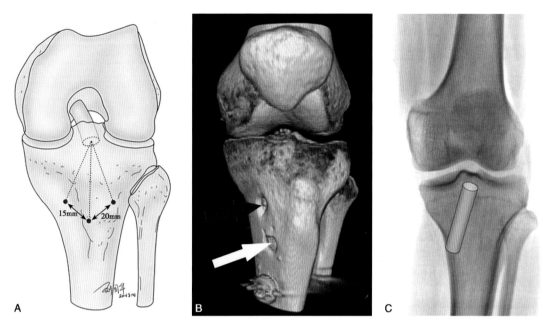

**图 8-8　胫骨隧道冠状面的走行方向控制**
A:理论上,外侧胫骨隧道要优于内侧隧道;B:笔者习惯于制备内侧胫骨隧道,为减少冠状面扭转,要求隧道外口尽可能靠近胫骨结节和中线(白色箭头)。红色箭头显示前交叉韧带胫骨骨道位置;C:理想的胫骨隧道冠状面角度设计

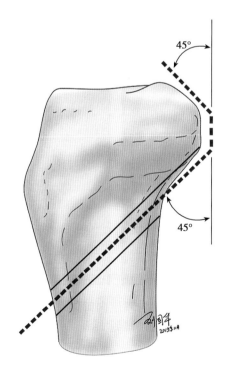

**图 8-9　胫骨隧道内口位置的控制:低位有利于减少"杀手转弯"效应**

107

3. 隧道内口位置  通常位于关节面以远 1.2～1.5cm。低位隧道口有利于保留更多的隧道口近端皮质,通过两个 45°转折形成圆弧形转弯,避免锐性的杀手转弯现象(图 8-9～12)。

4. 隧道外口位置  见"冠状面走行方向的控制"。

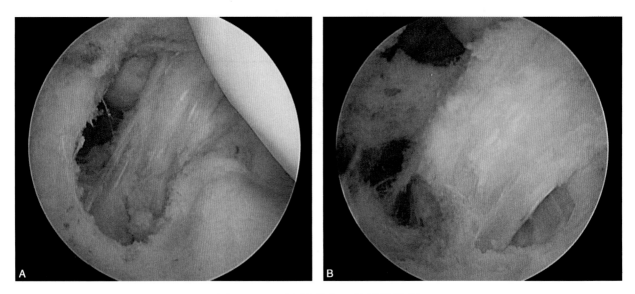

**图 8-10  胫骨隧道内口位置的控制**

A:后内关节镜入路观察 PCL 残存腱束;B:显示 PCL 胫骨侧足印与腘肌肌腹的关系,腘肌肌腹的上缘即 PCL 胫骨足印的下界

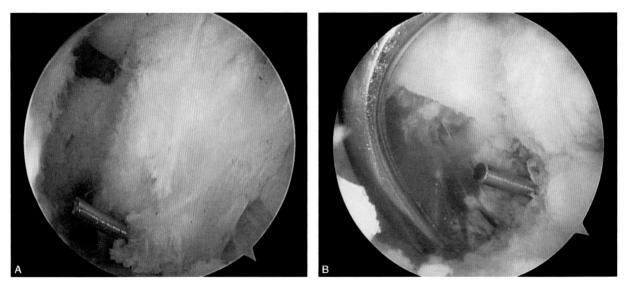

**图 8-11  胫骨隧道内口位置的控制**

A:定位针位于腘肌肌腹的上缘;B:腘肌肌腹上缘成为关节镜下胫骨隧道内口的定位标志

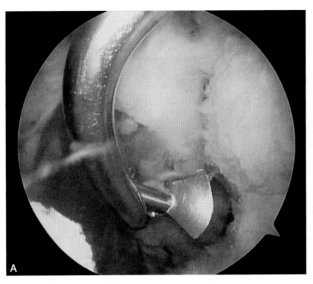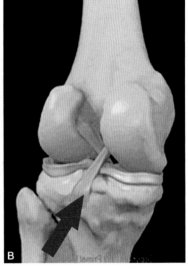

**图 8-12　胫骨隧道内口位置的控制**
A:根据定位针确定胫骨隧道钻取的方向;B:示意图标示定位针的位置(红色箭头)

## 四、关节镜入路与关节内通路

1. 关节镜入路包括高位前内、高位前外、高位后内和高位后外入路(图 8-13 ~ 16)。

2. 关节内通路包括后纵隔通路、交叉韧带间通路和后交叉韧带-股骨内髁间通路(图 8-17 ~ 20)。

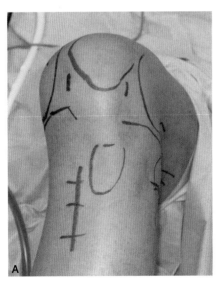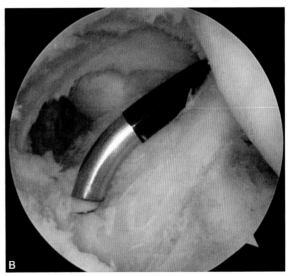

**图 8-13　左膝 PCL 重建手术的关节镜入路**
A:高位前外和高位前内入路的体表标记;B:高位前方入路(前外和前内)可以保证刨刀和射频刀顺利到达 PCL 胫骨足印区

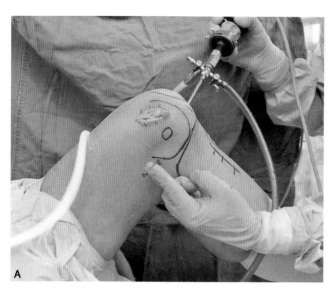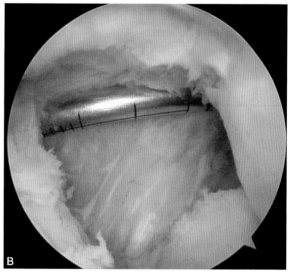

**图 8-14　左膝 PCL 重建手术的关节镜入路**

A:高位后内入路的体表标记;B:高位后内入路用于镜下观察 PCL 胫骨侧 1/3 的部分(远端部分)

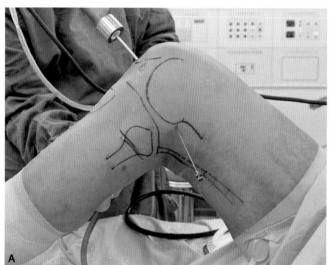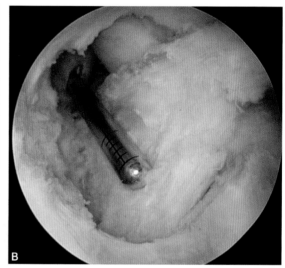

**图 8-15　左膝 PCL 重建手术的关节镜入路**

A:高位后外入路的体表标记,注意腓总神经和股二头肌腱的空间位置关系;B:从高位后外入路置入刨刀等工具,便于清理 PCL 胫骨足印区的大量瘢痕组织,也置入血管钳,作为杠杆协助 PCL 移植物通过胫骨隧道

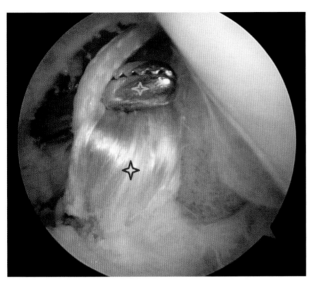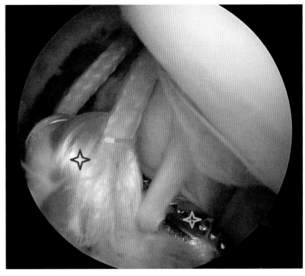

**图 8-16 PCL 重建手术后外入路应用举例**

血管钳(蓝色星)自后外入路置入,充当杠杆,协助 PCL 移植物(红色星)通过胫骨隧道(关节镜自后内
入路观察)

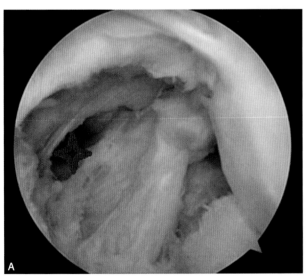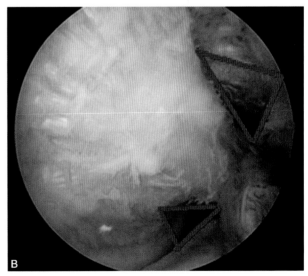

**图 8-17 PCL 重建手术中关节内通路**

A:后纵隔通路将后内室和后外室连通(红色星);B:交叉韧带间通路(大红三角),可置入刨刀和导向
器;后交叉韧带-股骨内髁间通路(小红三角)用于置入刨刀和射频刀,清理后方组织

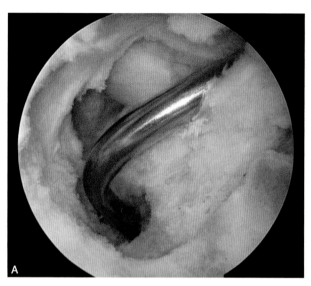
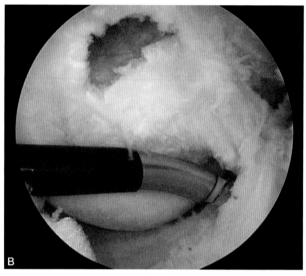

**图 8-18    PCL 重建手术中关节内通路的应用**

A:胫骨导向器自交叉韧带间通路置入,到达胫骨足印处;B:射频刀自后交叉韧带-股骨内髁间通路置入,清理后方组织

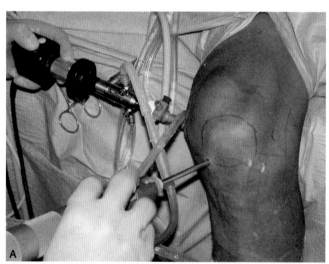
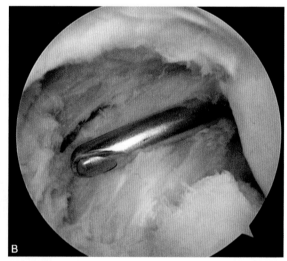

**图 8-19    PCL 重建手术中关节镜入路和关节内通路的相互配合应用**

A:后内入路用于关节镜观察,高位前内入路置入刨刀清理 PCL 胫骨残端;B:关节镜自后内入路观察,刨刀自后交叉韧带-股骨内髁间通路置入,清理后纵隔区域

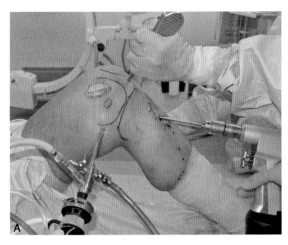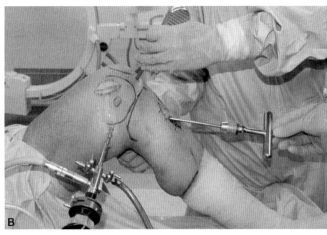

**图 8-20　PCL 重建手术中关节镜入路和关节内通路的相互配合应用**

A:后内入路用于关节镜观察,高位前内入路置入剥离器,通过交叉韧带间通路置入,清理 PCL 胫骨残端;B:关节镜自后内入路观察,腘血管保护器自前内入路置入,通过交叉韧带间通路到达 PCL 胫骨足印区,防止隧道钻意外损伤腘血管

## 五、股骨隧道的制备

包括自外向内和自内向外两种技术。笔者更习惯使用自外向内技术(图 8-21 ~ 23),该技术虽然需要额外的小的皮肤切口,但有助于减少股骨隧道与移植物之间的"杀手转弯"现象。自内向外技术操作简便、定位准确,但隧道与移植物之间的夹角常为锐角(图 8-24)。

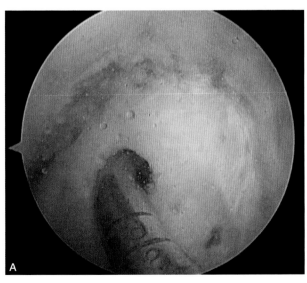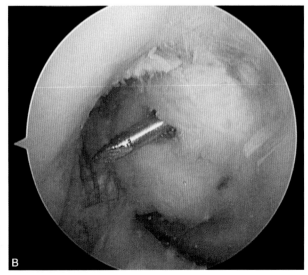

**图 8-21　自外向内技术制备股骨隧道**

A:导向器定位 PCL 前外束足印点;B:克氏针的走行方向更接近 PCL 原有腱束走行,有利于减少股骨侧"杀手转弯"现象

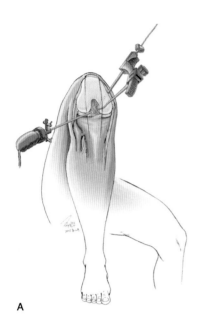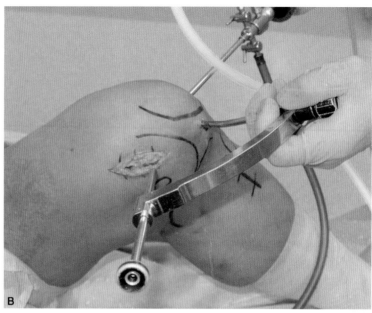

**图 8-22　PCL 重建股骨隧道自外向内技术**

A：自外向内技术示意图；B：于髌骨近极 1/3、股骨滑车关节面与内收肌结节中点处标记股骨隧道外口的位置，采用长弧形股骨导向器定位股骨隧道

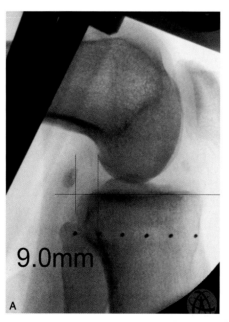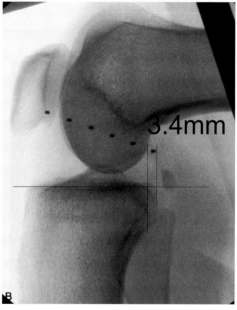

**图 8-23　PCL 重建，股骨隧道自外向内技术病例**

A：麻醉下应力 X 线片显示患侧后向松弛度 9.0mm；B：健侧后向松弛度 3.4mm，该病例为 PCL Ⅱ度松弛

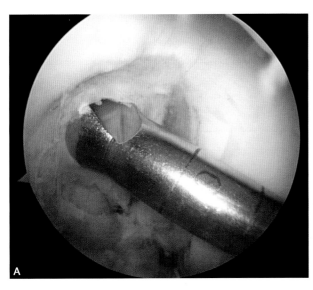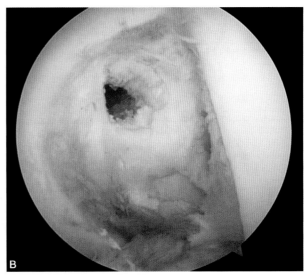

**图 8-24　PCL 重建股骨隧道自内向外技术病例**

A:关节镜下将 8mm 钻头自关节镜前外入路置入,定位于 PCL 前外束足印点。钻取隧道时,助手进行后抽屉试验,将胫骨尽量推向后方,以减轻股骨与移植物间的锐角;B:关节镜下股骨隧道制备完成后图像

## 六、后交叉韧带残端的处理

后交叉韧带损伤后常常残存大量的腱束。这些腱束具有血运且包含神经感受器,术中保留腱束有助于促进移植物的再血管化和本体感觉的恢复。尽管这些潜在的残端优势目前尚难以通过科学的手段加以证实,但在实际手术中,保留残端并不增加手术的困难,因此,笔者常保留残存的腱束(图 8-25～30)。

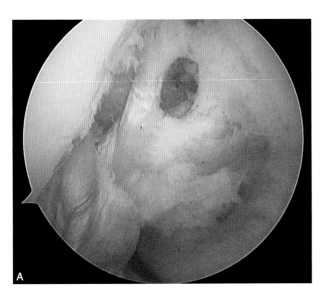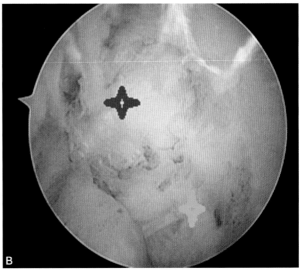

**图 8-25　PCL 前外束重建保留残存腱束病例**

A:PCL 股骨侧残存腱束。股骨隧道定位于前外束足印点,后内束予以保留。B:移植物置入后关节镜图像,显示残存腱束(蓝色星)与前外束移植物(红色星)的相互关系

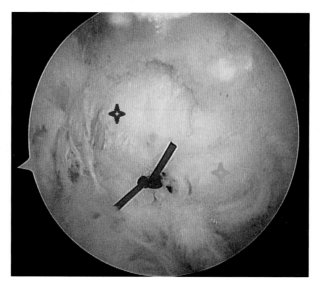

图 8-26 将移植物(红色星)与保留的残存腱束(蓝色星)进行缝合,形成一体化复合物

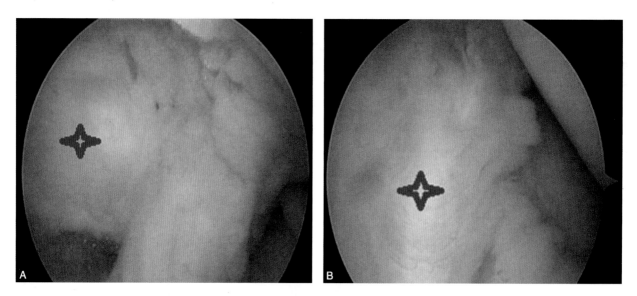

图 8-27 PCL 双束重建保留残存腱束病例
A:PCL 股骨侧残存腱束(红色星);B:后内入路观察 PCL 胫骨侧残存腱束(红色星)

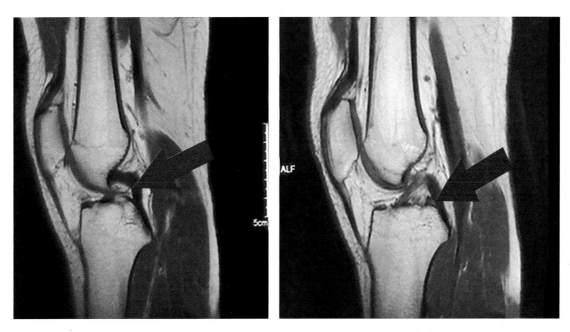

图 8-28　术前 MRI 观察 PCL 的残存腱束（红色箭头）

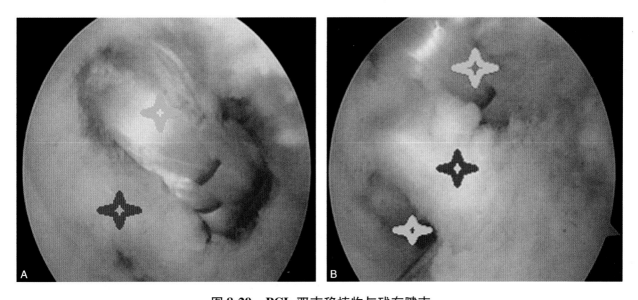

图 8-29　PCL 双束移植物与残存腱束

A：前外束移植物（蓝色星）与保留下来的腱束（红色星）；B：前外束移植物（大蓝色星）、后内束移植物（小蓝色星）与保留下来的腱束（红色星）

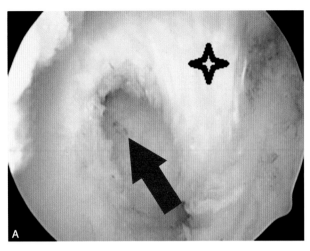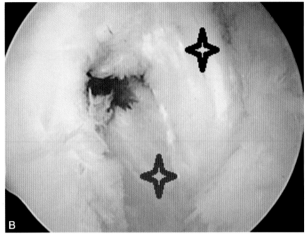

**图 8-30　PCL 后内束重建保留残存腱束病例**

A:残存的前外束腱束(黑色星)与后内束骨道(红箭头);B:残存的前外束腱束(黑色星)与后内束移植物(红色星)

（冯　华）

# 参 考 文 献

1. Zhang H,Hong L,Wang XS,et al. Single-bundle posterior cruciate ligament reconstruction and mini-open popliteofibular ligament reconstruction in knees with severe posterior and posterolateral rotation instability: clinical results of minimum 2-year follow-up. Arthroscopy,2010,26(4):508-514

2. Ahn JH,Yang HS,Jeong WK,et al. Arthroscopic transtibial posterior cruciate ligament reconstruction with preservation of posterior cruciate ligament fibers:clinical results of minimum 2-year follow-up. Am J Sports Med,2006,34(2):129-236

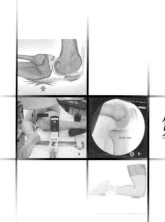

# 第九章
# 腘腓韧带重建术

## 一、介绍

### （一）三个核心结构、两个力学功能

膝关节后外复合体（posterolateral corner，PLC）是防止膝关节出现过度外旋和内翻的重要稳定结构。目前认为，后外复合体包括3个核心结构，分别是外侧副韧带（lateral collateral ligament，LCL），腘腓韧带（popliteofibular ligament，PFL）和腘肌腱（popliteus tendon，PT）（图9-1），其中，腘腓韧带和腘肌腱是限制膝关节过度外旋的重要结构。

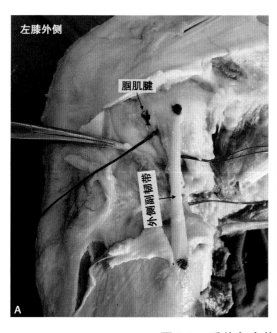
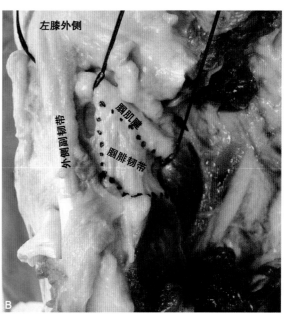

**图9-1　后外复合体的3个核心结构示意图**

A：左膝外侧，腘肌腱与外侧副韧带，图中黑色丝线标记的是腘肌腱位于腘肌腱沟的部分；B：左膝后外侧，黑色丝线标记的是腘肌腱，与腘肌腱相连接，蓝色点标记的部分是腘腓韧带

单纯的膝关节后外复合体损伤并不多见，常常合并其他韧带结构的损伤，如后交叉韧带或前交叉韧带损伤。后外复合体损伤会导致外旋不稳定和（或）内翻不稳定，增加后交叉韧带的应力。如果后外复合体损伤没有进行治疗，残留的过度旋转和（或）内翻不稳定，会导

致重建的后交叉韧带移植物失效或松弛。因此,急性或陈旧性后外复合体损伤应予以充分的重视。目前,修复和重建后外复合体的方法很多,包括急性期的修复、韧带止点提升、股二头肌腱固定和韧带重建等。

### (二) A 型损伤

后外复合体损伤时,3 个核心结构并不一定均受累。根据受累结构的不同,Fanelli 等描述了 3 种损伤类型:A 型是单纯的胫骨外旋增加(增加值>10°),意味着腘腓韧带和(或)腘肌腱的损伤;B 型包括胫骨外旋增加和轻、中度的内翻增加(外侧关节间隙增宽5～10mm),但是屈膝 30°位内翻应力试验检查外侧副韧带终末点是硬性的。这种情况意味着腘腓韧带和(或)腘肌腱损伤,外侧副韧带被拉长变薄,为不完全损伤;C 型包括胫骨外旋增加(增大值>10°),而且内翻增加 10mm 以上,屈膝 0°和 30°位内翻应力试验都为阳性,外侧副韧带终末点是弹性的。这种情况意味着腘腓韧带、腘肌腱和外侧副韧带均为完全性损伤(图 9-2)。急性的 C 型损伤往往合并外侧关节囊损伤,且几乎不可避免地合并交叉韧带的损伤。

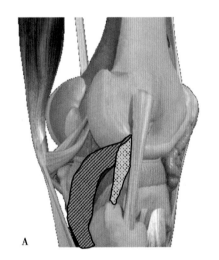 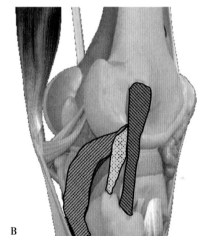 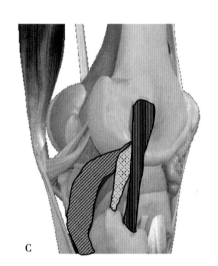

**图 9-2　后外复合体损伤的 Fanelli 分型**

A:A 型损伤,累及腘肌腱和(或)腘腓韧带;B:B 型损伤,累及腘肌腱、腘腓韧带和外侧副韧带,但外侧副韧带为不完全损伤;C:C 型损伤,累及腘肌腱、腘腓韧带和外侧副韧带,3 个结构均为完全损伤

### (三) A 型损伤的诊断

1. 体格检查术前在麻醉下进行以下体格检查:

(1) 胫骨外旋试验(dial test):通过仰卧位屈膝 30°的检查评估胫骨外旋程度,并与健侧膝关节对比,胫骨外旋角度增加 10°以上(侧-侧差值)(图 9-3)。

(2) 外侧副韧带检查:0°及屈膝 30°内翻应力试验评估其完整性。A 型损伤该试验应为(-)。查体不能确定时,应拍摄应力位 X 线片加以确认,以区分 A 型和 B 型损伤(图 9-4)。

(3) 后交叉韧带检查:行屈膝 90°位后抽屉试验,A 型损伤时后交叉韧带通常为 3 度损伤(图 9-5)。必要时可拍摄应力位 X 线片(图 9-6)。

2. 关节镜下外侧沟通过试验(图 9-7)。

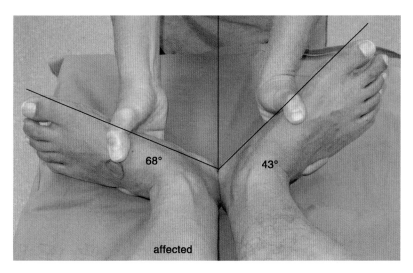

**图 9-3 胫骨外旋试验诊断后外旋转不稳定**
该病例患侧与健侧的胫骨外旋侧-侧差值为 68°-43°=25°

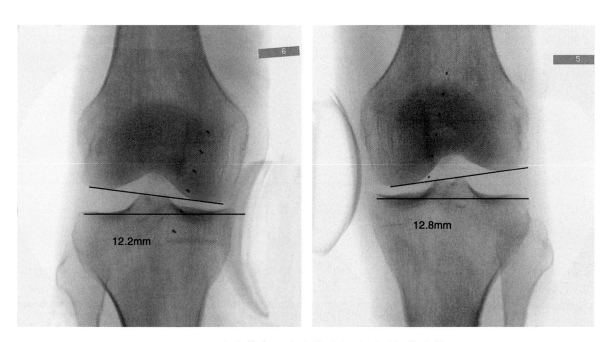

**图 9-4 膝关节内翻应力像诊断外侧副韧带完整**
该病例膝关节内翻应力 X 线片像显示外侧关节间隙张开程度基本相同,表明患者的外侧副韧带完整,符合 A 型后外复合体损伤的诊断

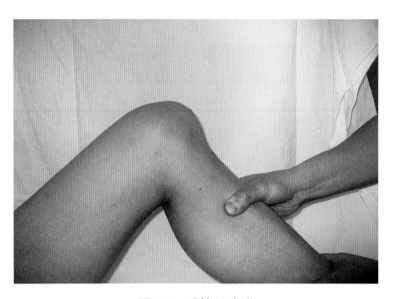

**图 9-5  后抽屉试验**

A 型后外复合体损伤时后交叉韧带通常为 3 度损伤,查体显示
胫骨明显后沉,属于 3+

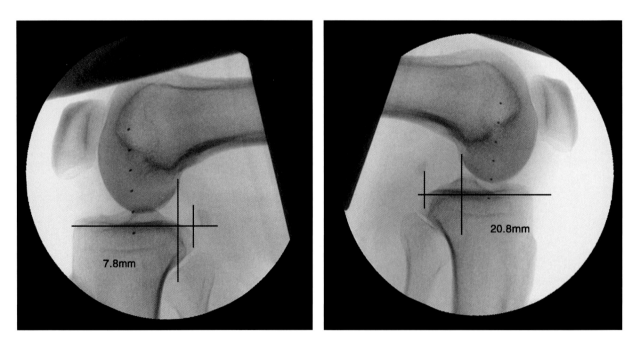

**图 9-6  膝关节后向应力像诊断后交叉韧带损伤**

膝关节后向应力位 X 线片评估后交叉韧带损伤程度,显示胫骨后移侧-侧差值 20.8mm−7.8mm＝13mm,
属 3 度损伤

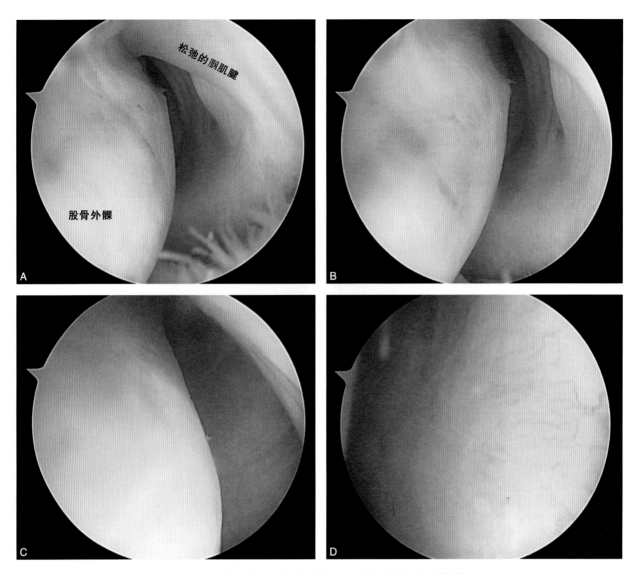

**图 9-7　外侧沟通过试验诊断 A 型后外复合体损伤**

A～D:左膝,关节镜置于外侧沟,可以看到关节镜能够通过腘肌腱与股骨外髁外侧壁之间的间隙进入后外侧室,为外侧沟通过试验(+),进一步确定了 A 型后外复合体损伤的诊断

### （四）A 型损伤的术式选择

生物力学实验显示,对于单纯的外旋不稳定,腘肌腱和腘腓韧带都能够发挥控制膝关节过度外旋的作用,因此,对于 A 型损伤,腘肌腱重建、腘腓韧带重建、腘肌腱联合腘腓韧带重建三种术式都可以有效地恢复旋转稳定性,并协助后交叉韧带重建移植物共同维持膝关节稳定性。本章对解剖重建腘腓韧带的手术技术和随访结果进行介绍。

## 二、腘腓韧带重建手术技术

### （一）切开重建术式

1. 移植物制备　使用自体半腱肌腱或异体胫前肌腱,肌腱的两端使用 2 号不可吸收缝线编织缝合(图 9-8)。使用测量套管测量肌腱的直径,移植物大多可以顺利通过 4.5mm 测

123

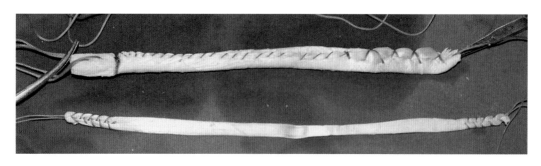

**图 9-8　腘腓韧带重建的移植物**
后交叉韧带使用同种异体跟腱(上方),腘腓韧带使用自体半腱肌腱移植物(下方)

量套管,对折后可以顺利通过 7mm 的测量套管。

2. 皮肤切口　膝关节外侧做弧形切口,自股骨外上髁向远端延伸至腓骨颈前方(图 9-9)。

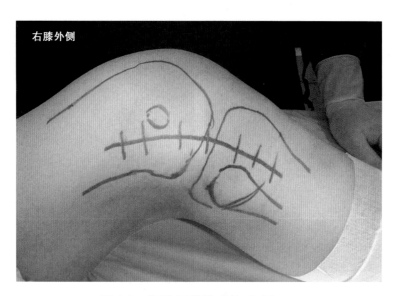

**图 9-9　腘腓韧带重建的手术切口**
弧形切口自股骨外上髁向远端延伸至腓骨颈前方

3. 手术显露　膝关节后外复合体重建手术需要 3 个筋膜切口,分别是二头肌腱下方的筋膜切口,用于显露腓总神经;二头肌腱上方与髂胫束之间的筋膜切口,用于显露外侧副韧带、腘腓韧带和腘肌腱的止点;股骨外上髁,沿髂胫束纤维走行方向劈开的筋膜切口,用于显露外侧副韧带的股骨止点和腘肌腱的股骨止点(图 9-10)。

4. 保护腓总神经　沿股二头肌腱下方的筋膜切口寻找腓总神经,并向远近端游离,追踪腓总神经走行至腓骨颈的位置。充分游离腓总神经后,使用橡皮片进行标记保护。由于后续步骤需要在腓骨头建立平行的双隧道,因此,充分显露和保护腓总神经是非常重要的步骤。

5. 腓骨隧道　在腓骨头前方和后方各自纵行切开,剥离腓骨头颈处肌肉附着,显露腓骨头颈部的前、后表面。辨认外侧副韧带的腓骨止点,以此作参照点。腘腓韧带的腓骨止点位于外侧副韧带止点的后内方,距离腓骨头尖端 2 ~ 3mm;也可以通过寻找腘腓韧带的残端进行定位。使用电刀标记腘腓韧带止点的位置,由腓骨头前下方向标记点穿入 2 枚 2mm 克氏针,两针入点间距约 1cm。然后用 4.5mm 空心钻制备两个平行的腓骨隧道(图 9-11)。

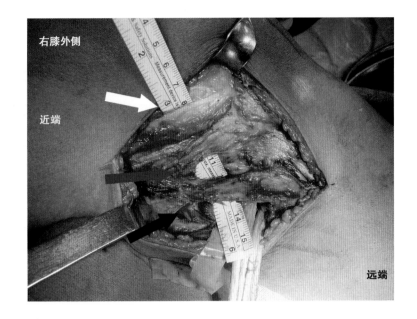

**图 9-10　后外复合体重建手术中显露的 3 个筋膜窗**

白色箭头：髂胫束窗，位于股骨外上髁，用于显露外侧副韧带和腘肌腱的股骨附丽点；蓝色箭头：髂胫束与股二头肌间隔，用于显露外侧副韧带中段；黑色箭头：股二头肌下缘窗，用于游离腓总神经

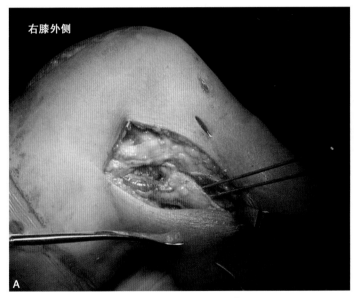
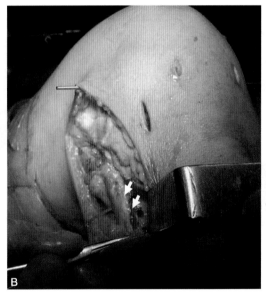

**图 9-11　腓骨双隧道的建立**

A：腓骨头颈处钻入两枚平行克氏针作为腓骨隧道的导针，方向由前向后，指向腘腓韧带的腓骨止点；B：腓骨头颈部远端两个平行的骨隧道（白色箭头）

6. 移植物置入腓骨隧道　将移植物的两个游离端由前向后依次穿过两个腓骨隧道，并使其游离端长度一致（图 9-12）。

7. 股骨隧道　通过股骨外上髁处的髂胫束窗，显露外侧副韧带的股骨止点和腘肌腱的止点，在腘肌腱止点处穿入 1 根 2mm 带眼导针（图 9-13）。

8. 移植物置入　使用长弯钳分离外侧副韧带与关节囊之间的间隙，将移植物的两端经外侧副韧带深面穿过，并绕过导针，然后屈伸膝关节检查移植物的等长性。如果在屈伸膝过程中，移植物的长度变化过大，则需要重新调整导针的位置。测量移植物即将进入隧道部分的长度，然后使用 6mm 或 7mm 空心钻头制备重建的腘腓韧带的股骨隧道，隧道深度一般在 4～5cm（图 9-14）。

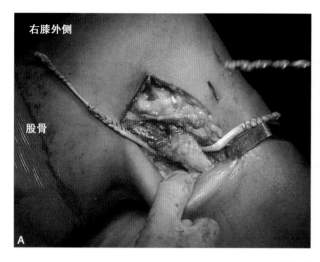
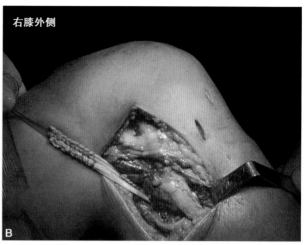

**图 9-12　移植物的置入腓骨隧道**

A：将移植物的两个游离端由前向后分别穿过两个腓骨隧道；B：拉紧移植物的两个游离端,调整游离端的长度一致

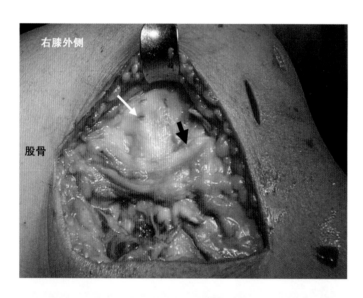

**图 9-13　股骨隧道定位**

胭腓韧带的股骨止点（即胭肌腱止点）位于外侧副韧带股骨止点（白色箭头）的前下方、胭肌腱沟内（黑色箭头）

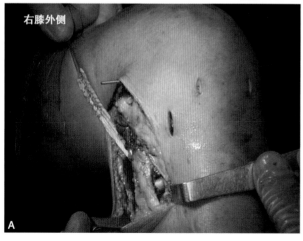
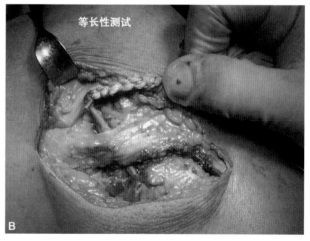

**图 9-14　等长性测试**

A：将移植物的两个游离端经外侧副韧带的深面穿过,到达股骨侧；B：将移植物的两个游离端绕过导针,然后屈伸膝关节,检查移植物的等长性

9. 移植物固定　将移植物的两端同时引入股骨隧道,在屈膝30°位及胫骨中立位,拉紧移植物两端后,使用7mm可吸收挤压螺钉固定移植物。固定后需要再次检查膝关节活动度(图9-15)。

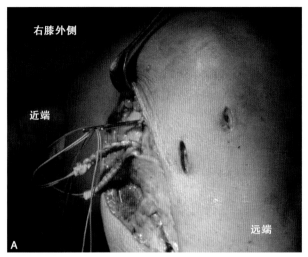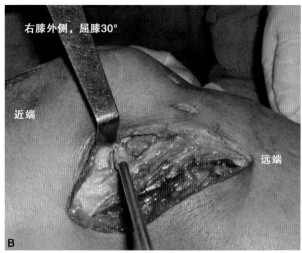

**图9-15　移植物固定**
A:移植物的两个尾端通过带眼导针引入股骨隧道;B:在屈膝30°位,同时保持胫骨旋转中立位,拉紧移植物两端后,使用可吸收挤压螺钉固定股骨侧

10. 交叉韧带损伤的治疗　对多发韧带损伤的患者,可同时进行ACL和(或)PCL的重建。使用自体骨-髌腱-骨或异体跟腱作为移植物,使用经胫骨隧道或Inlay的方法重建后交叉韧带。通常首先进行交叉韧带重建,但引入移植物后,暂不进行固定,待后外复合体重建完成后再进行固定(图9-16)。

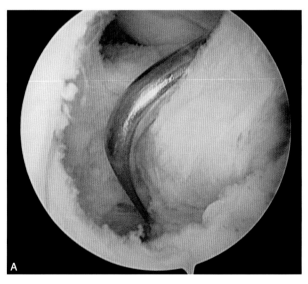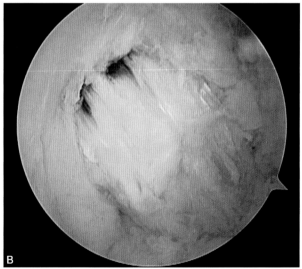

**图9-16　关节镜下后交叉韧带重建**
A:采用经胫骨隧道技术进行后交叉韧带重建,胫骨侧定位于后交叉韧带胫骨平台下方约15mm处;B:使用同种异体跟腱进行单束(前外束)重建

11. 术后处理和康复　术后使用膝关节支具固定患膝于伸膝位,小腿后方使用衬垫托起,防止出现胫骨后沉。术后 24 小时拔除引流管,并开始进行股四头肌等长收缩、直腿抬高和髌骨活动锻炼,强调患者的伸膝功能锻炼。术后 3~4 周开始进行被动屈膝锻炼,可以使用 CPM 机辅助膝关节活动,要求患者术后 8 周屈膝角度达到 90°,术后 12 周达到 120°。在膝关节屈曲锻炼过程中,要避免腘绳肌的主动收缩和膝关节外旋。术后 3 个月内患肢免负重,3~4 个月开始部分负重,4 个月后完全负重。

12. 临床疗效　积水潭医院自 2003 年 7 月至 2006 年 9 月,共进行膝关节后交叉韧带和后外复合体重建手术 54 例,其中后外复合体损伤表现为单纯外旋不稳定者 19 例。19 例手术时平均年龄为 32.4 岁(15~52 岁),其中男 12 例,女 7 例。所有病例均为陈旧性损伤,而且均为多发韧带损伤,其中,合并后交叉韧带损伤者 15 例(15/19,78.9%),合并前、后交叉韧带损伤者 3 例(3/19,15.8%),合并前、后交叉韧带和内侧副韧带损伤者 1 例(1/19,5.3%)。18 例获得最终随访,随访率为 94.7%,平均随访时间 27.2 个月(图 9-17~19)。

(1) 胫骨外旋角度评估:术前全部病例的胫骨外旋较健侧增加均>10°。术后胫骨外旋结果为:与健侧相比胫骨外旋减小 0°~5°者 14 例,较健侧减小 5°~10°者 3 例,较健侧减小 10°~15°者 2 例。

(2) IKDC 评分:所有患者术前 IKDC 主观评分均为 D 级。终末随访时,所有患者均认为手术后膝关节功能有所改善或明显改善,其中 A 级 7 例,B 级 12 例。

若根据 IKDC 客观评分中的仰卧位屈膝 30°胫骨外旋程度分级标准(ER≤5°为 A 级,6°~10°为 B 级,11°~19°为 C 级,≥20°为 D 级),上述 19 例术前为 C 级 18 例,D 级 1 例,而术后 19 例均为 A 级。

(3) 膝关节活动度及并发症:术后无 1 例出现伸膝受限,8 例膝关节屈曲活动度恢复正常,屈曲受限 5°~10° 11 例,平均屈膝受限 4.2°。术后未出现伤口感染或血管神经损伤等并发症。

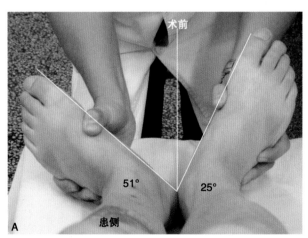 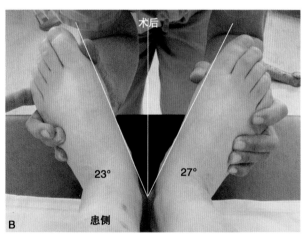

**图 9-17　腘腓韧带重建**
病例展示:患者男性,35 岁。左膝关节后交叉韧带、后外复合体 A 型损伤
A:术前胫骨外旋试验显示侧-侧差值为 51°−25°=26°;B:术后 1 年随访,胫骨外旋试验侧-侧差值为 23°−27°=−4°

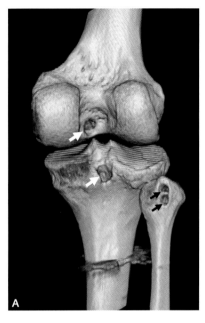
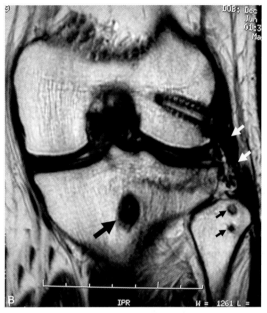

**图 9-18　术后三维 CT 与 MRI**

A:术后三维 CT 显示后交叉韧带重建的股骨和胫骨隧道(白色箭头)和腘腓韧带重建的腓骨双隧道(黑色箭头);B:术后 MRI 显示后交叉韧带重建的胫骨隧道(黑色粗箭头)和腘腓韧带重建的腓骨双隧道(黑色细箭头),外侧可以看到腘腓韧带移植物(白色箭头),股骨可见内固定挤压螺钉

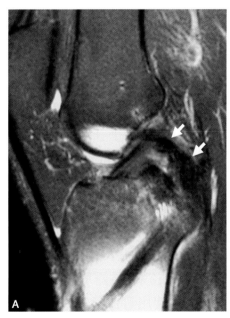
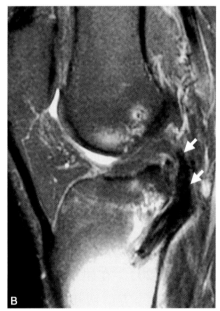

**图 9-19　术后 MRI 显示重建的后交叉韧带**

A:矢状面扫描可以看到重建的后交叉韧带,移植物粗大连续(白色箭头);
B:磁共振连续扫描,可以看到后交叉韧带重建的低位胫骨隧道,有利于减小胫骨侧杀手转弯效应

### （二）小切口切开技术重建腘腓韧带

2007 年,在切开腘腓韧带重建的基础上,笔者改进了手术技术,采用小切口切开技术进行腘腓韧带重建。

1. **手术切口** 这种手术技术需要使用 2 个皮肤小切口,分别位于膝关节外侧的股骨外上髁和腓骨头处(图 9-20)。

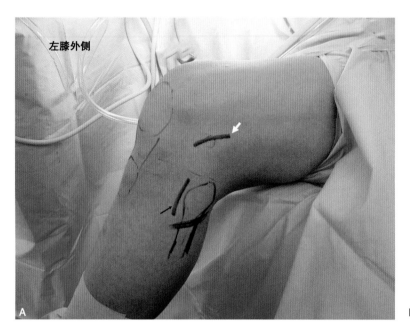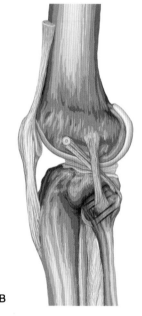

**图 9-20 小切口切开技术进行腘腓韧带重建**

A:左膝外侧,显示两个小切口的位置,分别位于股骨外上髁(白色箭头)和腓骨头前方(黑色箭头);B:腘腓韧带重建的手术示意图

2. **腓骨隧道** 腓骨侧切口位于腓骨头近端,沿腓骨长轴切开长度约 3cm,用于显露腓骨头的腘腓韧带止点。分离皮下组织,显露腓总神经并使用橡皮片进行标记,小范围切开腓骨头前方和后方的筋膜,使用骨膜起子适度推开腓骨头表面附着的肌肉,显露腓骨茎突上的腘腓韧带止点(图 9-21)。使用前交叉韧带胫骨导向器引导或徒手在腓骨头钻入 2 枚克氏针,方向由前下指向后上。确认克氏针位置无误后,制作直径 4.5mm 的双隧道(图 9-22),两个隧道的出口位于腘腓韧带止点。将移植物的两个游离端分别由前向后依次穿过腓骨隧道后(图 9-23),向近端返折后通过外侧副韧带深面,经过皮下软组织隧道进入股骨侧切口(图 9-24)。

3. **股骨隧道** 股骨侧切口位于股骨外上髁略偏前的位置,长度约 3cm,用于显露腘肌腱沟的腘肌腱止点(图 9-20)。在屈膝 90°位,纵形劈开髂胫束,显露股骨外上髁,腘肌腱的止点位于股骨外上髁的前下方。切开关节囊,沿腘肌腱沟使用弯血管钳挑起腘肌腱,确认其股骨止点并标记。置入 2.0mm 带眼导针后,使用直径 6mm 的空心钻头制作股骨隧道,深度为30mm。移植物的两个游离端由带眼导针引入股骨隧道(图 9-24)。

4. **移植物固定** 维持膝关节屈曲 30°位及胫骨中立位,拉紧移植物,使用 7mm 可吸收挤压螺钉固定。

5. **临床疗效** 笔者使用小切口切开技术重建腘腓韧带共计 28 例,患者在接受手术时

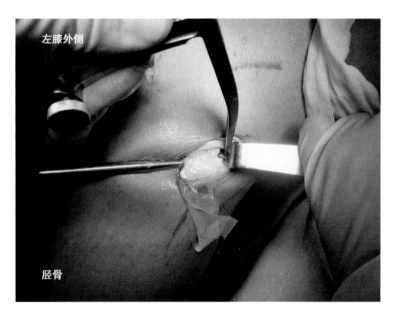

**图 9-21　腓骨隧道的制备**
使用前交叉韧带胫骨导向器引导,在腓骨头钻入两枚克氏针,入针点在腓骨前方,方向指向腓骨头的腘腓韧带止点,注意图中使用橡皮片标记并保护腓总神经

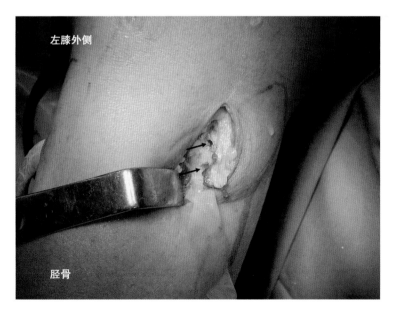

**图 9-22　腓骨双隧道**
图中显示腓骨头前方的直径 4.5mm 的双隧道入口(黑色箭头)

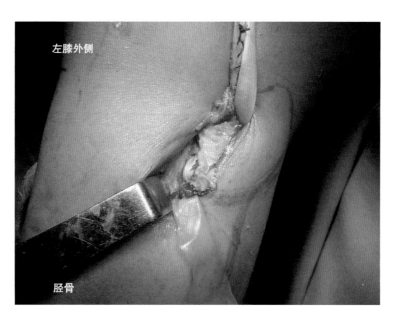

**图9-23 移植物置入**
将移植物的两个游离端分别由前向后穿过两个腓骨隧道

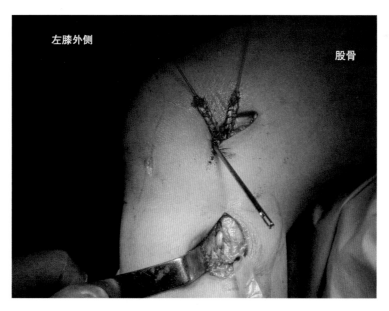

**图9-24 移植物引入股骨侧**
移植物穿过腓骨隧道后,向近端返折后通过外侧副韧带深面,经过皮下软组织隧道到达股骨侧切口

的平均年龄为 34. 6 岁(15 ~ 52 岁),其中男 20 例,女 8 例。所有患者均为陈旧性损伤,且均为 A 型后外复合体损伤合并后交叉韧带损伤。另外,合并前交叉韧带损伤者 5 例(5/28, 17. 9%),合并前交叉韧带、内侧副韧带损伤者 5 例(5/28,17. 9%),合并内侧副韧带损伤者 2 例(2/28,7. 1%)。

术前的膝关节应力像测量胫骨后移程度平均为(17. 7±4. 5)mm,胫骨外旋角度侧-侧差值为(16. 0±4. 7)°;术后膝关节应力像测量胫骨后移程度减少为(4. 5±3. 9)mm,胫骨外旋角度的侧-侧差值减小为(-2. 8±6. 4)°(负值表示胫骨外旋程度小于健侧)。术前与术后的胫骨后移和外旋程度的测量结果差异有统计学意义($P<0. 01$),表示重建的后交叉韧带和腘腓韧带能够有效地控制胫骨过度后移和过度外旋(图 9-25)。

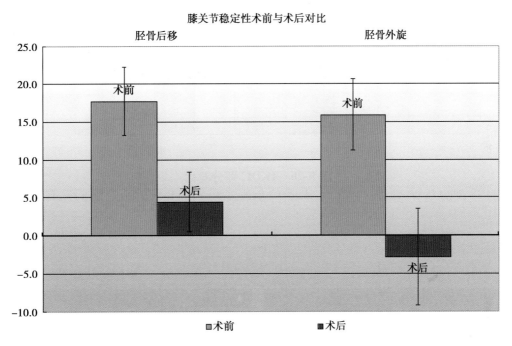

**图 9-25　术前与术后的膝关节稳定性对比**
采用小切口切开技术联合关节镜下后交叉韧带重建技术,膝关节应力像胫骨后移程度由术前平均(17. 7±4. 5)mm 改善为术后平均(4. 5±3. 9)mm,胫骨外旋角度的侧-侧差值由术前平均 16. 0°±4. 7°改善为术后-2. 8°±6. 4°

根据 IKDC 2000 的评分标准,术前 28 例均为 D 级(28/28,100%);术后 10 例改善为 A级,B 级 9 例,C 级 8 例,D 级 1 例(图 9-26)。终末随访时所有患者都认为术后膝关节状况得到明显改善或改善(图 9-27)。本组病例中术后没有出现伸膝受限的情况。术后 14 例膝关节活动度与健侧一致(14/28,50. 0%),14 例出现屈膝 5° ~ 10°受限(14/28,50. 0%)。术后 3 例出现胫骨外旋受限,胫骨外旋较健侧减小 10°以上。

**(三) 关节镜下腘腓韧带重建术**

该技术的原理与切开手术相同,以下通过系列图片加以说明(图 9-28 ~ 33)。

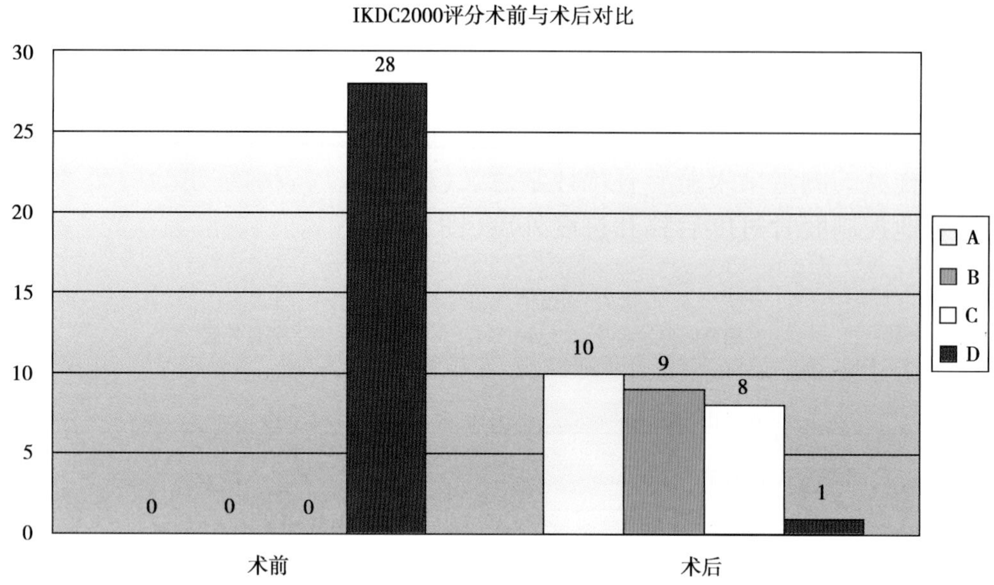

IKDC2000评分术前与术后对比

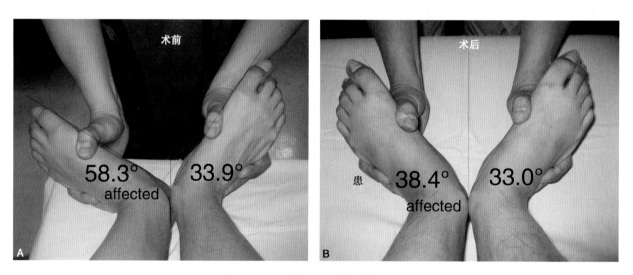

**图 9-26 IKDC 评分对比**

术前 28 例的 IKDC 评分均为 D 级；术后 10 例改善为 A 级，B 级 9 例，C 级 8 例，D 级 1 例

**图 9-27 小切口腘腓韧带重建**

病例展示：患者男性，20 岁。左膝关节后交叉韧带损伤合并 A 型后外复合体损伤

A：术前胫骨外旋角度侧-侧差值为58°－34°＝16°；B：该患者术后 1.5 年随访，胫骨外旋角度侧-侧差值为 38°－33°＝5°

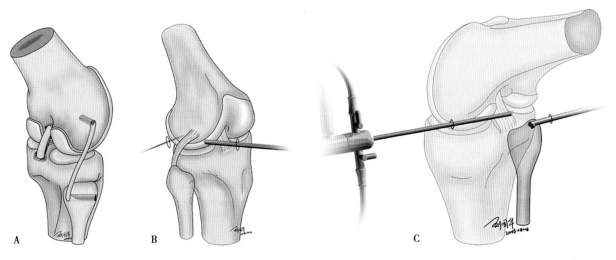

**图 9-28　关节镜下重建腘腓韧带手术原理示意图**

A：腘腓韧带移植物及固定示意图；B：前外侧入路及外侧沟辅助入路进行股骨隧道的显露、制备及固定；
C：建立后内侧入路、穿后间隔入路和后外侧入路，用于腓骨隧道的显露和制备

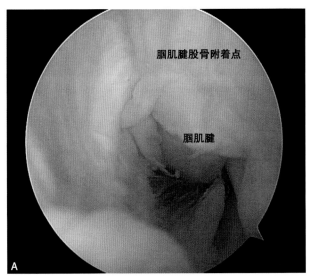

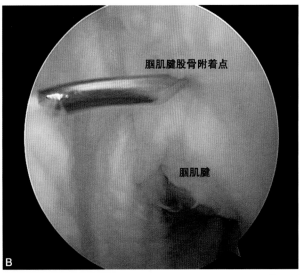

**图 9-29　关节镜下腘腓韧带重建病例（右膝）**

A：关节镜位于前外侧入路，可观察到外侧沟内的腘肌腱及其股骨附着点；B：定位针通过外侧沟辅助入
路确定腘肌腱股骨隧道

135

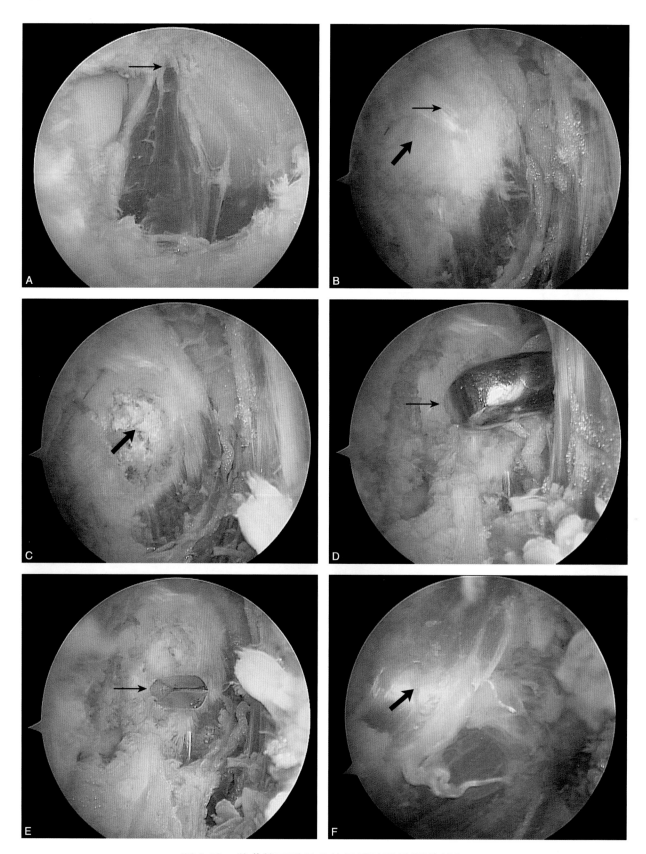

**图 9-30 关节镜下腓骨头的显露及腓骨隧道制备**

A：首先显露腘肌腱（黑色细箭头）；B：显露腘腓韧带（黑色细箭头）及腓骨头后方（黑色粗箭头）；C：腓骨隧道的定点（黑色粗箭头）；D：定位器尖端（黑色细箭头）置于腓骨头后上方；E：导针（黑色细箭头）自前向后钻入；F：腘腓韧带移植物（黑色粗箭头）置入

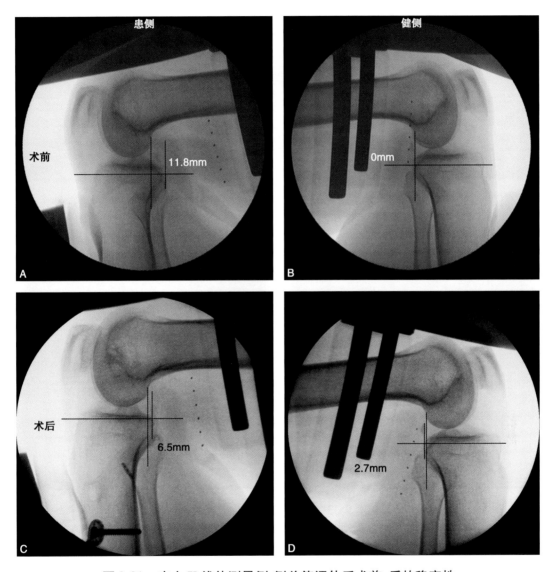

**图 9-31 应力 X 线片测量侧-侧差值评估手术前、后的稳定性**

A：术前患侧后向移位 11.8mm；B：术前健侧后向移位值为 0mm，因此术前后向侧-侧差值为 11.8mm；C：术后患侧后向移位 6.5mm；D：术后健侧后向移位 2.7mm（存在一定测量误差，不一定每次测量数值都相同），侧-侧差值为 3.8mm

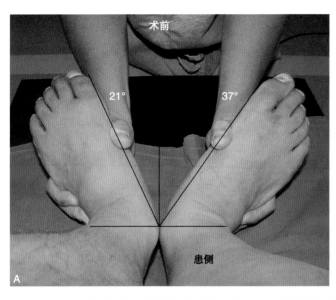
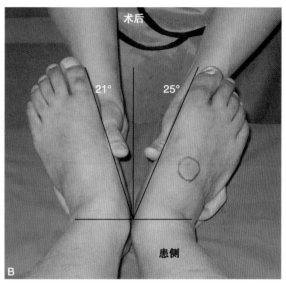

**图 9-32　胫骨外旋试验（dial test）测量侧-侧差值评估手术前、后的旋转稳定性**
A：术前侧-侧差值为 37°−21°＝16°；B：术后侧-侧差值为 25°−21°＝4°

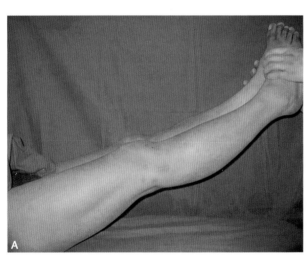
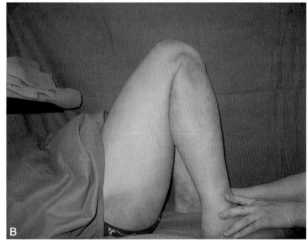

**图 9-33　术后关节活动度评估**
A：术后患膝可完全伸直；B：术后屈膝受限约 5°

## 三、总结

### （一）腘腓韧带重建的手术适应证

本章介绍的解剖重建腘腓韧带，包括切开、小切口及关节镜技术，适用于 A 型的后外不稳定，即单纯的胫骨外旋增加，没有外侧副韧带损伤。可以在交叉韧带重建的同时进行腘腓韧带重建，改善膝关节稳定性。

### （二）手术技巧

1. 手术显露 3 个筋膜切口，确定解剖附丽点　手术中使用 3 个筋膜切口进行显露。第一个筋膜切口在股二头肌腱的后方，可以显露腓总神经。通过这个筋膜切口，使用骨膜起子推开腓肠肌外侧头附着在腓骨头后表面的肌肉，可以显露腓骨头后表面。然后在腓骨头近端的外侧面作纵形小切口,显露外侧副韧带的腓骨止点。第二个筋膜切口在髂胫束后缘与股二头肌腱前缘之间,切开可以显露腓骨头的前表面,通过这两个筋膜切口制作腓骨头骨隧道。第三个筋膜切口位于股骨外髁中心偏前下的位置,切开髂胫束,显露外侧副韧带的股骨止点,在其前方纵行切开关节囊,可以显露股骨外髁的关节软骨和外侧半月板边缘,沿腘肌腱沟可以找到腘肌腱,牵拉腘肌腱可以确认腘肌腱的止点,作为解剖重建腘腓韧带的股骨隧道中心。

2. 保留充分的骨桥　手术中制作腓骨头隧道时,需要保护腓骨头前方的骨桥,穿入肌腱时要注意不要用力过猛,否则可能导致腓骨前方的骨桥断裂,尤其是对于伤后长期不负重、骨质疏松的患者。

3. 腓总神经的保护　术中一定要首先显露腓总神经,并且向远端游离至腓骨颈。在手术过程中,需要使用橡皮引流片标记腓总神经并加以保护,防止在制作腓骨头骨隧道的过程中损伤腓总神经。

4. 移植物固定　角度术中将移植物的两端引入股骨隧道后,在屈膝30°位的同时保持胫骨中立位,拉紧移植物两端后,使用可吸收挤压螺钉固定移植物。如果合并后交叉韧带损伤,需要首先固定后交叉韧带,然后再固定重建的腘腓韧带移植物。

（三）腘腓韧带重建手术的优点

1. 解剖重建　术中准确定位腘腓韧带的股骨和腓骨附丽点,进行解剖重建,在屈伸膝过程中,移植物的等长性较好。

2. 重建腘腓韧带的手术损伤小,操作简单,仅需要使用一根半腱肌腱或异体肌腱作为移植物,与后外复合体解剖重建(如劈裂跟腱重建后外复合体)相比手术小,时间短。处理复合韧带损伤时,交叉韧带重建与腘腓韧带重建的总体手术时间可以在一次止血带时间内完成,减少了患者失血和手术并发症。

（张　辉）

# 参 考 文 献

1. Feng H,Hong L,Geng XS,et al. Posterolateral sling reconstruction of the popliteus tendon:an all-arthroscopic technique. Arthroscopy,2009,25(7):800-805

2. Feng H,Zhang H,Hong L,et al. The "lateral gutter drive-through" sign:an arthroscopic indicator of acute femoral avulsion of the popliteus tendon in knee joints. Arthroscopy,2009,25(12):1496-1499

3. Zhang H,Feng H,Hong L,et al. Popliteofibular ligament reconstruction for posterolateral external rotation instability of the knee. Knee Surg Sports TraumatolArthrosc,2009,17(9):1070-1077

4. 张辉,冯华,洪雷,等. 后十字韧带单束重建联合小切口切开腘腓韧带重建治疗严重膝关节不稳定. 中华骨科杂志,2010,30(4):369-375

5. Zhang H,Hong L,Wang XS,et al. Single-bundle posterior cruciate ligament reconstruction and mini-open popliteofibular ligament reconstruction in knees with severe posterior and posterolateral rotation instability:clinical results of minimum 2-year follow-up. Arthroscopy,2010,26(4):508-514

6. Zhang H,Hong L,Wang XS,et al. All-arthroscopic repair of arcuate avulsion fracture with suture anchor. Arthroscopy,2011,27(5):728-734

7. Zhang J,Feng H,Hong L,et al. "Floating popliteus tendon injury" in a mutiple-ligament knee injury:one

case report and arthroscopy-assisted reconstruction. Chin Med J,2011,124(23):4099-4101

8. 张辉,冯华,洪雷,等. 全关节镜下膝关节后外复合体重建. 中华骨科杂志,2011,31(5):447-455

9. Feng H,Zhang H,Hong L,et al. Femoral peel-off lesions in acute posterolateral corner injuries:incidence, classification,and clinical characteristics. Arthroscopy,2011,27(7):951-958

10. Liu X,Feng H,Zhang H,et al. Surgical treatment of subacute and chronic valgus instability in multiligament-injured knees with superficial medial collateral ligament reconstruction using Achilles allografts:a quantitative analysis with a minimum 2-year follow-up. Am J Sports Med,2013,41(5):1044-1050

11. Zhang H,Zhang J,Liu X,et al. In vitro comparison of popliteus tendon and popliteofibular ligament reconstruction in an external rotation injury model of the knee:a cadaveric study evaluated by a navigation system. Am J Sports Med,2013,41(9):2136-2142.

12. 张辉,张晋,刘心,等. 腘肌腱与腘腓韧带重建对控制膝关节外旋不稳定的作用. 中华骨科杂志,2013, 33(3):278-284

13. Zhang H,Zhang J,Liu X,et al. In vitro comparison of popliteus tendon and popliteofibular ligament reconstruction in an external rotation injury model of the knee:a cadaveric study evaluated by a navigation system. Am J Sports Med,2013,41(9):2136-2142

14. Feng H,Song G Y,Shen JW,et al. The "lateral gutter drive-through" sign revisited:a cadaveric study exploring its real mechanism based on the individual posterolateral structure of knee joints. Arch Orthop Trauma Surg,2014,134(12):1745-1751

15. Bonanzinga T,Zhang H,Song GY,et al. Is PLC repair of a peel-off femoral lesion an effective option in a multiligament setting? Knee Surg Sports TraumatolArthrosc,2015,23(10):2936-2942

16. Song GY,Zhang H,Zhang J,et al. Anatomical popliteofibular ligament reconstruction of the knee joints:an all-arthroscopic technique. Knee Surg Sports TraumatolArthrosc,2015,23(10):2925-2929

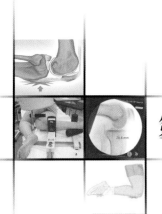

# 第十章
# 全关节镜下腘肌腱重建术

膝关节后外复合体(posterolateral corner,PLC)是运动医学领域的热门话题,越来越多的医生开始重视这一领域。前面一章笔者介绍了腘腓韧带重建技术治疗膝关节后外旋转不稳定,本章着重介绍治疗膝关节后外旋转不稳定的另一种技术——腘肌腱重建技术,分别介绍腘肌腱解剖特点、切开重建技术、全关节镜下腘肌腱重建技术和临床结果。

## 一、腘肌腱的解剖特点

腘肌腱起于股骨外髁的腘肌腱沟,向远端、后方及内侧走行,穿过外侧半月板的腘肌腱

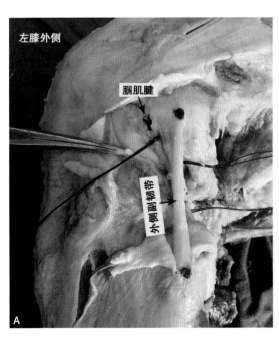
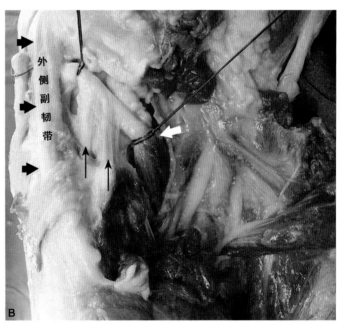

**图 10-1　腘肌腱、腘腓韧带与外侧副韧带的解剖关系**
A:左膝关节外侧观,显示腘肌腱起于股骨外髁的腘肌腱沟(黑色细箭头),走行于外侧副韧带的深层,向远端、后方及内侧走行,穿过外侧半月板的腘肌腱裂孔;B:左膝关节后外侧观,显示腘肌腱经过外侧副韧带(黑色粗箭头)的深层,发出称为腘腓韧带的分支(黑色细箭头),其主干继续向远端走行,经过上胫腓关节内侧,最终以腘肌肌腹止于胫骨后方。图中白色粗箭头显示腘肌腱-腘肌的腱腹交界处,也就是腘肌腱重建的胫骨隧道定位点

裂孔后,发出腘腓韧带的分支,止于腓骨头;此后,腘肌腱主干部分继续向远端走行,经过上胫腓关节内侧,最终以腘肌肌腹止于胫骨后方(图10-1)。

## 二、腘肌腱的生物力学作用

腘肌腱是重要的控制胫骨外旋的结构,前一章中介绍的生物力学试验显示,对于单纯外旋不稳定,腘肌腱和腘腓韧带各自都能够独立发挥控制膝关节过度外旋的作用。因此,对于A型损伤,腘肌腱重建、腘腓韧带重建、腘肌腱联合腘腓韧带重建三种术式都可以有效地恢复旋转稳定性,并协助后交叉韧带重建移植物共同维持膝关节稳定性。目前的腘肌腱重建技术,股骨隧道定位于腘肌腱沟的腘肌腱止点,胫骨隧道定位于毗邻上胫腓联合内侧的浅沟(腘肌腱在此沟内走行),距离胫骨平台后方关节面约1cm,位于腘肌腱的腱腹交界处(图10-2)。

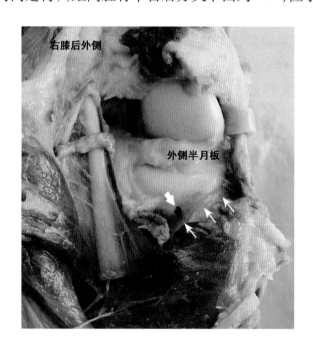

**图10-2 腘肌腱重建的胫骨隧道出口位置**
右膝标本后外侧,显示腘肌腱重建的胫骨隧道出口位置(白色粗箭头),白色细箭头所示为腘肌腱走行的浅沟

## 三、腘肌腱重建手术技术

### (一) 切开重建术式

腘肌腱重建的切开重建手术技术与腘腓韧带重建的技术相似,移植物制备、皮肤切口、手术显露和股骨隧道定位与腘腓韧带重建的手术技术相同,此处不再赘述。

1. 胫骨隧道　腘肌腱重建的胫骨隧道定位于腘肌腱的腱腹交界处(图10-2中白色粗箭头所示),位置深在,且由于腓骨的阻挡,此处难以直视下定位,需要依靠术者手指触摸定位。

在屈膝90°位,经过后外复合体重建切口显露的第2个筋膜窗口(图10-3中蓝色箭头所示),显露腘肌腱重建的胫骨隧道位置。第2个筋膜窗口的前缘是外侧副韧带,后方是腓肠肌外侧头,下缘是股二头肌腱,术中需要使用深拉钩将腓肠肌外侧头向后牵拉,显露后关节囊和腘肌腱的腱腹交界处。由于术中难以显露,此处笔者使用标本说明腘肌腱重建的胫骨隧道定位方法(图10-4,5)。

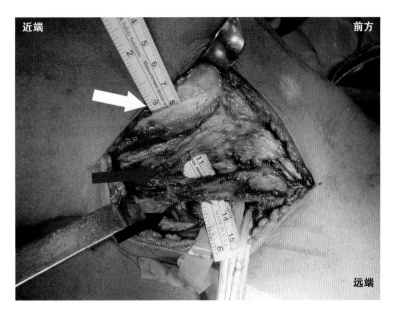

**图 10-3　右膝后外复合体重建手术中显露的 3 个筋膜窗**

白色箭头:髂胫束窗,位于股骨外上髁,用于显露外侧副韧带和
腘肌腱的股骨附丽点;蓝色箭头:髂胫束与股二头肌间隔,用于
显露外侧副韧带中段;黑色箭头:股二头肌下缘窗,用于游离腓
总神经

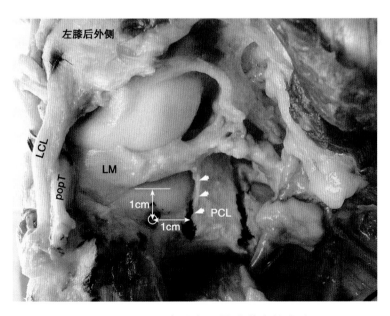

**图 10-4　腘肌腱重建胫骨隧道定位方法**

左膝关节标本,后外侧观。图中白色圆圈即为腘肌腱重建的胫
骨隧道口位置,距离外侧胫骨平台关节软骨距离约 1cm,距离后
交叉韧带的外缘(图中 PCL 和白色箭头所示)约 1cm(PCL:后交
叉韧带,LM:外侧半月板腘肌腱裂孔的位置,LCL:外侧副韧带,
popT:切断的腘肌腱)

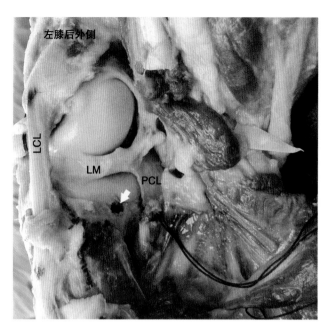

**图 10-5　腘肌腱重建的胫骨隧道位置**

左膝关节标本,后外侧观。可以看到腘肌腱重建的
胫骨隧道口(白色箭头),位于上胫腓联合的后内侧、
腘肌腱走行的浅沟内,距离关节软骨和后交叉韧带
内侧缘分别 1cm(PCL:后交叉韧带,LM:外侧半月板
后角,LCL:外侧副韧带)

如图 10-4 的左膝关节标本所示,腘肌腱重建的胫骨隧道口位于图中白色圆圈的位置,
距离外侧胫骨平台关节软骨约 1cm,距离后交叉韧带(图中标注为 PCL)的外缘(图中白色箭
头所示)约 1cm。术者经过第 2 个筋膜窗口,首先用手指触摸感觉到上胫腓关节,然后沿着
上胫腓关节内侧的浅沟向深处触摸,定位腘肌腱的胫骨隧道的后方出口。胫骨前方的隧道
入口位于 Gerdy 结节旁,将后外侧切口的远端适度做皮下剥离,显露 Gerdy 结节。在 Gerdy
结节外侧做 2cm 左右的筋膜切口,适度剥离胫前肌,使用前交叉韧带胫骨导向器定位在
Gerdy 结节的胫骨隧道入口,在手指触摸定位辅助下,将前交叉韧带胫骨导向器定位在胫骨
后方的隧道出口,钻入导针。当感觉到导针即将穿透胫骨后方皮质的时候,移除前交叉韧带
胫骨导向器,用手指触摸感觉导针穿透胫骨后方皮质,防止导针刺穿后方的重要血管神经。
腘肌腱重建的胫骨隧道出口位置如图 10-5 中白色粗箭头所示。

2. 移植物置入　首先使用异物钳将牵引线由腘肌腱胫骨隧道自前方向后穿入,在手指
触摸引导下,使用弯钳将牵引线由第 2 个筋膜窗口引出待用。然后使用异物钳夹持股骨隧
道牵引线,经过髂胫束和外侧副韧带深层,穿过外侧半月板的腘肌腱裂孔,进入胫骨后方区
域,通过第 2 个筋膜窗口引出体外。最后,将腘肌腱移植物的两端分别套入股骨和胫骨牵引
线的线袢,分别拉入股骨和胫骨隧道(图 10-6)。

3. 移植物固定　首先在屈膝 90°位固定后交叉韧带移植物。然后在屈膝 30°位、胫骨旋
转中立位拉紧腘肌腱移植物两端,使用 7mm 可吸收挤压螺钉分别固定移植物的股骨侧和胫
骨侧。

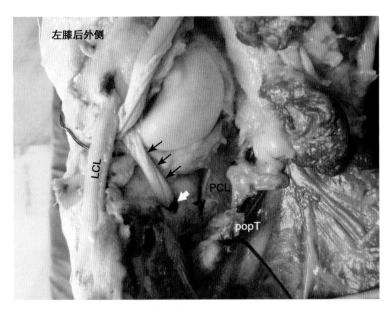

**图 10-6　腘肌腱重建的移植物**

左膝关节标本,后外侧观。可以看到腘肌腱重建的移植物(黑色细箭头),经过外侧副韧带深层和外侧半月板的腘肌腱裂孔,进入胫骨隧道(白色箭头)(PCL:后交叉韧带,LCL:外侧副韧带,popT:切断的腘肌腱肌腹部分)

4. 病例示例

(1) 病例1:患者男性。摩托车伤致右膝后交叉韧带、后外复合体损伤。术中见外侧副韧带在靠近腓骨头基底处撕裂,腘肌腱在股骨附丽点附近撕裂,均累及韧带的实质部。术中进行后交叉韧带重建、外侧副韧带重建和腘肌腱重建(图 10-7 ~ 13)。

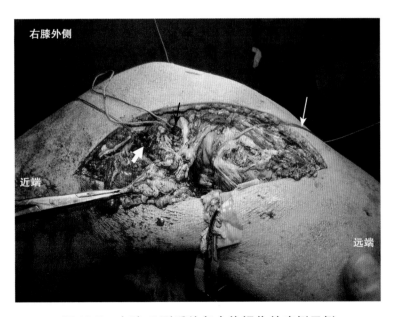

**图 10-7　右膝 C 型后外复合体损伤的病例示例**

图中左侧弯钳夹持的是向近端翻起的外侧副韧带残端,该韧带自腓骨附丽处撕裂。图下方弯钳夹持的是腘肌腱残端,自股骨附丽点附近撕裂。白色粗箭头所指为外侧副韧带重建的股骨隧道,黑色细箭头所指为腘肌腱重建的股骨隧道,白色细箭头所指为腘肌腱重建的胫骨隧道牵引线

145

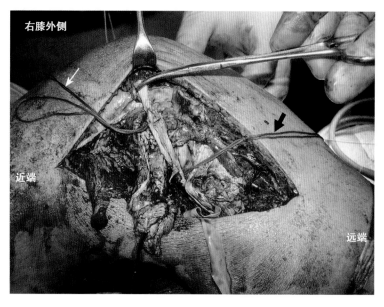

**图 10-8 行腘肌腱重建**

图中弯钳夹持的是腘肌腱的残端,显示其走行方向,指向腘肌腱重建的股骨隧道。白色细箭头所指为腘肌腱重建的股骨隧道牵引线,黑色粗箭头所指为腘肌腱重建的胫骨隧道牵引线

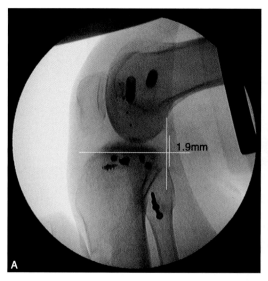

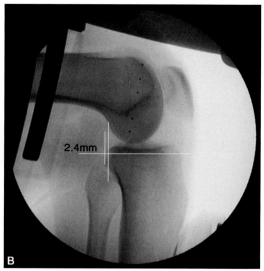

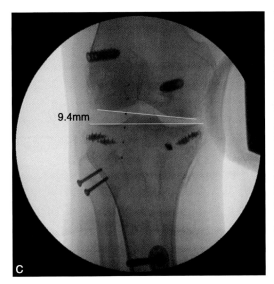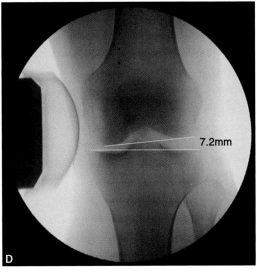

**图 10-9　术后 1 年,膝关节后向和内翻应力像评估稳定性**

A:患侧膝关节后向应力像显示胫骨后移 1. 9mm;B:健侧膝关节后向应力像显示胫骨后移 2. 4mm,患侧与健侧的侧-侧差值为 1. 5mm-2. 4mm = -0. 9mm;C:患侧屈膝 30°内翻应力像显示外侧关节间隙张开 9. 4mm;D:健侧屈膝 30°内翻应力像显示外侧关节间隙张开 7. 2mm,患侧与健侧的侧-侧差值为 9. 4mm-7. 2mm = 2. 2mm

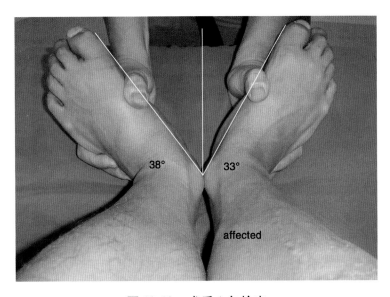

**图 10-10　术后 1 年检查**

胫骨外旋试验显示侧-侧差值为 33°-38° = -5°

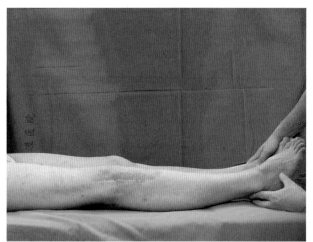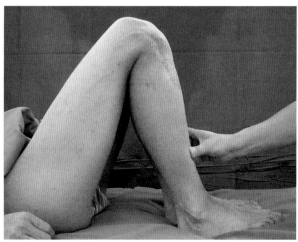

**图 10-11　术后 1 年检查**
膝关节活动不受限,与对侧相同

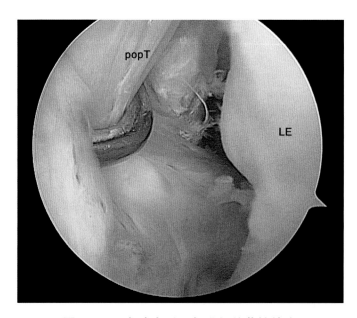

**图 10-12　右膝术后 1 年进行关节镜检查**
外侧沟可见重建的腘肌腱韧带移植物(图中 popT 所示)
(LE:股骨外髁)

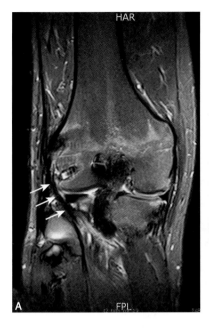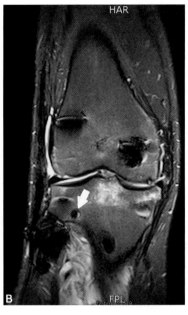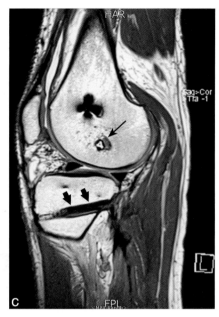

**图 10-13 术后 1 年的 MRI**

A:可以看到连续的腘肌腱移植物(白色细箭头);B:腘肌腱重建的胫骨隧道位置(白色粗箭头);C:腘肌腱重建的股骨隧道位置(黑色细箭头)和胫骨隧道位置(黑色粗箭头)

(2)病例 2:患者男性,21 岁。摩托车伤致右膝关节后交叉韧带损伤,后外复合体损伤(C 型)。术前胫骨外旋试验显示侧-侧差值为 10°,术中进行关节镜检查,显示外侧沟通过试验(+)。此例患者进行了关节镜下后交叉韧带重建,后外侧切开的外侧副韧带重建和腘肌腱重建(图 10-14 ~22)。

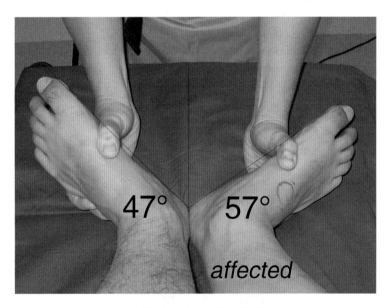

**图 10-14 胫骨外旋试验**

患者男性,21 岁。摩托车伤致右膝关节后交叉韧带损伤,后外复合体损伤(C 型)。胫骨外旋试验显示侧-侧差值为 57° - 47° = 10°

149

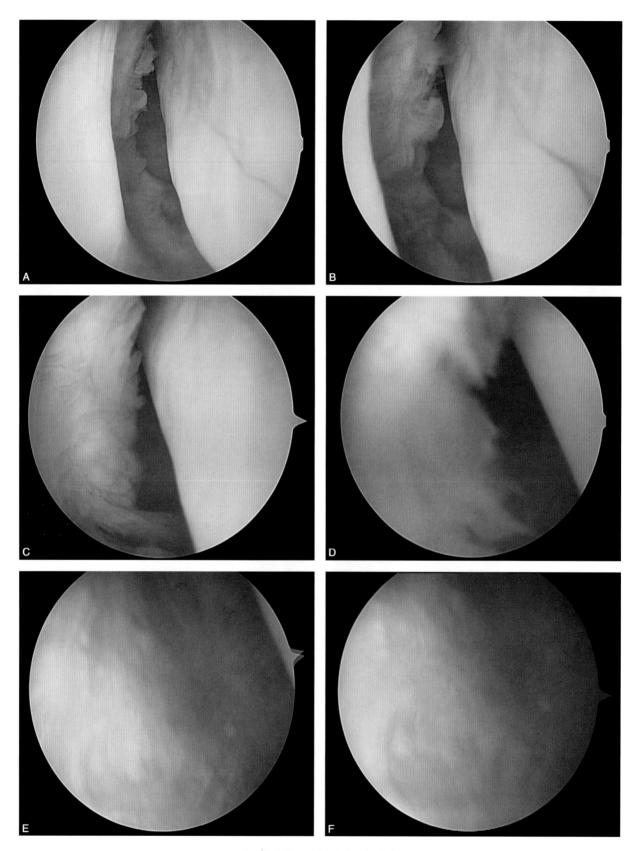

**图 10-15　外侧沟通过试验**

右膝术中关节镜检查外侧沟通过试验,关节镜能够顺利进入后外室,为外侧沟通过试验阳性,确定为腘肌复合体损伤。A～F:关节镜逐渐通过腘肌腱与股骨外髁之间的间隙,进入后外室的动态过程

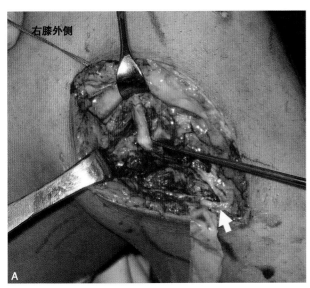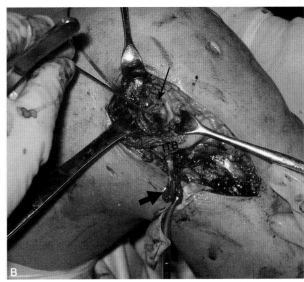

**图 10-16 右膝外侧切开和显露**

A:术中探查外侧副韧带松弛,需要重建,图中白色粗箭头显示橡皮引流条标记并保护的腓总神经;B:探查腘肌腱松弛(黑色细箭头,牵引线标记提拉的即为腘肌腱),黑色粗箭头所示为切断后的外侧副韧带残端(ITB:髂胫束)

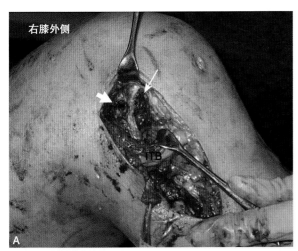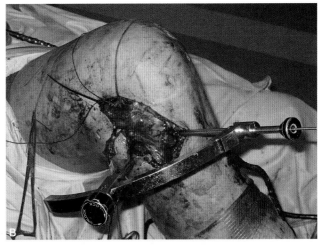

**图 10-17 右膝后外复合体重建的隧道定位**

A:右膝外侧切口,图中显示外侧副韧带重建的股骨隧道位置(白色粗箭头)和腘肌腱重建的股骨隧道位置(白色细箭头);B:腘肌腱重建的胫骨隧道制作方法,前交叉韧带胫骨导向器经过第 2 个筋膜切口,定位于腘肌腱的腱腹交界处,前方隧道入口位于 Gerdy 结节旁,钻入 2mm 导针,制作胫骨隧道(ITB:髂胫束)

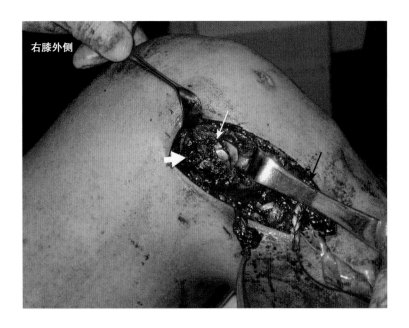

**图 10-18　腘肌腱与外侧副韧带重建的移植物**
右膝外侧切口，显示股骨隧道内的腘肌腱重建移植物股骨端（白色细箭头）、由胫骨隧道穿出的移植物胫骨端（黑色细箭头），同时在股骨侧还可以看到外侧副韧带重建的骨-髌腱-骨移植物固定于股骨隧道（白色粗箭头）

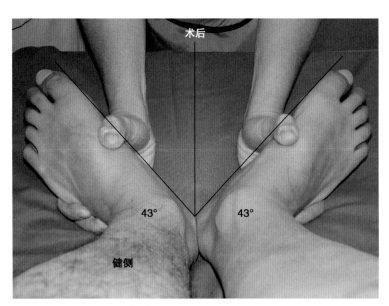

**图 10-19　术后 1 年，外旋稳定性恢复正常**
后交叉韧带重建＋后外复合体（外侧副韧带＋腘肌腱）重建术后 1 年，行内固定取出术，麻醉下检查胫骨外旋试验显示侧-侧差值为 43°-43°=0°

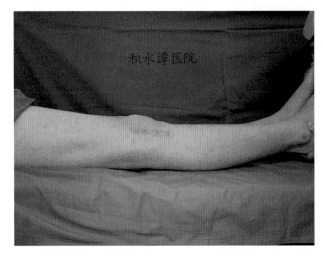

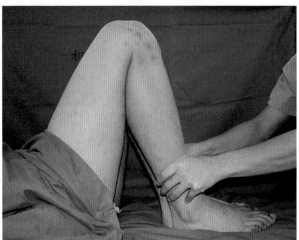

**图 10-20　术后 1 年检查，膝关节活动度正常**

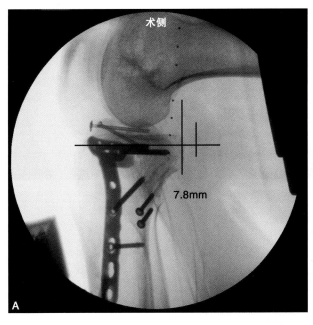
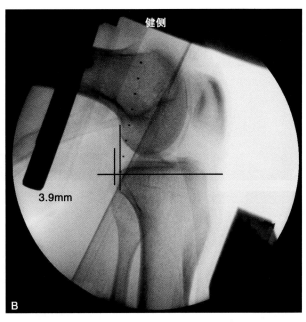

**图 10-21 术后 1 年检查,膝关节后向稳定性**

A:膝关节后向应力像显示手术侧的胫骨后移 7.8mm;B:健侧胫骨后移 3.9mm,侧-侧差值为 7.8mm－3.9mm＝3.9mm

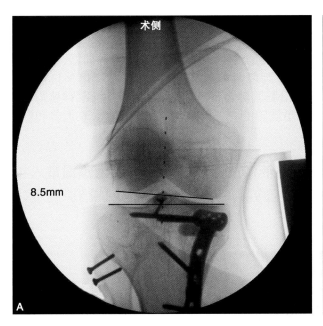
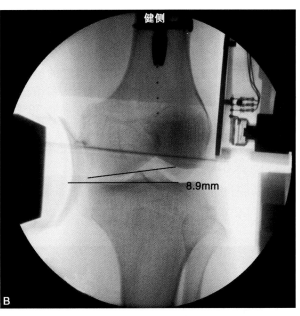

**图 10-22 术后 1 年,膝关节外侧稳定性**

A:屈膝30°膝关节内翻应力像显示手术侧膝关节外侧间隙张开 8.5mm;B:健侧的外侧间隙张开 8.9mm,侧-侧差值为 8.5mm－8.9mm＝－0.4mm

**(二) 全关节镜下腘肌腱重建术式**

由于切开的腘肌腱重建技术定位腘肌腱的胫骨止点很困难,无法直视下定位,需要依靠术者手指的触摸进行定位,可能会导致胫骨隧道定位偏差。因此,在 2008 年,笔者开始尝试使用关节镜技术显露和定位腘肌腱的股骨和胫骨止点,并逐步加以完善,最终形成了一套完整的全关节镜下腘肌腱重建的手术技术,目前此项技术已经在国内外专业期刊发表,下文将详细介绍此项技术(图 10-23)。

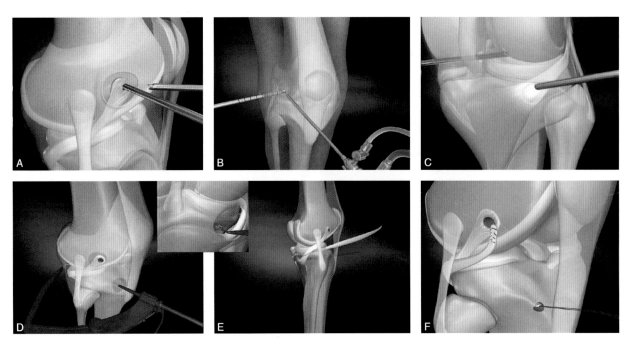

**图 10-23　右膝关节镜下腘肌腱重建的三维演示**

A：关节镜置于外侧隐窝，观察腘肌腱的股骨止点，使用等离子刀清理股骨止点的滑膜并定位；B：建立膝关节外侧腘肌腱入路，使用空心钻建立腘肌腱重建的股骨隧道；C：关节镜通过后内入路和穿后纵隔入路进入后外室，等离子刀通过后外侧辅助入路进入后外室，打开外侧半月板后角与后关节囊的结合部，显露腘肌腱的腱腹交界处，作为腘肌腱重建胫骨隧道的定位点；D：使用前交叉韧带胫骨导向器，通过后外侧辅助入路进入后外室，定位腘肌腱的腱腹交界处，作为胫骨隧道的关节内出口，隧道外口位于Gerdy 结节；E：通过前外侧辅助入路引入移植物，移植物沿腘肌腱走行方向进入胫骨隧道；F：移植物引入股骨隧道，完成交叉韧带固定后，在屈膝 30°位，维持足旋转中立位，拉紧腘肌腱移植物，在股骨和胫骨隧道分别使用挤压螺钉固定

1. 关节镜下腘肌腱重建的体位　小腿缠弹力绷带，防止术中关节镜灌注液渗漏进入小腿的筋膜间室。屈膝 90°位定位腘肌腱重建的胫骨隧道；屈膝 20°~30°位定位腘肌腱重建的股骨隧道（图 10-24）。

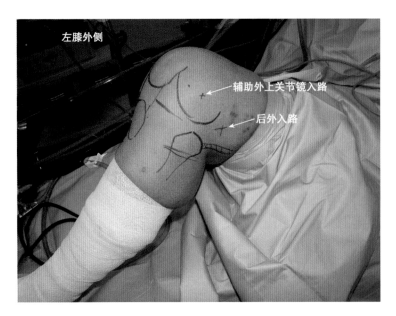

左膝外侧

辅助外上关节镜入路

后外入路

**图 10-24　左膝关节镜下腘肌腱重建的手术入路**

左膝外侧观，显示常规的关节镜后外入路和外上辅助入路的位置，后者位于腘肌腱的股骨附丽点附近

2. 关节镜下腘肌腱重建的移植物 使用自体半腱肌腱或同种异体胫前肌腱作为移植物,直径6~7mm,两端使用2号爱惜邦缝线(Ethicon-Somerville,NJ)编织缝合,作为牵引线。

3. 腘肌腱股骨止点定位 将膝关节置于屈膝20°~30°位,关节镜通过前外入路进入外侧沟检查腘肌腱的股骨附丽点。如果外侧沟通过试验阳性,可以进一步确诊后外复合体损伤。

使用硬膜外针定位,建立外上辅助关节镜入路。该入路的位置靠近腘肌腱的股骨附丽点,尽可能使定位针的方向垂直于骨面,以便后续的可吸收挤压螺钉置入。探查腘肌腱的股骨附丽区域,该区域通常会有滑膜覆盖,使用刨刀通过外上辅助入路切除覆盖在腘肌腱表面的滑膜,使用等离子刀标记腘肌腱股骨止点的中心点,作为重建腘肌腱的股骨隧道中心。钻入带眼导针,方向略微倾斜,指向股骨前内侧,然后使用直径6~7mm的空心钻头沿导针制作股骨隧道,深度约30mm(图10-25)。

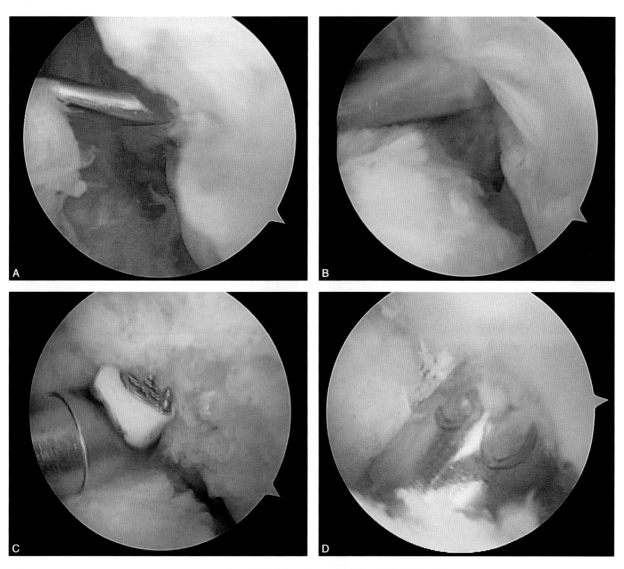

**图 10-25 右膝关节镜下腘肌腱重建股骨隧道的定位**

A:定位针确定外上辅助入路的位置;B:刨刀切除覆盖腘肌腱的滑膜,显露其股骨止点;C:等离子刀标记腘肌腱的股骨止点中心点;D:空心钻头(直径6~7mm)制备股骨隧道(深度30mm)

4. 胭肌腱重建胫骨隧道的建立　在屈膝90°位,关节镜通过后内辅助入路进入关节,穿过后纵隔进入后外室,使用刨刀和等离子刀打开外侧半月板后角的滑膜交界,显露胭肌腱与胭肌的腱腹交界处,作为重建胭肌腱胫骨隧道的关节内出口点(后出口)。胭肌腱胫骨隧道的关节外点(前出口)位于Gerdy结节外侧,使用PCL胫骨导向器,经后外辅助入路进入关节后外侧室,导向器见到定位于胭肌腱的腱腹交界处,沿导向器自前向后钻入导针,导针的后方最佳穿出位置位于关节面下方1cm,紧邻上胫腓关节,恰好位于胭肌腱走行的浅沟内。确认导针位置正确后,使用6~7mm空心钻头制作胫骨隧道。经胫骨隧道自前向后引入牵引线,该牵引线经过胫骨隧道后出口后进入膝关节后外室。经夹持后,使之在外侧沟内沿胭肌腱走行方向走行。通过外侧半月板胭肌腱裂孔后,经带眼导针引入至股骨隧道。移植物经同样顺序,经过胫骨隧道逐步拉入股骨隧道,使用直径7mm可吸收挤压螺钉(Linvatec,Largo,FL)在股骨隧道固定移植物(图10-26)。

5. 固定顺序　首先在屈膝90°位,施加前抽屉应力拉紧后交叉韧带移植物,完成移植物的胫骨侧固定;然后在屈膝30°位,维持足旋转中立位,拉紧胭肌腱移植物,使用直径7mm可吸收挤压螺钉(Linvatec,Largo,FL)固定胭肌腱移植物的胫骨侧。

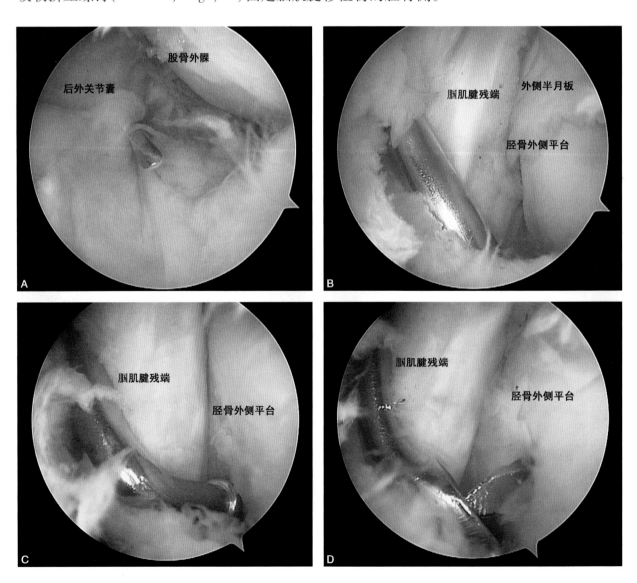

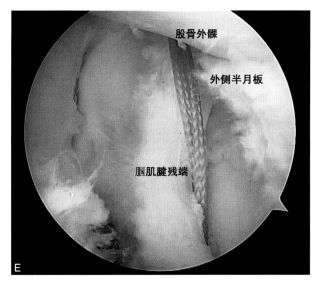
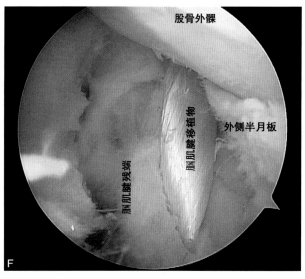

**图 10-26　右膝关节镜下腘肌腱重建的胫骨侧操作**

A:关节镜通过后内入路和穿后纵隔入路进入后外室观察,使用定位针穿刺后外侧关节囊,定位后外辅助入路;B:使用等离子刀通过后外侧辅助入路进入后外室,打开外侧半月板后角与后关节囊的结合部,显露腘肌腱的腱腹交界处,作为腘肌腱重建胫骨隧道的定位点,图中显示将腘肌腱牵开后,可以看到腘肌腱走行的浅沟;C:使用前交叉韧带胫骨导向器,通过后外侧辅助入路进入后外室,定位腘肌腱的腱腹交界处,作为胫骨隧道的关节内出口;D:钻入胫骨隧道的导针后,使用小刮匙保护导针的尖端,然后使用空心钻建立胫骨隧道,防止钻头进入的过程中导针刺伤后方的重要组织;E:通过胫骨隧道由前向后引入牵引线,然后拉入股骨隧道,可以看到牵引线的走行方向与腘肌腱残端的方向一致;F:腘肌腱移植物引入后,可以看到移植物与腘肌腱的走行方向一致,通过外侧半月板的腘肌腱裂孔,进入胫骨隧道

6. 关节镜下后交叉韧带(PCL)重建股骨隧道　采用由外向内的技术,尽可能保留韧带的残端(残存纤维束)。该隧道的关节内出口定位于 PCL 的前外束中心位点,靠近 12 点的位置,隧道直径为 9~10mm,隧道中心距离关节软骨边缘约 7mm。胫骨隧道需要建立后内和后外关节镜辅助入路,打开后纵隔,同样保留 PCL 的残留腱束。胫骨隧道关节内出口的中心位于 PCL 胫骨止点的足印内,位于关节面下方 10~15mm 的位置。使用同种异体跟腱作为重建 PCL 的移植物,移植物修整成形后引入关节,骨块侧置于股骨隧道,使用直径 7mm 的可吸收挤压螺钉(Linvatec,Largo,FL)固定,胫骨侧使用 IntraFix(Innovasive Devices,Mitek,Westwood,Mass)、直径 4.5mm 的金属皮质骨螺钉和 20mm 的带齿垫片(Linvatec,Largo,FL)在胫骨隧道进行双重固定。

7. 术后康复　术后使用伸直位膝关节支具+小腿后托固定,4 周后使用 CPM 开始进行屈膝功能锻炼,屈膝角度控制在术后 9 周达到 90°,术后 12 周达到 120°,术后 12 周开始负重行走,术后 6 个月逐步恢复轻度的体育活动。

8. 临床结果　2008 年 9 月~2010 年 12 月,连续接收 34 例陈旧性 PCL 损伤合并 PLC 损伤的患者接受手术治疗。入选标准:①术前膝关节应力像显示胫骨后移≥10mm;②膝关节内翻应力像证实 LCL 正常;③单纯的后外旋转不稳定,屈膝 30°位胫骨外旋角度≥10°。除外标准:①患者合并其他韧带损伤(如 ACL 或内侧副韧带);②双膝韧带损伤;③合并膝关节骨折。

34 例患者中,19 例符合入选条件,其中 1 例因合并内侧副韧带损伤而除外,剩余的 18 例符合本文入选标准的患者中,3 例失随访,随访率为 83.3%(15/18)。其中男 13 例,女 2 例。手术时的平均年龄为 35.1 岁(18~48 岁)。

术前所有患者均进行麻醉下膝关节稳定性评估,包括使用 Telos(Telos GmbH,Marburg,Germany)拍摄膝关节后向和内翻应力像,使用 KT-1000 在屈膝 90°位测量胫骨最大前后移位,屈膝 30°位胫骨外旋试验,记录患者后向和后外旋转不稳定的程度。所有患者在术后 3 个月、6 个月、1 年、2 年和其后的逐年进行随访,术后 2 年进行内固定取出,在取内固定的同时进行膝关节应力像检查和胫骨外旋试验,评估膝关节稳定性。

所有患者平均随访时间>2 年,平均 2.1 年。膝关节应力像显示胫骨后移由术前(13.51±4.53)mm 改善为术后(4.41±3.88)mm,差异有统计学意义($P = 0.000$);KT-1000 测量胫骨最大前后向位移由术前(11.21±3.24)mm 改善为术后(2.57±3.11)mm,差异有统计学意义($P = 0.000$)。屈膝 30°胫骨外旋试验显示胫骨外旋的侧-侧差值由术前(15.47±5.41)°改善至术后(−1.16±10.43)°,差异有统计学意义($P = 0.000$)(图 10-27)。所有患者膝关节活动度没有伸直受限,屈膝受限平均为(3.33±4.88)°(0°~15°)。

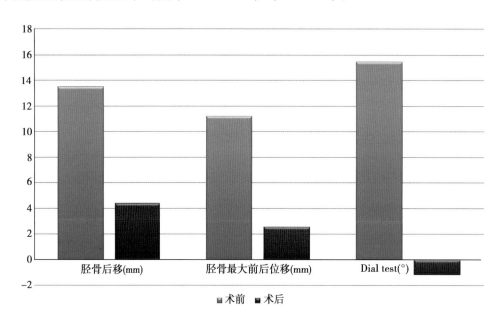

**图 10-27　膝关节稳定性的术前与术后对比**

膝关节应力像显示胫骨后移由术前(13.51±4.53)mm 改善为术后(4.41±3.88)mm,差异有统计学意义($P = 0.000$);KT-1000 测量胫骨最大前后向位移由术前(11.21±3.24)mm 改善为术后(2.57±3.11)mm,差异有统计学意义($P = 0.000$);屈膝 30°胫骨外旋试验(dial test)显示胫骨外旋的侧-侧差值由术前 15.47°±5.41°改善至术后 −1.16°±10.43°,差异有统计学意义($P = 0.000$)

9. 讨论　笔者介绍的全关节镜下后交叉韧带重建联合腘肌腱重建治疗膝关节后外不稳定的 2 年以上临床随访结果,证实了这种手术技术的有效性。

(1)临床中确实存在单纯后外旋转不稳定(外侧副韧带完整)的损伤类型:Fanelli 描述了膝关节三种后外不稳定类型,其中 A 型是指单纯的胫骨外旋增加,与腘肌腱和腘腓韧带损伤有关。Jung 把这种损伤类型定义为 2 型后外复合体损伤,认为需要进行手术重建,而 Noyes 和 LaPrade 认为后外复合体损伤时会造成外侧副韧带、腘肌腱和腘腓韧带 3 个结构的同时损伤(否认单纯旋转不稳定类型的存在)。且 3 个结构为一个功能单元,需要同时进行解剖重建,单纯重建 3 个结构中的一个可能会造成残存松弛。上述观点的不一致性可能由于多种原因所致:①单纯的腘肌腱或腘肌复合体损伤发生率较低,而且常常合并交叉韧带损伤,容易被忽略。

笔者前期的一项研究显示,在急性 PLC 损伤中,单纯腘肌腱撕裂仅占21%,而79%的患者均合并外侧副韧带损伤或其他复合损伤。②缺乏有效的影像学表现。与交叉韧带损伤不同,腘肌腱损伤后出现松弛主要是由于实质部受损后腘肌腱被拉长导致,临床上磁共振影像能够显示陈旧性腘肌腱受损的征象很罕见。③体检诊断方法的局限性。目前常用的评估腘肌腱松弛的临床检查都是间接的,而且都带有一定的主观性,例如胫骨外旋试验评估膝关节后外旋转不稳定,需要双侧进行对比,而且会受到其他因素(如内侧或后内侧结构损伤、关节松弛等)的干扰,其他评估腘肌腱完整性的检查手段也都有较强的主观性。

笔者近期的一项使用导航系统评估胫骨外旋不稳定的尸体试验研究发现,单纯切断腘肌腱和腘腓韧带,保留外侧副韧带完整,会造成膝关节外旋不稳定,重建腘肌腱或腘腓韧带都能够恢复膝关节的外旋稳定性,证实了确实存在单纯的膝关节外旋不稳定的损伤类型。而且,这种损伤类型可以通过腘肌腱和(或)腘腓韧带重建进行有效的治疗。笔者的临床病例回顾性研究,进一步证实临床上确实存在外侧副韧带正常而膝关节外旋不稳定的损伤类型。所以,临床医生需要准确判断后外复合体损伤的类型,对于此类只有旋转不稳定(外侧副韧带完整)的病例,可以采用单纯的腘肌腱重建进行治疗,减少不必要的手术创伤,缩短手术时间,减少移植物和内固定物。如果能掌握全关节镜下重建技术,将最大程度地降低手术风险,利于术后康复。

(2) 腘肌腱重建能够有效地治疗单纯外旋不稳定:对于外侧副韧带正常的膝关节外旋不稳定,有多种手术技术可以采用:腘腓韧带重建、腘肌腱重建或 3 个结构同时重建。

关于上述三种技术,目前学术界尚存争议。笔者的早期临床研究强调了腘腓韧带的功能,研究显示腘腓韧带重建能够有效治疗膝关节后外旋转不稳定。而 LaPrade 的尸体试验研究则更看重腘肌腱。该作者发现,腘肌腱是重要的膝关节稳定结构(称其为膝关节的第五条韧带),单纯重建腘肌腱可以用于治疗单纯外旋不稳定。笔者近期的尸体试验研究,对比了三种手术技术:腘腓韧带重建、腘肌腱重建、腘腓/腘肌腱同时重建。结论表明:腘腓韧带重建能够更接近生理水平地恢复膝关节的外旋稳定性,而腘肌腱重建、腘腓/腘肌腱同时重建则能够过度纠正膝关节的外旋不稳定,但这种过度纠正的临床意义尚不明确。笔者的临床病例研究显示,单纯重建腘肌腱能够使屈膝 30°胫骨外旋的侧-侧差值由术前(19.64±6.89)°改善至术后(−0.906±9.80)°。生物力学和临床研究结果都证实了腘肌腱重建能够有效地改善膝关节后外旋转稳定性。

(3) 关节镜下腘肌腱重建技术的优势:与传统的切开手术相比,全关节镜下腘肌腱重建具有明显的优势:①定位准确,关节镜直视下定位腘肌腱的腱腹交界处,能够准确定位腘肌腱重建的胫骨隧道位置;而传统的切开手术由于术野所限和腓骨的遮挡,无法直视定位,只能依靠术者的触摸定位;②关节镜技术避免了切开手术的风险和并发症,传统手术需要在膝关节外侧做弧形长切口,而且需要切开关节进行显露;③关节镜下腘肌腱重建能够方便地与关节镜下后交叉韧带重建同时进行,而膝关节外旋不稳定常常会合并后交叉韧带损伤,需要同时进行手术重建;④对于 C 型的膝关节后外复合体损伤,关节镜下腘肌腱重建技术避免占据腓骨头,方便进行外侧副韧带重建。

10. 病例示例　患者男性,43 岁。右膝关节后交叉韧带合并 A 型后外复合体损伤(图10-28～31)。

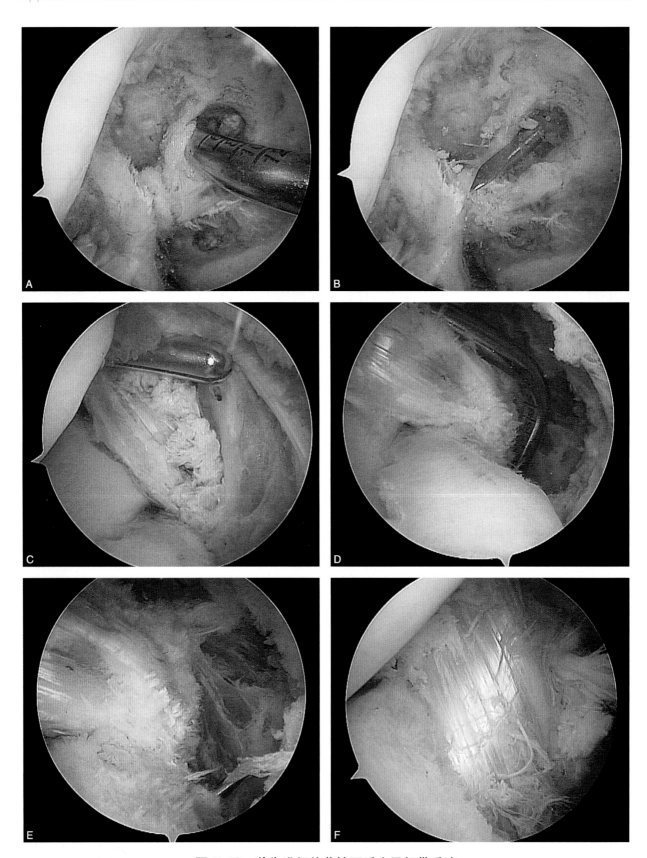

**图 10-28　首先进行关节镜下后交叉韧带重建**

A:使用后交叉韧带股骨定位器根据 PCL 残端定位股骨隧道;B:钻入股骨隧道导针;C:关节镜通过后内入路观察,刨刀经髁间窝进入后内室,打开后纵隔;D:根据 PCL 的胫骨侧残端使用胫骨导向器定位胫骨隧道;E:钻入胫骨隧道导针;F:PCL 重建完成后,关节镜经后内入路观察 PCL 移植物的形态

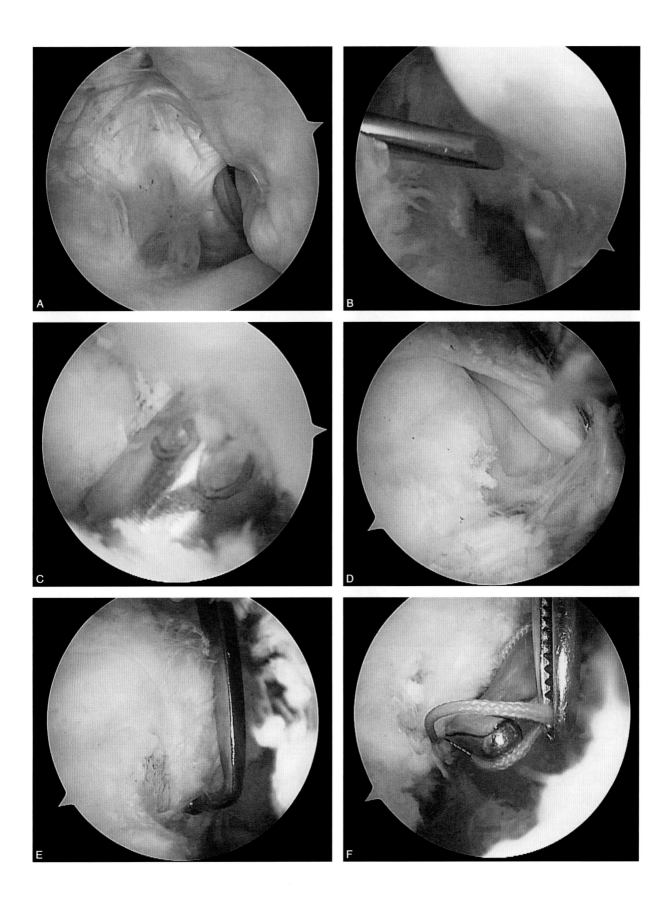

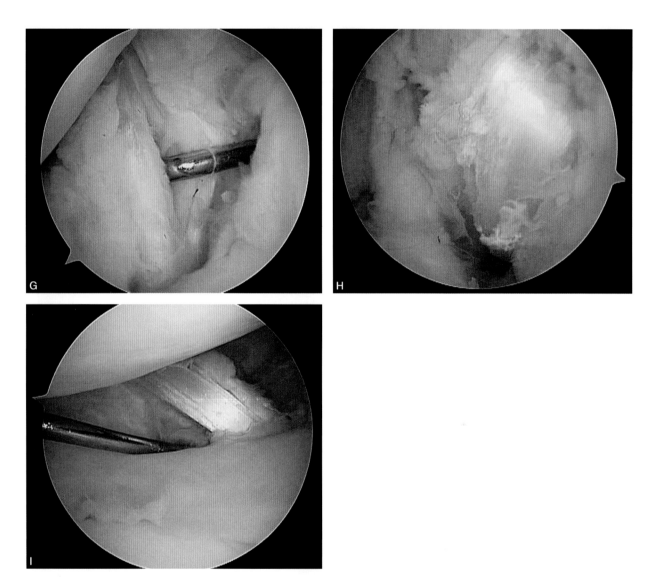

**图 10-29　同时进行关节镜下腘肌腱重建**

A:右膝,关节镜进入外侧沟探查腘肌腱松弛,外侧沟通过试验阳性;B:使用硬膜外针头定位辅助外上入路;C:定位腘肌腱的股骨附丽点,使用6mm钻头制作股骨隧道;D:关节镜经后内入路穿后纵隔进入后外室,打开后关节囊-外侧半月板后角交界,显露腘肌腱,图中探钩挑起的结构就是腘肌腱;E:使用前交叉韧带导向器定位腘肌腱的腱腹交界处,作为腘肌腱重建胫骨隧道的关节内出口;F:经胫骨隧道引入牵引线,由辅助外上入路引出体外;G:关节镜通过后内室观察腘肌腱移植物,探钩拉开的是原始松弛的腘肌腱;H:关节镜在外侧沟观察腘肌腱移植物;I:4字位关节镜观察腘肌腱移植物,探钩下方是原始松弛的腘肌腱

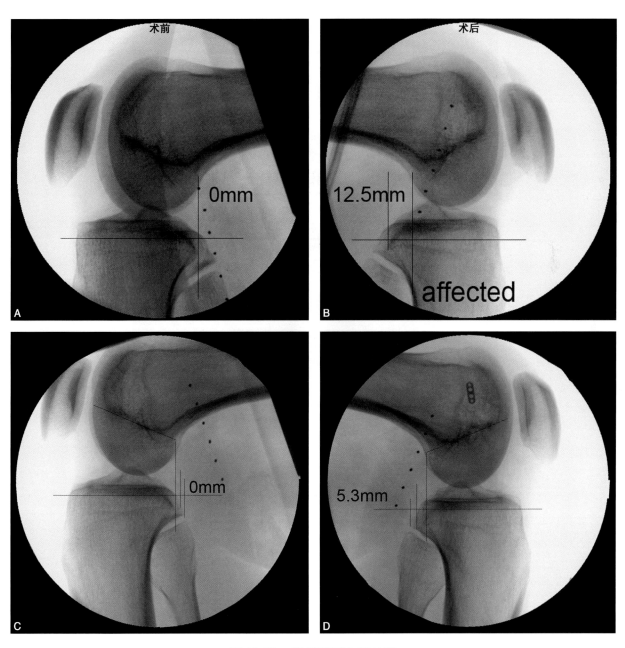

**图 10-30　膝关节后向稳定性**

A：术前健侧膝关节后向应力像显示胫骨平台后移 0mm；B：术前患侧膝关节后向应力像显示胫骨平台后移 12.5mm，侧-侧差值为 12.5mm；C：术后 2 年，健侧膝关节后向应力像显示胫骨平台后移 0mm；D：术后 2 年，患侧膝关节后向应力像显示手术侧胫骨平台后移 5.3mm，侧-侧差值为 5.3mm

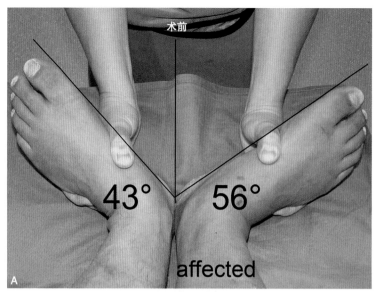

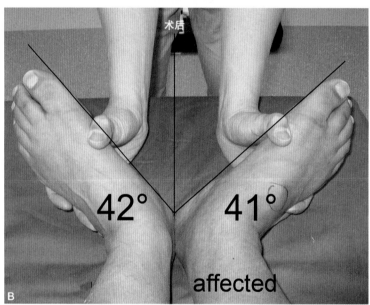

**图 10-31　术前与术后的外旋稳定性**
A：术前屈膝 30°胫骨外旋试验测量侧-侧差值＝56°－43°＝13°；
B：术后 2 年,胫骨外旋试验显示侧-侧差值＝41°－42°＝－1°

（张　辉）

## 参 考 文 献

1. Fanelli GC. Surgical treatment of lateral posterolateral instability of the knee using biceps tendon procedures. Sports Med Arthrosc,2006,14(1):37-43

2. Fanelli GC,Feldmann DD. Management of combined anteriorcruciate ligament/posterior cruciate ligament/posterolateral complex injuries of the knee. Oper Tech Sports Med,1999,7(3):143-149

3. Jung YB,Jung HJ,Kim SJ,et al. Posterolateral corner reconstruction for posterolateral rotatory instability combined with posterior cruciate ligament injuries:comparison between fibular tunnel and tibial tunnel techniques. Knee Surg Sports TraumatolArthrosc,2008,16(3):239-248

4. Pasque C, Noyes FR, Gibbons M, et al. The role of the popliteofibular ligament and the tendon of popliteus in providing stability in the human knee. J Bone Joint Surg Br, 2003, 85(2): 292-298

5. Feng H, Zhang H, Hong L, et al. Femoral peel-off lesions in acute posterolateral corner injuries: incidence, classification, and clinical characteristics. Arthroscopy, 2011, 27(7): 951-958

6. Zhang H, Zhang J, Liu X, et al. In vitro comparison of popliteus tendon and popliteofibular ligament reconstruction in an external rotation injury model of the knee: a cadaveric study evaluated by a navigation system. Am J Sports Med, 2013, 41(9): 2136-2142

7. Zhang H, Hong L, Wang XS, et al. Single-bundle posterior cruciate ligament reconstruction and mini-open popliteofibular ligament reconstruction in knees with severe posterior and posterolateral rotation instability: clinical results of minimum 2-year follow-up. Arthroscopy, 2010, 26(4): 508-514

8. Zhang H, Feng H, Hong L, et al. Popliteofibular ligament reconstruction for posterolateral external rotation instability of the knee. Knee Surg Sports TraumatolArthrosc, 2009, 17(9): 1070-1077

9. Laprade RF, Wozniczka JK, Stellmaker MP, et al. Analysis of the static function of the popliteus tendon and evaluation of an anatomic reconstruction: the "fifth ligament" of the knee. Am J Sports Med, 2010, 38(3): 543-549

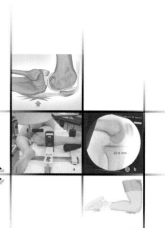

# 第十一章
# 外侧副韧带重建：骨-髌腱-骨技术

外侧副韧带损伤常合并后交叉韧带损伤,少数情况下可合并前交叉韧带损伤。同时,外侧副韧带损伤也常与腘肌腱和腘腓韧带损伤并存,形成 C 型的膝关节后外不稳定。外侧副韧带损伤的治疗原则是重建强有力的外侧支持结构,经典的重建技术可以使用骨-髌腱-骨或者同种异体跟腱作为移植物。本章介绍使用自体或者同种异体骨-髌腱-骨作为移植物重建外侧副韧带的手术技术。

## 一、麻醉下检查

麻醉下进行内翻应力试验检查(图 11-1),拍摄膝关节内翻应力 X 线像(图 11-2),并进行侧-侧对比(图 11-3),记录两侧差值,用于日后随访和功能评估。

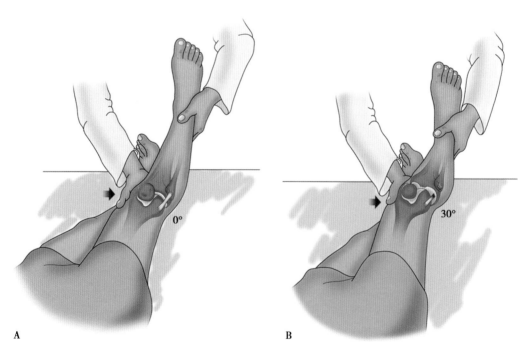

**图 11-1　膝关节内翻应力试验,评估膝关节外侧副韧带损伤的程度**
A:0°位检查;B:屈膝 30°位检查

166

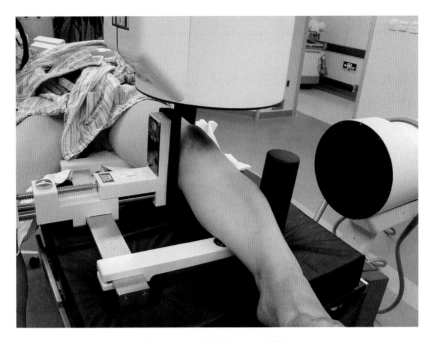

**图 11-2 使用 Telos 装置**
在屈膝 20°～30°位拍摄膝关节内翻应力像,评估膝关节外侧副韧带的损伤程度

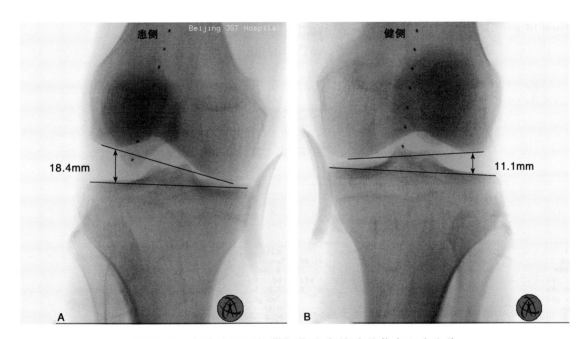

**图 11-3 右膝外侧副韧带损伤患者的膝关节内翻应力像**
A:患侧膝关节外侧关节间隙张开 18.4mm;B:健侧膝关节外侧关节间隙张开 11.1mm,侧-侧差值为 18.4mm-11.1mm=7.3mm

评估的重要意义在于准确判断损伤程度,确定临床治疗方案和手术方法。

## 二、体位与切口

屈膝90°,在膝关节外侧做曲棍球棒形切口,长度约12~15cm。切口远端位于腓骨头和Gerdy结节之间,向近端延伸至股骨外上髁,然后弧形转弯,沿髂胫束走行向股骨近端延伸。分离皮下组织,游离切口下方的皮瓣,将皮瓣向下方翻转,显露髂胫束、股二头肌腱和其他膝关节外侧的结构(图11-4,5)。

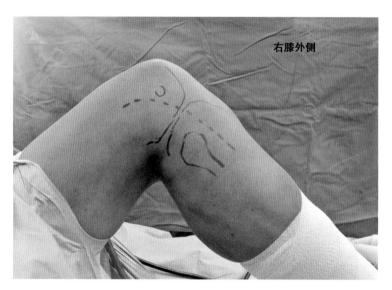

**图11-4 右膝外侧副韧带重建的切口位置**
如虚线所示,圆圈表示股骨外上髁

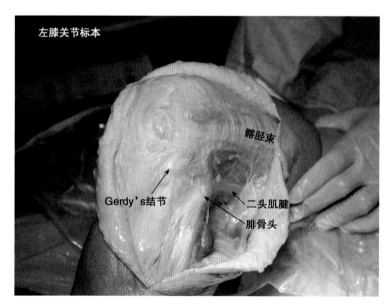

**图11-5 左膝关节标本**
显示后外侧结构的浅层,能够看到髂胫束、股二头肌腱、Gerdy结节和腓骨头

### 三、腓总神经的显露与保护

在进一步分离显露膝关节外侧结构之前,首先需要显露并保护腓总神经。通常情况下,腓总神经平行于股二头肌腱,走行于股二头肌腱下方,绕行腓骨颈。这时需要建立第1个筋膜切口,显露腓总神经。最安全的方法是从近端分离显露腓总神经。使用拉钩将股二头肌腱的肌腹部分向上牵拉,此时可以看到股二头肌腱下方的腓总神经。也可以在腓骨颈水平进行分离,切开腓骨长肌表面的筋膜,切断部分肌肉纤维,寻找被脂肪组织包裹的腓总神经。使用橡皮条标记并保护(图11-6)。

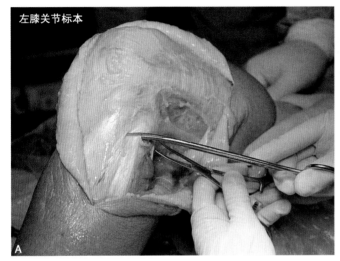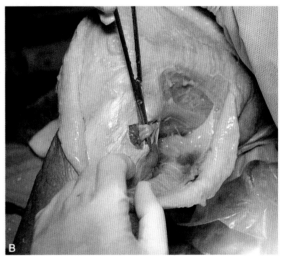

**图11-6　左膝关节标本显露腓总神经**
A:在腓骨颈位置切开腓骨长肌表面的筋膜,切断部分肌肉纤维;B:显露腓总神经,建立第1个筋膜切口

如果存在腓骨头撕脱骨折,则骨折块通常会在股二头肌腱牵引下向近端和后方移位,腓总神经也常常会伴随二头肌腱发生移位。此时,如果在腓骨颈处进行分离会非常危险,可能会将移位的腓总神经切断,造成医源性损伤。这种情况下,安全的方法是在二头肌腱近端的下方分离,寻找腓总神经并向远端游离。Bottomley等对此进行了总结:54例后外复合体损伤患者中,如果存在股二头肌腱撕脱或者腓骨头撕脱骨折,88.9%(16/18)的患者会出现腓总神经移位,因此笔者建议,如果患者存在腓骨头的软组织撕脱或者骨性撕脱伤,宁可相信腓总神经已经出现移位,需要仔细地寻找辨别腓总神经,避免出现医源性损伤。

多数膝关节损伤中髂胫束都是完整的,或者仅表现为部分损伤。少数特殊的病例可以看到髂胫束在关节间隙水平完全断裂或者从其胫骨止点——Gerdy结节撕脱下来。在Gerdy结节后方,是外侧关节囊的中1/3部分的胫骨止点,和股二头肌腱短头的胫骨止点,如果这些结构出现损伤,需要进行修补(图11-7)。如髂胫束完整,则在其下缘与股二头肌腱之间做第2个筋膜切口,显露其深层的结构。

通过第2个筋膜切口,显露腓骨头和股二头肌长短腱的腓骨止点。

二头肌腱最近端的部分是返折支(reflected arm),起于腓骨头的近端,向前止于髂胫束

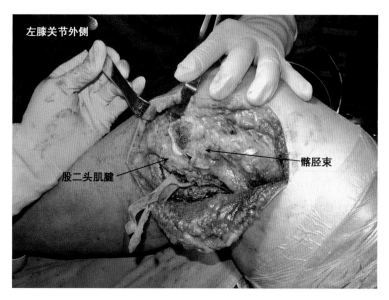

**图 11-7　Gerdy 结节撕脱骨折**
撕脱的骨折块与髂胫束相连,骨折块翻转。图中橡皮条标记的
是腓总神经

的后缘部分。直束(direct arm)止于腓骨头的后外缘,位于腓骨头尖端的下方;前束(anterior arm)的一部分止于腓骨头的外侧面,其余部分在远端与外侧副韧带相连续。在这里,有一个重要的解剖标志,就是位于股二头肌腱前束和外侧副韧带远端1/4位置之间的小滑囊,二头肌腱前束形成了这个滑囊的外侧壁。这个滑囊是外侧副韧带重建的重要的解剖标志。可以沿二头肌腱的腓骨止点上缘做长约1cm的小横切口,向腓骨头方向分离,寻找并进入这个滑囊,定位外侧副韧带的腓骨止点,作为外侧副韧带重建的腓骨隧道入口的位置(图11-8)。

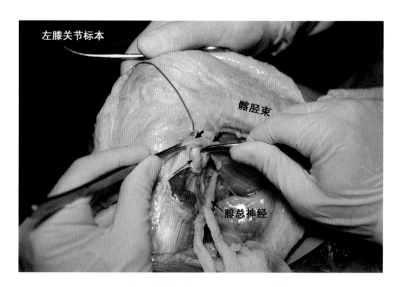

**图 11-8　左膝关节标本显露外侧副韧带腓骨止点**
黑色粗箭头所指为二头肌腱,其下方黑色细箭头所指为外侧副
韧带的腓骨止点,可以看到,在细箭头尖端的位置,就是二头肌
腱与外侧副韧带之间的小滑囊,是进行外侧副韧带重建的重要
解剖标志

　　第3个筋膜切口位于股骨外上髁,可以通过触摸股骨外上髁进行定位。如果触摸不清楚,也可以使用长弯钳沿外侧副韧带的残端由远向近端分离,估测长弯钳尖端挑起的位置与股骨外上髁的关系,确定第3个筋膜切口的位置。以股骨外上髁为中心,沿着髂胫束的纤维走行方向劈开髂胫束,切口远端可以向下弧形转弯,切开髂胫束。使用两把拉钩将髂胫束切口拉开,再次触摸股骨外上髁的位置,此时股骨外上髁表面仅有关节囊和滑膜组织覆盖,会更容易触摸定位(图11-9)。如果外侧副韧带有残留的残端组织,可以牵拉外侧副韧带的残端,仔细分辨外侧副韧带的股骨止点,定位外侧副韧带重建的股骨隧道的中心,使用记号笔或者电刀烧灼定位点(图11-10)。

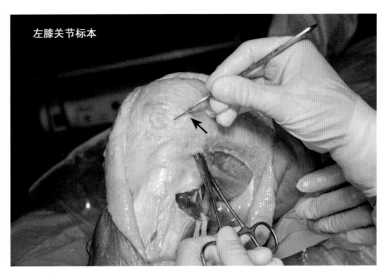

**图11-9　左膝外侧,第3个筋膜切口**
使用长弯钳沿外侧副韧带的残端(绿色丝线标记)向近端分离,在长弯钳尖端挑起的位置(黑色箭头)沿髂胫束的纤维走行方向切开,作为第3个筋膜切口

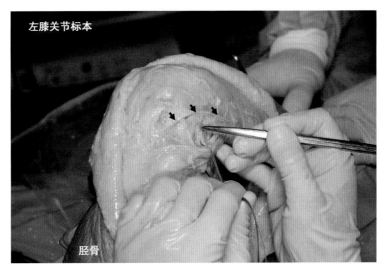

**图11-10　左膝外侧副韧带股骨止点定位**
图中绿色丝线牵拉的是外侧副韧带的残端,根据残端在股骨外上髁止点的位置很容易确定外侧副韧带的股骨止点,即图中剪刀尖所指的位置,作为外侧副韧带重建股骨隧道的中心(图中黑色箭头所指为第三个筋膜切口)

171

　　如果股骨外上髁的骨性标志触诊不清,或者损伤的外侧副韧带自股骨侧撕脱,无法根据残端确定外侧副韧带的股骨止点,此时可以根据腘肌腱的股骨止点辅助定位外侧副韧带的股骨止点(图 11-11)。LaPrade 等关于膝关节外侧结构的解剖研究显示,股骨外上髁与腘肌腱的股骨止点平均距离为 18.5mm。通常情况下,腘肌腱的股骨止点很容易辨别:切开关节囊后,可见到股骨外髁的软骨边缘,腘肌腱沟紧邻其后方,沟内容纳腘肌腱。使用弯钳轻轻挑起腘肌腱近端部分,由此即可确定腘肌腱的股骨足印中心点位置。

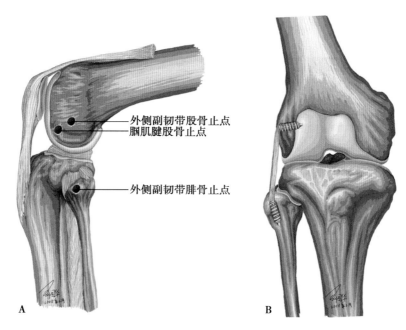

**图 11-11　外侧副韧带重建的示意图**
A:外侧副韧带股骨止点和腘肌腱股骨止点相距平均 18.5mm,便于术中定位;B:外侧副韧带重建的手术技术示意图

## 四、等长性评估

　　外侧副韧带的等长性很好,因此,在制作隧道之前,一定要进行等长性评估。在之前标记的股骨和腓骨止点分别钻入 1 枚克氏针,使用 5 号爱惜邦缝线绕过这两枚克氏针,拉紧后模拟重建的外侧副韧带移植物,在 0°～120°范围内屈伸活动膝关节,检查膝关节屈伸活动过程中,模拟的移植物长度变化。如果在屈伸膝活动过程中,缝线长度基本不变,说明选择的隧道位置合适;如果屈伸膝关节过程中模拟的移植物长度变化>5mm,则需要重新选择股骨或腓骨隧道的位置,确保移植物的等长性。需要注意,如果患者是多发韧带损伤,如后交叉韧带合并后外复合体损伤,在进行等长性评估时,需要首先拉紧后交叉韧带移植物,以保证在屈伸膝活动过程中股骨和胫骨恢复相对正常的对位关系,否则可能会造成移植物不等长的假象(图 11-12)。

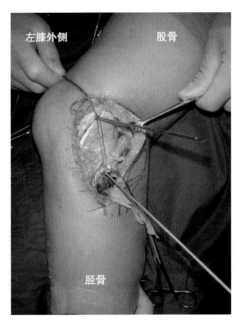

**图 11-12 外侧副韧带重建的等长性评估**
在股骨和腓骨止点分别钻入 1 枚克氏针，使用 5 号爱
惜邦缝线绕过这两枚克氏针，拉紧后模拟重建的外侧
副韧带移植物。在 0°～120° 范围内屈伸活动膝关节，
检查膝关节屈伸活动过程中，模拟的移植物长度的
变化

## 五、移植物的选择

外侧副韧带重建的移植物可以使用同种异体骨-髌腱-骨（BTB）或者自体中 1/3 BTB。
如果使用自体 BTB，可以根据患者的情况选择同侧或者对侧肢体作为供区，适当降低术侧膝
关节的手术创伤。移植物的髌骨侧加工成直径 10mm 的骨栓，长度为 25mm，置于股骨隧道
内；移植物的胫骨结节侧加工成直径 8mm 的骨栓，长度为 20～25mm，末端适度修整成锥状，
以便于插入腓骨隧道；移植物的髌腱部分宽度为 10mm，可以缝合成管状。

由于 BTB 移植物两端是骨块，因此需要根据外侧副韧带重建所需的移植物长度，修整
BTB 移植物进行匹配，使得 BTB 移植物两端的骨块完全进入股骨和腓骨隧道后，中间的
肌腱部分刚好能够维持一定的张力，发挥外侧副韧带的功能。因此，在确定股骨和胫骨隧
道的中心后，需要测量所需移植物的长度。需要注意，测量移植物的长度时，一定要将股
骨与胫骨恢复正常的对位关系，防止胫骨后沉，否则会造成测量不准确，加工的移植物变
长，影响手术效果。一般外侧副韧带重建所需的移植物肌腱部分长度为 50～60mm，国人
的髌腱长度约 50mm，因此 BTB 移植物稍加修饰，即可满足外侧副韧带重建所需（图 11-
13）。

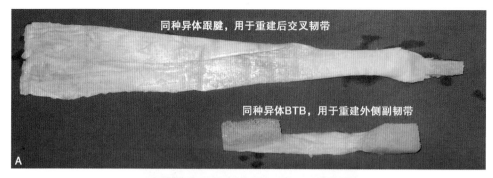

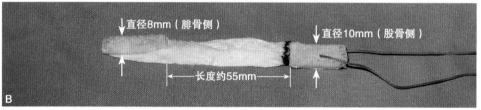

**图 11-13　多发韧带损伤重建手术使用的移植物**

A：同种异体跟腱用于重建后交叉韧带，同种异体 BTB 用于重建外侧副韧带；B：加工好的外侧副韧带移植物，股骨侧骨栓直径 10mm，腓骨侧骨栓直径 8mm，肌腱部分长度依据测量的结果，一般为 50 ~ 60mm（BTB：骨-髌腱-骨）

## 六、腓骨隧道的制作

使用 2.0mm 的克氏针作为制作腓骨隧道的导针，穿过之前标记的外侧副韧带腓骨止点的中心。术者需要触摸腓骨干走行的方向，使导针沿腓骨干的走行方向钻入，指向腓骨远端，与腓骨干约成 20°夹角。一般导针钻入的深度约需 20 ~ 25mm，达到对侧骨皮质。然后，使用直径 8mm 的空心钻头沿导针钻入，制作远端为盲端的腓骨隧道，深度 20 ~ 25mm（略长于外侧副韧带移植物的腓骨骨块长度）。冲洗并清理骨屑。在此过程中，助手需要严密保护腓总神经，避免损伤（图 11-14）。

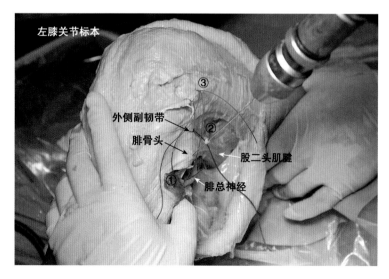

**图 11-14　左膝关节标本显示外侧副韧带重建的腓骨隧道建立过程**

术者拇指触摸腓骨干的走行方向，使用 2.0mm 克氏针作为导针，以外侧副韧带的腓骨止点为中心，导针指向腓骨远端，与腓骨干夹角约 20°隧道深度约 20 ~ 25mm。图中①②③分别标示 3 个筋膜切口的位置

## 七、股骨隧道的制作

使用第 3 个筋膜切口，通过牵拉外侧副韧带的残端，定位外侧副韧带重建的股骨隧道中心。使用 2.0mm 的克氏针作为导针，导针的方向指向股骨内上髁的近端，避免与后交叉韧带重建的股骨隧道相交叉。使用直径 10mm 的空心钻头制作股骨隧道，隧道深度为 30mm，略长于外侧副韧带移植物股骨侧骨栓的长度，以便于调整移植物的张力（图 11-15）。

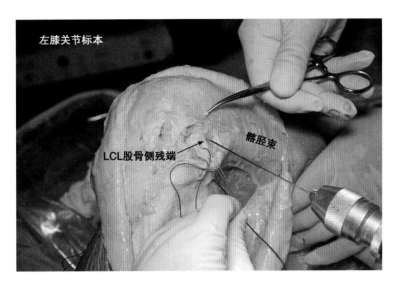

**图 11-15　左膝关节标本显示外侧副韧带重建的股骨隧道建立方法**
通过第 3 个筋膜切口显露外侧副韧带的股骨止点，使用 2.0mm 的克氏针作为导针，经过外侧副韧带股骨止点的中心，导针的方向指向股骨内上髁的近端，避免与后交叉韧带重建的股骨隧道相交叉，股骨隧道深度约 30mm

## 八、移植物的固定

首先将外侧副韧带移植物的腓骨侧骨栓插入腓骨隧道内。骨栓的松质骨侧朝外，并保证骨栓与腓骨隧道口平齐。然后，使用长弯钳引导移植物的股骨骨块穿过髂胫束的深层，经过第 3 个筋膜切口到达股骨隧道，使用牵引线牵拉骨块进入股骨隧道。在腓骨侧使用两枚直径 2.7mm 的皮质骨螺钉进行横穿固定，适度拉紧移植物后，屈伸活动膝关节，调节外侧副韧带移植物的张力，在股骨侧使用可吸收挤压螺钉固定。

技巧：①首先完成后交叉韧带的固定，然后再固定外侧副韧带；②通过控制股骨侧骨块进入股骨隧道的深度，调节外侧副韧带移植物的张力；③先固定外侧副韧带的腓骨侧，调节张力后，再固定移植物的股骨侧。

有些国外作者曾报道使用挤压螺钉固定外侧副韧带的腓骨侧。对此，笔者的经验是：由于国人的腓骨头较小，直径 8mm 的腓骨隧道已经占据了腓骨头的绝大部分。所以，使用细螺钉横穿固定要比挤压固定更为安全。

175

## 九、病例示例

1. 病例1 患者男性,20岁。交通伤致左膝后交叉韧带损伤、外侧副韧带损伤。术前检查显示胫骨外旋试验侧-侧差值5°,该病例进行关节镜下后交叉韧带重建、外侧副韧带重建(图11-16~29)。

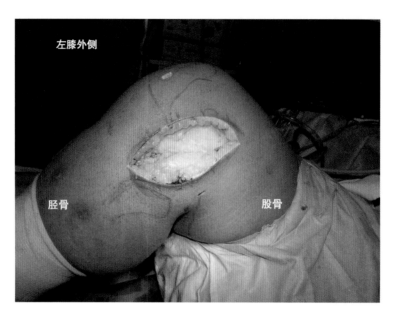

**图11-16 左膝外侧弧形切口,显露膝关节后外侧结构**

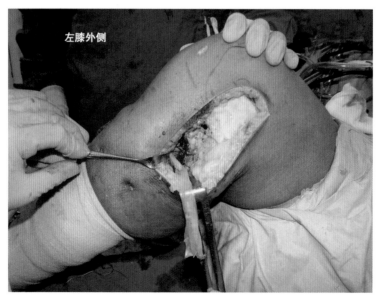

**图11-17 首先显露腓总神经**
使用橡皮引流条标记,建立第1个筋膜切口

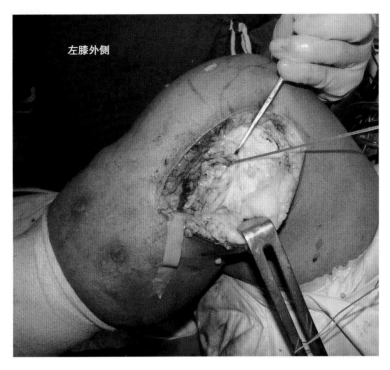

**图 11-18　在股二头肌腱与髂胫束之间建立第 2 个筋膜切口**
将髂胫束向上提起，显露外侧副韧带并用丝线标记，牵拉外侧副韧带可以看到残留的外侧副韧带松弛

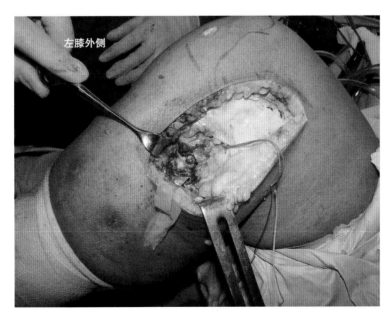

**图 11-19　牵拉外侧副韧带的残端，定位外侧副韧带的腓骨止点，使用电刀烧灼标记**

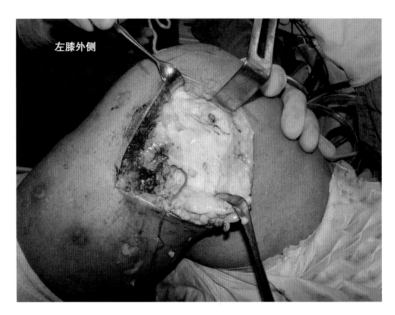

**图11-20　在股骨外上髁的位置劈开髂胫束,建立第3个筋膜切口**
牵拉外侧副韧带的残端,定位外侧副韧带的股骨止点,使用电刀烧灼标记

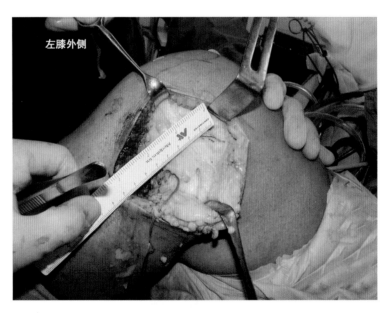

**图11-21　测量股骨与腓骨止点间的距离**
所需移植物的肌腱部分长度约55mm

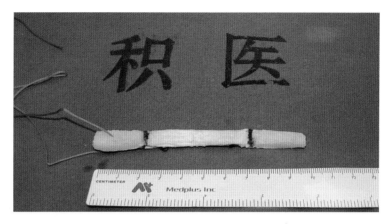

**图 11-22　加工制备的骨-髌腱-骨移植物,用于重建外侧副韧带**
其肌腱部分长度约 50mm,略小于测量值,以便于调整移植物的张力

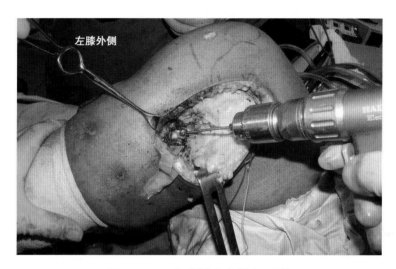

**图 11-23　在腓骨止点钻入导针**
导针的方向与腓骨干长轴一致,成 20°左右夹角

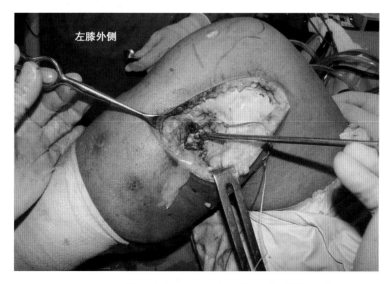

**图 11-24　使用直径 8mm 空心钻制作腓骨隧道**
深度为 25mm,此操作距离腓总神经非常近,一定要避免损伤腓总神经

179

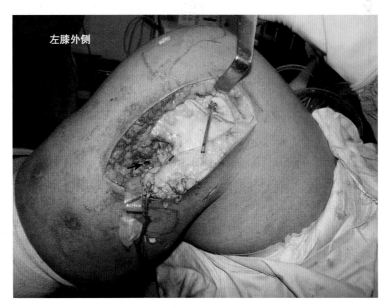

**图 11-25 在股骨止点钻入带眼导针**
方向指向股骨内侧近端,避免与后交叉韧带重建的股骨隧道交
叉,箭头所指为腓骨隧道

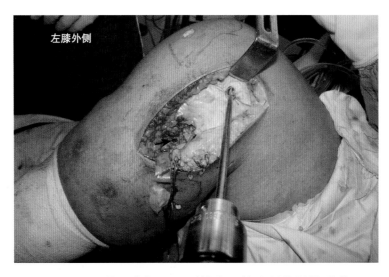

**图 11-26 使用直径 10mm 的空心钻头制作股骨隧道**
深度为 30mm,略大于移植物股骨骨块的长度(25mm),用来调
节移植物的张力,箭头所指为腓骨隧道

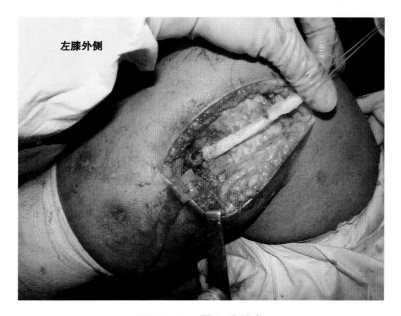

**图 11-27　置入移植物**
首先将移植物的腓骨骨块插入腓骨隧道，然后，通过牵引线将移植物穿过髂胫束的深层，到达第 3 筋膜切口，再引入股骨隧道

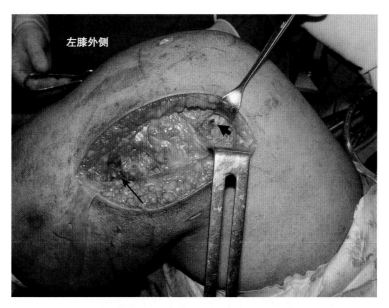

**图 11-28　重建的外侧副韧带全貌**
细箭头显示腓骨侧的横穿固定螺钉，粗箭头显示股骨侧挤压螺钉

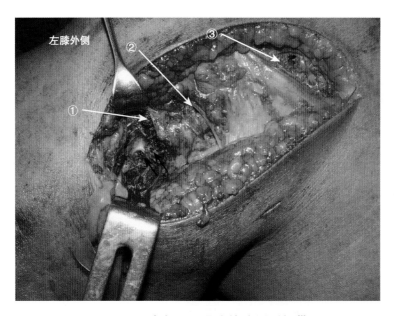

**图 11-29 放大显示重建的外侧副韧带**
腓骨侧能够看到两枚横穿固定的螺钉(图中两个细箭头所示),同时
能够看到外侧副韧带重建所需的第 1、2、3 筋膜切口(①②③)。外
侧副韧带移植物走行于深层

2. 病例 2 患者男性,24 岁。左膝急性后外复合体损伤。该病例为腓骨头位置的帽状
撕脱,进行后外复合体修补+外侧副韧带重建手术治疗(图 11-30 ~ 42)。

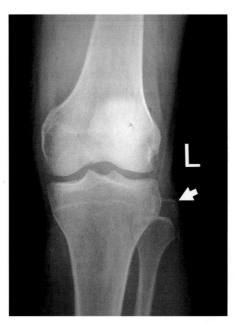

**图 11-30 术前 X 线片显示左膝腓骨头帽状撕脱**
撕脱的骨折片较薄,碎裂成多块(白色箭头)

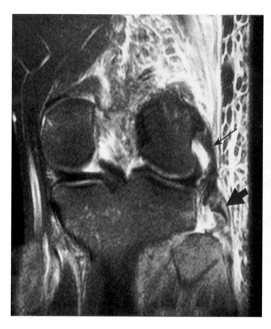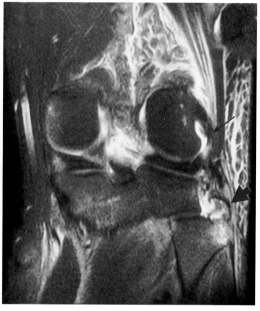

**图 11-31 术前 MRI**

显示腓骨头近端小的撕脱骨片(红色粗箭头),明显向近端移位,其近端与外侧副韧带(红色细箭头)连续,外侧副韧带实质部完整

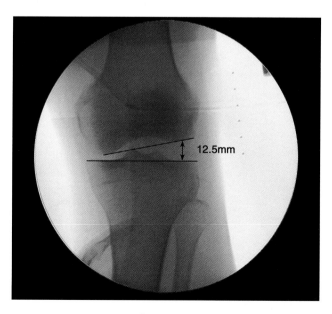

**图 11-32 术前内翻应力像检查**

显示外侧关节间隙张开 12.5mm

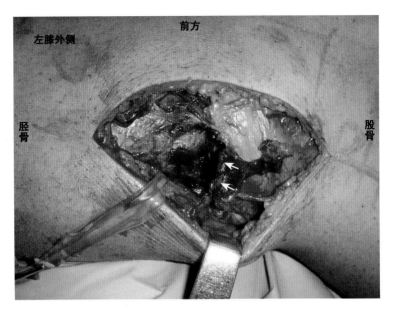

**图 11-33　左膝外侧弧形切口**
显露腓骨头撕脱的结构（白色箭头）

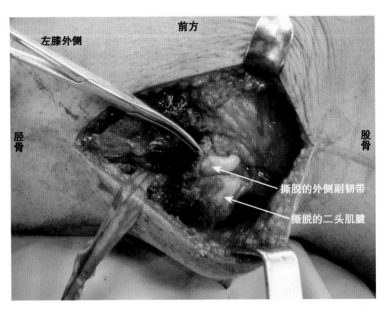

**图 11-34　分离浅层撕脱的股二头肌腱，其深层为外侧副韧带，自腓骨止点完全撕脱**

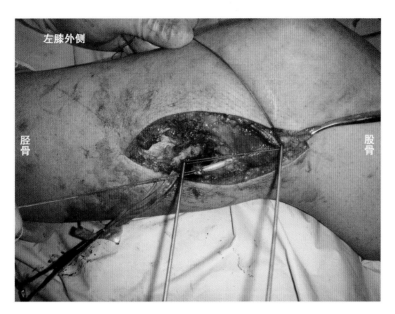

**图 11-35 外侧副韧带重建**

由于外侧副韧带自腓骨止点撕脱,无法修补,遂进行外侧副韧带重建。选择股骨和腓骨止点后,进行等长性评估。图中爱惜邦缝线牵引的结构为外侧副韧带

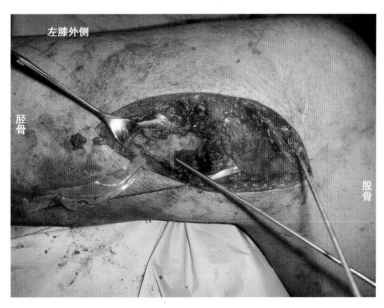

**图 11-36 在外侧副韧带的股骨和腓骨止点分别钻入导针,制作骨隧道**

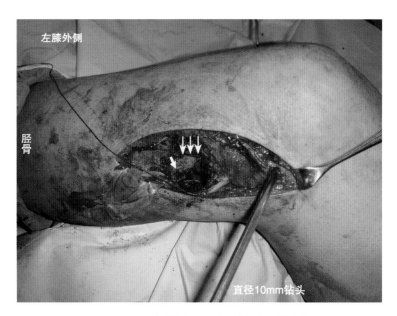

**图 11-37　腓骨侧重建骨道与撕脱骨床**

图中白色粗箭头为外侧副韧带重建的腓骨隧道,白色细箭头显示腓骨头帽状撕脱后裸露的骨床,后续需要使用缝合锚钉将撕脱的组织缝合复位至此处。股骨侧使用直径 10mm 的空心钻头制备股骨隧道

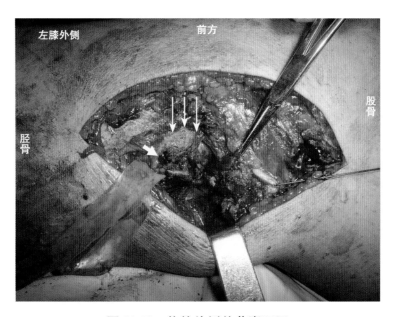

**图 11-38　修补外侧关节囊深层**

显露深层结构,可以看到撕裂的外侧关节囊深层,即半月板胫骨韧带,使用缝合锚钉进行缝合修补。图中白色粗箭头为外侧副韧带重建的腓骨隧道,白色细箭头显示腓骨头帽状撕脱后裸露的骨床

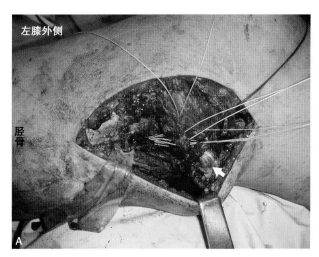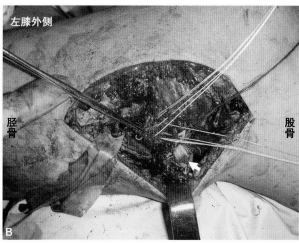

**图 11-39　缝合修补半月板胫骨韧带**

使用缝合锚钉缝合修补外侧关节囊深层,即半月板胫骨韧带。该结构的修补对于关节的外侧稳定性恢复较为重要 A:拉紧锚钉的缝线之前;B:拉紧缝线使半月板胫骨韧带复位

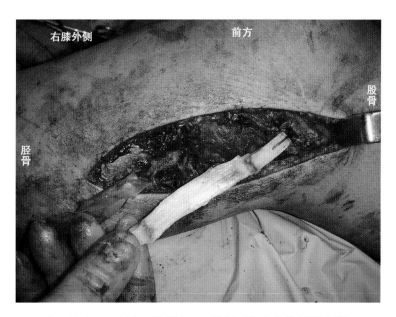

**图 11-40　使用同种异体骨-髌腱-骨重建外侧副韧带**

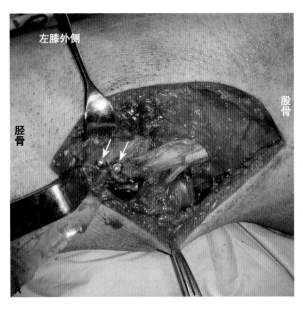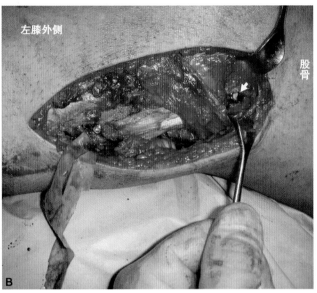

**图 11-41  外侧副韧带移植物的固定**

A:腓骨侧使用两枚直径 2.7mm 的皮质骨螺钉横穿固定(白色细箭头);B:股骨侧使用直径 7mm 可吸收挤压螺钉固定(白色粗箭头)

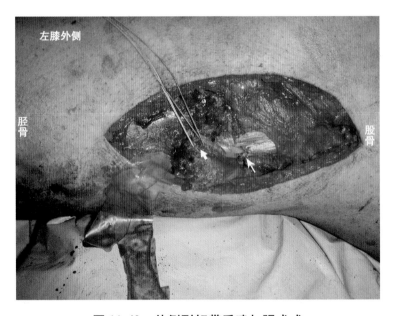

**图 11-42  外侧副韧带重建加强术式**

缝合锚钉修补撕脱的股二头肌腱和外侧副韧带残端,缝合至腓骨头(白色粗箭头),外侧副韧带残端与重建的移植物缝合在一起(白色细箭头)

# 十、技巧

1. 使用强有力的移植物重建外侧副韧带,例如自体或同种异体骨-髌腱-骨。

2. 3 个筋膜切口技术。

3. 根据残端准确定位,进行等长性评估。

4. 固定顺序首先固定后交叉韧带,然后固定外侧副韧带。

5. 注意下肢力线。

（张 辉）

## 参 考 文 献

1. Lubowitz JH,Bernardini BJ,Reid JR. Current concepts review:comprehensive physical examination for instability of the knee. Am J Sports Med,2008,36(3):577-594

2. Feng H,Hong L,Geng XS,et al. Posterolateral sling reconstruction of the popliteus tendon:an all-arthroscopic technique. Arthroscopy,2009,25(7):800-805

3. Feng H,Zhang H,Hong L,et al. The "lateral gutter drive-through" sign:an arthroscopic indicator of acute femoral avulsion of the popliteus tendon in knee joints. Arthroscopy,2009,25(12):1496-1499

4. Zhang H,Feng H,Hong L,et al. Popliteofibular ligament reconstruction for posterolateral external rotation instability of the knee. Knee Surg Sports Traumatol Arthrosc,2009,17(9):1070-1077

5. 张辉,冯华,洪雷,等. 后十字韧带单束重建联合小切口切开腘腓韧带重建治疗严重膝关节不稳定. 中华骨科杂志,2010,30(4):369-375

6. Zhang H,Hong L,Wang XS,et al. Single-bundle posterior cruciate ligament reconstruction and mini-open popliteofibular ligament reconstruction in knees with severe posterior and posterolateral rotation instability:clinical results of minimum 2-year follow-up. Arthroscopy,2010,26(4):508-514

7. Zhang H,Hong L,Wang XS,et al. All-arthroscopic repair of arcuate avulsion fracture with suture anchor. Arthroscopy,2011,27(5):728-734

8. Zhang J,Feng H,Hong L,et al. "Floating popliteus tendon injury" in a mutiple-ligament knee injury:one case report and arthroscopy-assisted reconstruction. Chin Med J (Engl),2011,124(23):4099-4101

9. 张辉,冯华,洪雷,等. 全关节镜下膝关节后外复合体重建. 中华骨科杂志,2011,31(5):447-455

10. Feng H,Zhang H,Hong L,et al. Femoral peel-off lesions in acute posterolateral corner injuries:incidence,classification,and clinical characteristics. Arthroscopy,2011,27(7):951-958

11. Liu X,Feng H,Zhang H,et al. Surgical treatment of subacute and chronic valgus instability in multiligament-injured knees with superficial medial collateral ligament reconstruction using Achilles allografts:a quantitative analysis with a minimum 2-year follow-up. Am J Sports Med,2013,41(5):1044-1050

12. Zhang H,Zhang J,Liu X,et al. In vitro comparison of popliteus tendon and popliteofibular ligament reconstruction in an external rotation injury model of the knee:a cadaveric study evaluated by a navigation system. Am J Sports Med,2013,41(9):2136-2142

13. 张辉,张晋,刘心,等. 腘肌腱与腘腓韧带重建对控制膝关节外旋不稳定的作用. 中华骨科杂志,2013,33(3):278-284

14. Zhang H,Zhang J,Liu X,et al. In vitro comparison of popliteus tendon and popliteofibular ligament reconstruction in an external rotation injury model of the knee:a cadaveric study evaluated by a navigation system. Am J Sports Med,2013,41(9):2136-2142

15. Feng H,Song GY,Shen JW,et al. The "lateral gutter drive-through" sign revisited:a cadaveric study exploring its real mechanism based on the individual posterolateral structure of knee joints. Arch Orthop Trauma

Surg,2014,134(12):1745-1751

16. Bonanzinga T,Zhang H,Song GY,et al. Is PLC repair of a peel-off femoral lesion an effective option in a multiligament setting? Knee Surg Sports Traumatol Arthrosc,2015,23(10):2936-2942

17. Song GY,Zhang H,Zhang J,et al. Anatomical popliteofibular ligament reconstruction of the knee joints:an all-arthroscopic technique. Knee Surg Sports Traumatol Arthrosc,2015,23(10):2925-2929

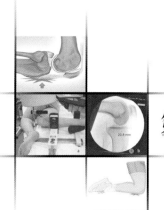

# 第十二章
# 急性后外复合体股骨侧撕脱损伤：诊断和治疗

急性后外复合体(posterolateral corner, PLC)股骨撕脱型损伤，又称为 peel-off 损伤，是一种较为常见的损伤，很少单独发生，常合并后交叉韧带(posterior cruciate ligament, PCL)及多发韧带损伤。据笔者统计，在 3 度的急性 PLC 损伤病例中，peel-off 损伤的发生率约为 40%。

发现该损伤的临床意义在于尽可能地进行修复手术。通常认为，PLC 损伤的早期修补疗效逊于重建手术，然而，peel-off 型损伤是理想的修补手术适应证。技术简单、创伤小、保存原有的解剖结构、避免后期重建手术、节省移植物、缩短手术时间，这些优点都是重建手术所无法比拟的。

值得注意的是，并非所有的 peel-off 损伤都可以进行修补，损伤类型及伤后时间是决定性因素。2/3 的 peel-off 损伤可以进行修补，而另外 1/3 的损伤即使在急性期发现，也需要进行移植物重建手术。

Peel-off 损伤临床诊断方法包括查体、MRI 及关节镜检查。单一方法独立进行诊断的敏感度和特异度都不够充分，通常需要联合以上三种方法才能获得明确的诊断和分型。

## 一、损伤类型

损伤类型具体见图 12-1 ~ 3。

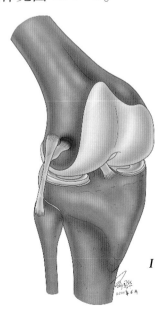

**图 12-1　peel-off I 型损伤示意图**
该型损伤为腘肌腱股骨附丽点非骨性撕脱，发生率为 21%

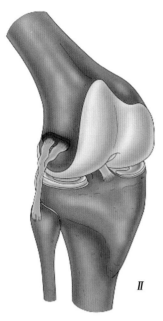

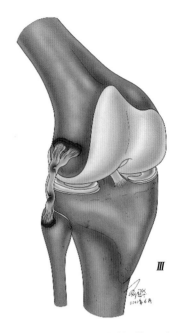

图 12-2　peel-off Ⅱ型损伤示意图
该型损伤为腘肌腱及外侧副韧带股骨附丽点
同时撕脱,发生率为 42%

图 12-3　peel-off Ⅲ型损伤示意图
该型损伤为腘肌腱及外侧副韧带股骨附丽点
撕脱,合并韧带实质部损伤,发生率为 37%

## 二、临床诊断

### (一) 临床查体

包括内翻应力试验(0°及 30°)和胫骨外旋试验(dial test)(图 12-4,5)。如果有可能,尽

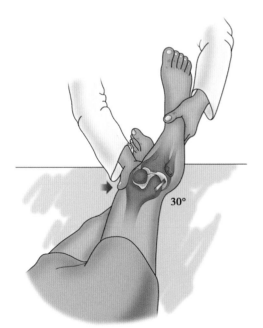

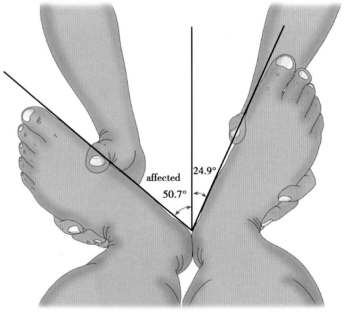

图 12-4　peel-off 损伤临床查体示意图
0°和屈膝 30°内翻应力试验,检查外侧
副韧带稳定性

图 12-5　peel-off 损伤临床查体示意图
胫骨外旋试验:测量足-大腿角,侧-侧差值>10°即可
诊断腘肌腱和(或)腘腓韧带损伤。本图角度侧-侧
差值为 50.7°-24.9°=25.8°

可能进行麻醉下查体(examination under anesthesia,EUA)。

**(二) 关节镜检查**

1. 膝关节外侧沟关节镜探查(图 12-6)　该检查可以有效地发现 peel-off 损伤(图 12-7),建议对多发韧带损伤病例常规探查膝关节外侧沟。

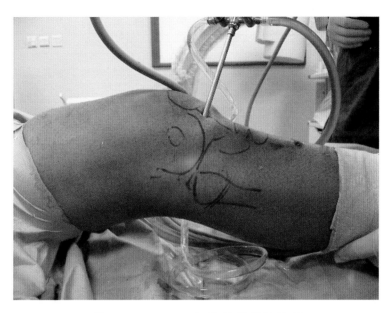

**图 12-6　peel-off 损伤的关节镜诊断**
右膝,屈膝 30°,关节镜自前外侧入路置入,深入至外侧沟,观察 PLC 的股骨附丽区

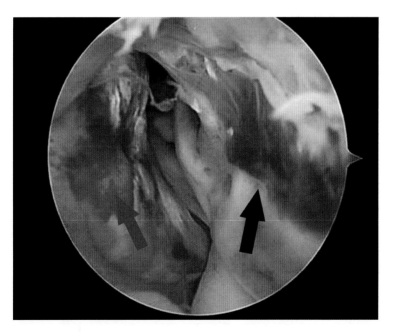

**图 12-7　peel-off 损伤的关节镜诊断**
右膝,腘肌腱和外侧副韧带股骨附着区域淤血、腘肌腱(蓝色箭头)远离骨性附着点,股骨附丽点呈现裸露区(黑色箭头)

2. 膝关节外侧室检查　在膝关节 4 字位探查外侧室,有时会有阳性发现。多见于严重

的 PLC 损伤(图 12-8)。

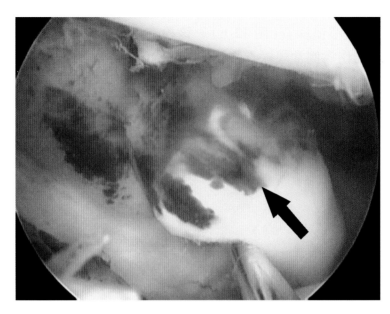

**图 12-8　peel-off 损伤的关节镜诊断**
右膝,4 字位探查外侧室,可见到断裂的腘肌腱断端(黑色箭头)

### (三) MRI 诊断

据笔者的研究,peel-off 损伤 MRI 诊断的准确度与损伤类型有关,Ⅰ型损伤的敏感度和特异度较低,而Ⅲ型很高(图 12-9 ~ 11)。总体来说,MRI 诊断的敏感度为 82%。因此,MRI 诊断需要联合查体和关节镜检查。

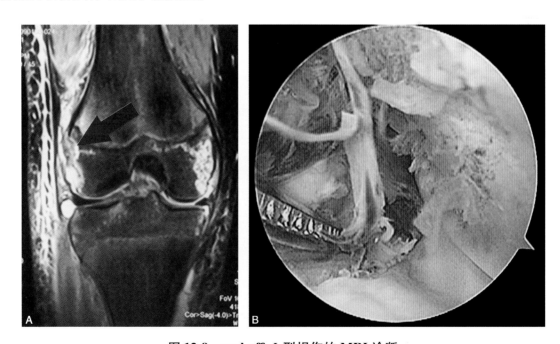

**图 12-9　peel-off Ⅰ型损伤的 MRI 诊断**
A:MRI 示右膝腘肌腱股骨附丽点区域水肿(红色箭头);B:关节镜探查外侧沟图像,可见典型的急性撕脱征象

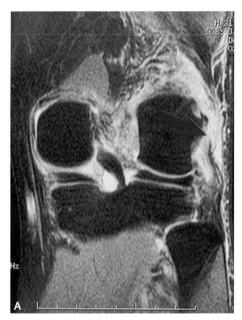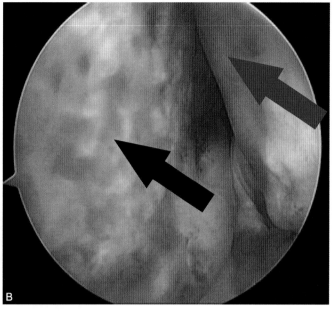

**图 12-10 peel-off Ⅱ型损伤的 MRI 诊断**

A:MRI 示腘肌腱和外侧副韧带股骨附丽点水肿、不连续(红色箭头);B:左膝关节镜探查外侧沟可见急性撕脱征象,骨性裸露区(黑色箭头)以及撕脱的腘肌腱(蓝色箭头)

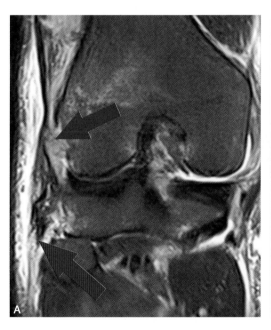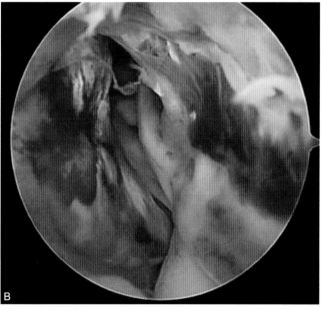

**图 12-11 peel-off Ⅲ型损伤的 MRI 诊断**

A:MRI 示腘肌腱股骨附丽点不连续(红色箭头),外侧副韧带腓骨附丽点撕脱(蓝色箭头);B:右膝关节镜下探查外侧沟,发现急性撕脱征象

## 三、手术治疗

peel-off 损伤的手术治疗包括修补和重建两种。Ⅰ型和Ⅱ型为修补的指征,而Ⅲ型需要

进行移植物重建。

1. 修补手术技术　包括直接固定技术和再张力化固定技术两种（图 12-12,13）。

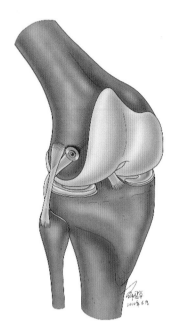

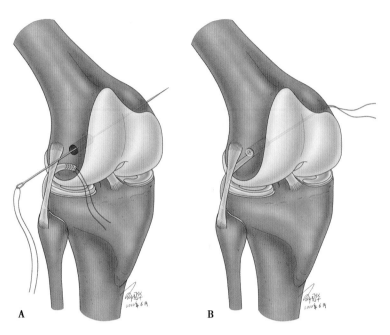

**图 12-12　peel-off Ⅰ型损伤修补技术示意图**
使用金属带齿垫片螺钉直接固定撕脱的腘肌腱

**图 12-13　peel-off Ⅰ型损伤修补技术示意图**
A：在腘肌腱原解剖附着点处钻 2～3cm 盲端骨道，将撕脱的腘肌腱股骨端进行编织缝合；B：将编织的腘肌腱引入骨道，拉紧后使用可吸收挤压螺钉固定或内侧骨皮质悬吊固定，即再张力化固定技术

2. 重建手术技术　Ⅲ型损伤应进行重建手术（详见第十章）。此外，对于陈旧性的Ⅰ型损伤，也需要进行重建手术（图 12-14,15）。

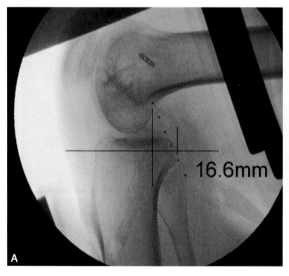

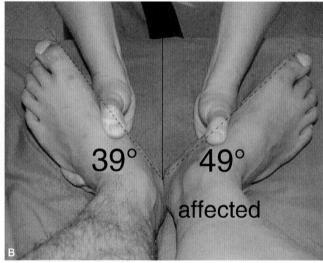

**图 12-14　陈旧性 peel-off 损伤重建手术举例**
A：PCL 手术后，应力 X 线片显示 3 度 PCL 松弛，表明重建的移植物失效；B：麻醉下胫骨外旋试验侧-侧差值 10°，表明腘肌腱损伤

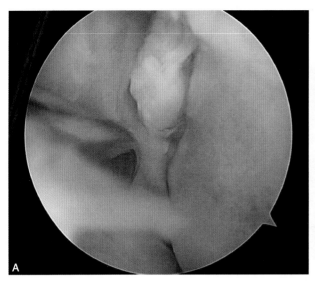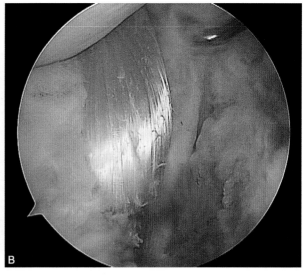

**图 12-15 同上病例**

A：右膝关节镜探查外侧沟，显示腘肌腱原始损伤撕脱的断端，为前次手术所遗漏；B：由于为陈旧性损伤，该病例进行了腘肌腱重建手术，关节镜自后内入路观察腘肌腱移植物的远端部分

3. 联合手术技术 即修补联合重建两种手术技术同时进行。临床病例中，常见到腘肌腱 I 型损伤合并外侧副韧带 III 型损伤（图 12-16 ～ 20），这样的病例可以进行腘肌腱的修补联合外侧副韧带重建。

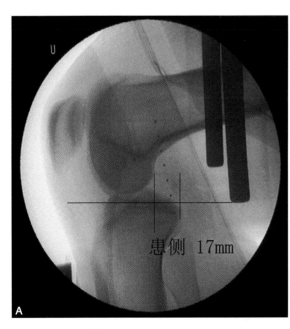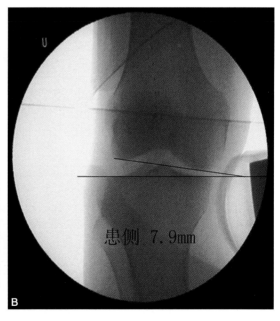

**图 12-16 peel-off 损伤联合手术技术病例。术前麻醉下应力 X 线片**

A：后向松弛度 17mm，为 PCL 3 度损伤；B：外侧间隙张口 7.9mm，表明外侧副韧带 3 度损伤

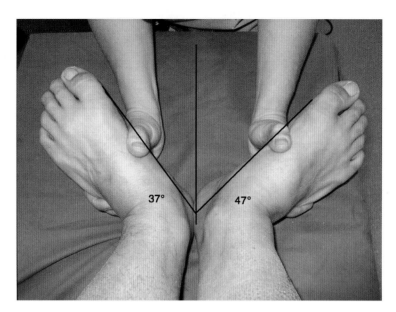

**图 12-17　麻醉下检查胫骨外旋试验**
侧-侧差值为 10°,提示腘肌腱损伤

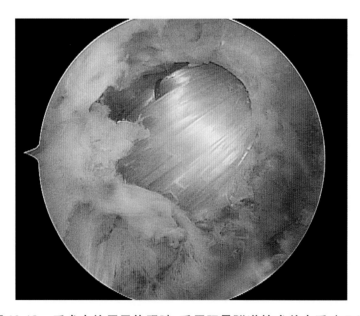

**图 12-18　手术中使用异体跟腱、采用胫骨隧道技术单束重建 PCL**

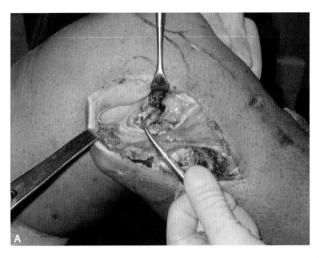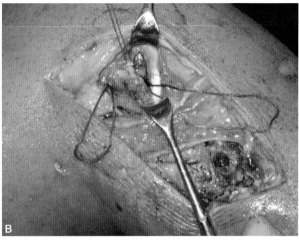

**图 12-19 peel-off 损伤联合手术情况**

A:术中探查发现腘肌腱股骨附丽点Ⅰ型损伤;B:采用再张力化技术修复腘肌腱

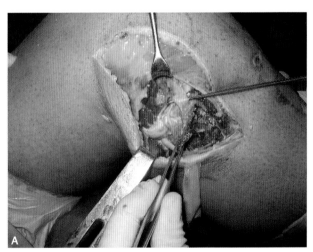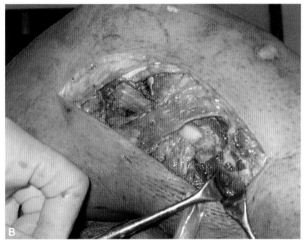

**图 12-20 peel-off 损伤联合手术情况**

A:术中探查发现外侧副韧带多阶段损伤,属Ⅲ型损伤;B:采用异体骨-髌韧带-骨重建外侧副韧带

(冯 华)

# 参 考 文 献

1. Feng H,Zhang H,Hong L,et al. Femoral peel-off lesions in acute posterolateral corner injuries:incidence, classification,and clinical characteristics. Arthroscopy,2011,27(7):951-958

2. Feng H,Zhang H,Hong L,et al. The "lateral gutter drive-through" sign:an arthroscopic indicator of acute femoral avulsion of the popliteus tendon in knee joints. Arthroscopy,2009,25(12):1496-1499

3. Zhang J,Feng H,Hong L,et al. "Floating popliteus tendon injury" in a multiple-ligament knee injury:one case report and arthroscopy-assisted reconstruction. Chin Med J (Engl),2011,124(23):4099-4101

4. LaPrade RF. Posterolateral knee injuries. Anatomy,evaluation,and treatment. New York:Thieme,2006

5. LaPrade RF. Arthroscopic evaluation of the lateral compartment of knees with gradeⅢ posterolateral knee comples injuries. Am J Sports Med,1997,25(5):596-602

6. LaPrade RF, Gilbert TJ, Bollom TS, et al. The magnetic resonance imaging appearance of individual structures of the posterolateral knee. Am J Sports Med, 2000, 28(2):191-199

7. Jakob RP, WarnerJ P. Lateral and posterolateral rotatory instability of the knee//Jakob RP, Staubli HU (eds). The Knee and Cruciate Ligaments. Berlin: Springer-Verlag, 1992, 463-494

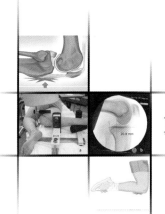

## 第十三章
## 膝关节后交叉韧带、后外复合体
## 损伤合并下肢力线不良的治疗

临床常见的下肢力线不良是膝内翻畸形,常由膝关节内侧间室的骨性关节炎诱发,对于年轻的、爱好运动的患者,可以使用胫骨高位截骨(high tibial osteotomy,HTO)进行治疗。HTO 的适宜人群是年龄在 30~50 岁、希望保持一定运动量并推迟进行单髁置换或者全膝关节置换时间的患者。对这些患者而言,HTO 的目的是为其赢得一定的时间(最好是 10~15年),推迟进行关节置换。

临床上有另外一类患者,膝力线不良(膝内、外翻和膝过伸)伴有韧带源性不稳定,需要进行韧带重建手术治疗。这些患者的韧带损伤通常包括前交叉韧带(ACL)、后交叉韧带(PCL)和后外复合体(PLC)损伤。对于这样的患者,在进行韧带重建手术之前,必须通过手术矫正以获得正常的下肢力线,然后才能进行韧带重建手术。

膝内翻合并后交叉韧带损伤、后外复合体损伤的患者最为常见。治疗原则是一期将膝内翻矫正至中立位,如果需要,二期再进行交叉韧带和后外复合体重建手术。矫正膝内翻的目的是降低韧带重建手术后失效的风险。

### 一、下肢力线不良的分型

不稳定和力线不良相互作用,形成恶性循环的力学环境。患者常常表现为膝关节疼痛、肿胀、不稳感和关节功能障碍。这种情况要比单纯的内侧间室退变形成的骨关节炎性膝内翻复杂得多,需要从多个角度评估整个下肢和膝关节的异常。因此,正确的诊断和合理的治疗方案是获得满意疗效的前提。需要了解股骨和胫骨在冠状面、矢状面的解剖力线,关节不稳定的类型,异常的关节面倾斜(内外侧间室松弛的程度)和韧带损伤的类型(单一韧带损伤或多发韧带损伤)。

对于力线不良的分型,目前有多种分类系统。

1. 膝内翻　Noyes 将此类合并韧带损伤的膝内翻进行分型,分为单相膝内翻(primary varus)、双相膝内翻(double varus)和三相膝内翻(triple varus)(图 13-1)。这种分型方式的基础是骨性异常、外侧韧带松弛和过伸三个要素。

单相膝内翻(primary varus)是指生理性膝内翻和膝关节内侧间隙变窄(骨性关节炎)引

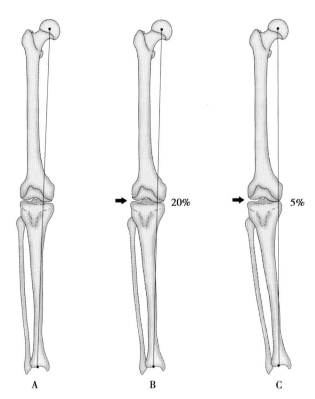

**图 13-1　下肢力线不良的 Noyes 分型**
A：单相膝内翻，即生理性膝内翻和内侧间隙变窄（骨性关节炎）引起的内翻，负重力线通过膝关节内侧间室；
B：双相膝内翻，即骨源性合并韧带源性导致的双因素膝内翻，负重力线通过膝关节内侧间室约 20% 的位置；
C：三相膝内翻，即膝内翻、外侧韧带损伤合并膝关节过伸，负重力线通过膝关节内侧间室<5% 的位置。图中箭头所示为外侧关节间隙张开

起的内翻，下肢负重力线（WBL）移位至膝关节内侧间室。随着关节退变加重和内侧间隙不断变窄，下肢负重力线会进一步内移，外侧间室的承重份额会相对减低。研究表明，3° 的膝内翻会导致内侧间室压力增加 1 倍。

双相膝内翻（double varus）是指在上述单相膝内翻基础上，加上外侧韧带的松弛导致的双因素膝内翻。这种情况下，负重力线内移会更加明显，位于膝关节内侧间室约 20% 的位置。

双相膝内翻来源于两方面：①股骨胫骨的骨性内翻；②后外复合体损伤性松弛导致的外侧关节间隙张开。由于膝关节外侧限制结构功能丧失，导致在负重状态下外侧关节间隙出现非生理性张开趋势。此时，下肢的一系列主动和被动限制肌肉（包括股四头肌、股二头肌、腓肠肌和髂胫束）会进行相应的代偿性对抗。但在失代偿时，就会发生外侧关节间隙恒定张开，出现明显的膝内翻。双相膝内翻的下肢负重力线与单相膝内翻相比会进一步内移。如果患者此时已经存在内侧间室的软骨损伤，或进行了内侧半月板切除手术，内侧间室的状况会进一步恶化。不仅如此，双相膝内翻还会导致不稳定的步态，称为内甩步态（medial thrust），严重影响日常站立和行走功能（图 13-2）。

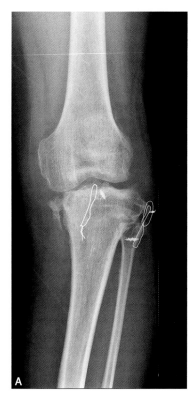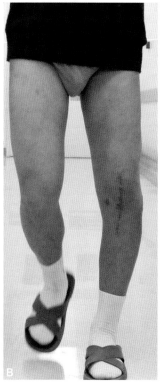

**图 13-2 双相膝内翻病例**
A:X 线片显示膝前交叉韧带、外侧韧带修补术后失效,胫骨
前内缘骨折;B:左膝内甩步态

另外,双相膝内翻的患者通常还会出现膝关节内侧和外侧的疼痛,分别是由于内侧压力过高和外侧软组织(髂胫束和后外侧韧带结构)张力过高所致。

三相膝内翻(triple varus)是指在上述双相膝内翻基础上再加上膝过伸(膝反屈)。其来源包括三方面:①股骨胫骨的骨性内翻;②由于外侧副韧带失效而导致的外侧关节间隙张开;③由于后外侧结构松弛导致的膝反屈,也可能与交叉韧带损伤有关。此时,下肢负重力线会进一步内移,达到膝关节内侧间室约5%的位置,甚至会超出内侧胫骨平台。

该类型的特殊步态称为三相步态,患者通常难于站立,不能独立行走(图 13-3)。

2. 膝外翻 与上述的膝内翻分类相对应,膝外翻也可以分为单相膝外翻(primary valgus)、双相膝外翻(double valgus)和三相膝外翻(triple valgus)。但相比于内翻,双相膝外翻和三相膝外翻的病例较少,行走时呈现不稳定的外甩步态(lateral thrust)(图 13-4)。

3. 过伸畸形 膝关节脱位、多发韧带损伤、胫骨平台骨折、后关节囊损伤、后外/后内结构损伤,都是导致膝关节过伸畸形的常见原因。过伸畸形可以合并内翻或外翻畸形(如上所述),也可以单独发生(图 13-5)。

轻度的过伸畸形往往可以代偿,当过伸>10°~15°时,会出现膝关节不稳定。患者往往表现为一种屈膝保护步态(图 13-6)。

4. 基于发生平面的力线不良分类 如表 13-1 所示,该分类更加强调在冠状面和矢状面全面评估力线不良,其中较易忽视的是矢状面的评估。

5. 基于膝关节对合关系的分类 如表 13-2 所示,该分类强调在力线不良时评估膝关节的

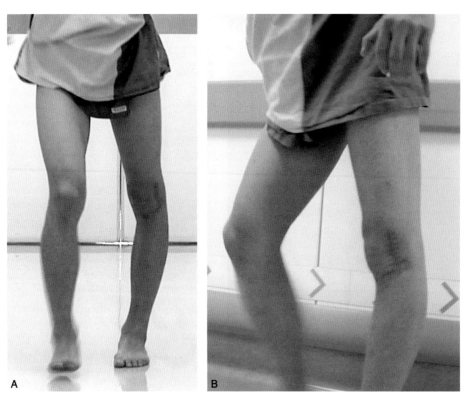

**图 13-3　三相膝内翻(triple varus)病例**

左膝后外复合体损伤术后失效,导致畸形、不稳定步态 A:内翻畸形;B:过伸畸形

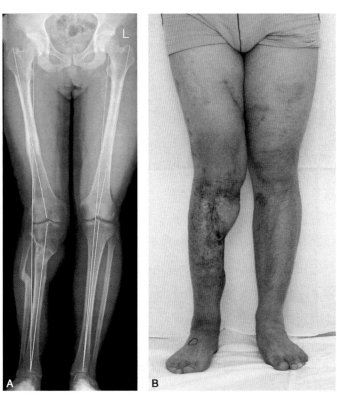

**图 13-4　双相膝外翻(double valgus)病例**

A:右膝多发骨折、多发韧带损伤导致的外翻畸形;
B:膝外翻畸形,患者行走时不稳,呈现外甩步态
(lateral thrust)

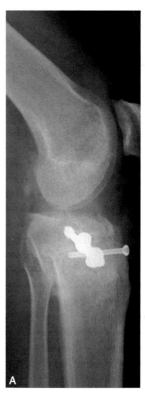

**图 13-5　膝关节过伸畸形**

A:胫骨平台骨折术后,后倾角变小
导致膝过伸;B:膝关节脱位后,后
关节囊松弛导致的过伸畸形

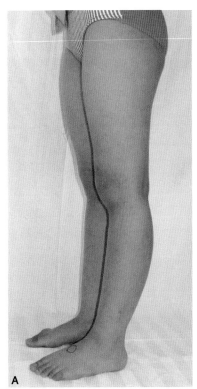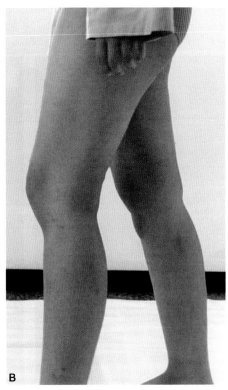

**图13-6 膝过伸畸形病例**
A:左膝过伸15°;B:左膝在负重期的屈膝保护步态

| 表13-1 基于发生平面的力线不良分类 | 表13-2 基于股骨-胫骨关节对合关系的力线不良分类 |
|---|---|
| • 单平面<br><br>膝内翻:单相膝内翻,双相膝内翻<br><br>膝外翻:单相膝外翻,双相膝外翻<br><br>膝过伸<br><br>• 双平面<br><br>内翻+过伸:三相膝内翻<br><br>外翻+过伸:三相膝外翻 | • 无脱位型<br><br>膝内翻:单相膝内翻,双相膝内翻<br><br>膝外翻:单相膝外翻,双相膝外翻<br><br>膝过伸<br><br>• 固定性半脱位型<br><br>固定性前方半脱位合并力线不良<br><br>固定性后方半脱位合并力线不良<br><br>固定性后外旋转半脱位合并力线不良 |

股-胫关节的对合关系,当出现不可复位性脱位或半脱位时,恢复股-胫关节的对合关系往往成为决定治疗方案的先决考虑因素(图13-7)。

力线不良合并韧带不稳定且没有膝关节固定性脱位是进行截骨手术(股骨远端和胫骨高位截骨)的适应证。如果不矫正下肢力线不良,单纯进行韧带重建,则重建的移植物会受到反复的牵拉应力,逐渐松弛甚至失效(图13-8)。相反地,如果力线得到矫正,则多数患者往往不需要再接受韧带重建手术。这种原理被称为骨保护韧带(表13-3)。

205

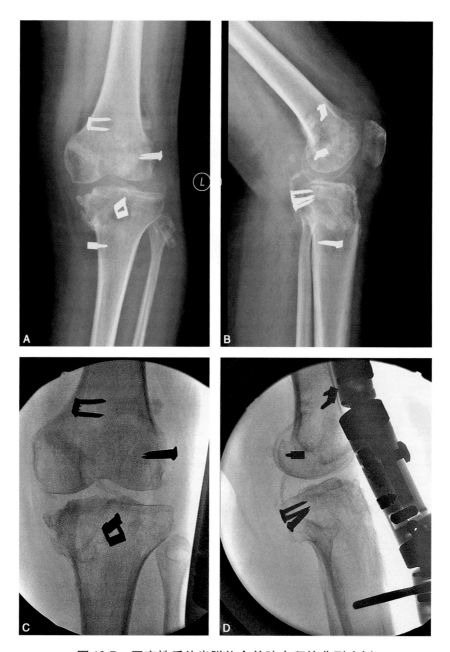

**图 13-7 固定性后外半脱位合并膝内翻的典型病例**

A：该患者后交叉韧带及后外复合体损伤，胫骨前内侧缘骨折，经历韧带重建手术，术后韧带失效，出现膝关节后外旋转半脱位及膝内翻；B：术前膝关节后外半脱位；C：进行切开复位，术中透视获得满意的复位；D：外固定架固定，首先恢复股-胫关节的正常对合关系

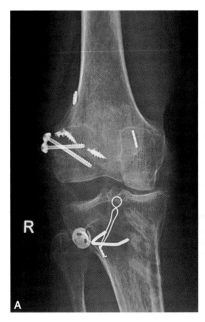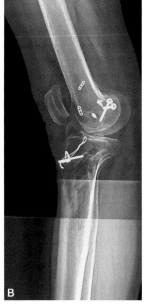

**图 13-8　力线不良导致重建韧带失效典型病例**

该患者为三相不稳定(triple varus),由于没有矫正力线,导
致多次后交叉韧带/后外复合体手术失效

A:内翻畸形,外侧间隙明显张开;B:过伸畸形近30°

**表 13-3　合并韧带损伤的 HTO 的手术时机**

- 单相膝内翻:交叉韧带重建可以与 HTO 同时进行,或者二期再进行韧带重建(没有异常的膝关节外侧间隙张开)
- 双相膝内翻:首先进行 HTO,后外侧结构会随着力线改善而短缩。如果需要,二期再进行交叉韧带重建和后外复合体重建
- 三相膝内翻:首先进行 HTO,二期进行交叉韧带重建和后外复合体重建

## 二、临床检查

临床检查需要尽可能发现膝关节所有的异常,主要包括:①髌骨-股骨关节,特别是可能存在的伸膝装置力线不良。这种情况可能是胫骨过度外旋或胫骨后外侧半脱位造成的;②在内翻应力下,膝关节内侧间隙的摩擦音或者弹响,可能意味着内侧间室的关节软骨损伤(即使影像学检查无异常表现);③膝关节外侧软组织结构的疼痛或炎性反应,可能与后外侧结构过度牵拉有关;④行走或慢跑时步态异常,包括膝关节过伸步态或内甩步态(varus thrust);⑤与健侧膝关节相比,患侧出现异常的膝关节活动受限或半脱位。

在进行查体时,首先需要检查膝关节的台阶征。在屈膝90°位检查内侧胫骨平台相对于股骨内髁的位置,以确定患者是否存在膝关节后向不稳定。屈膝20°时,使用 KT-1000 测量仪测量胫骨最大的前后向松弛度。同时进行 Lachman 试验、轴移试验检查。在屈膝0°位和屈膝30°位进行内翻应力试验评估外侧副韧带情况,注意要评估双侧膝关节外侧间隙张开的程度(以毫米计量)。

### 三、放射学评估

放射学评估的主要依据是负重位双下肢全长像。双下肢的负重位全长正位像(图 13-9),包括双下肢的从股骨头到踝关节的正位 X 线片,拍摄时注意伸直膝关节,避免膝关节过伸。如果患者存在外侧副韧带损伤,其膝关节外侧关节间隙可能张开,此时会影响医生对下肢骨性力线的准确判断。如果发现外侧关节间隙张开,需要扣除此时外侧关节间隙张开的角度,以获得正确的下肢骨性力线数值,避免后期截骨矫正时因过度矫正而造成膝外翻。

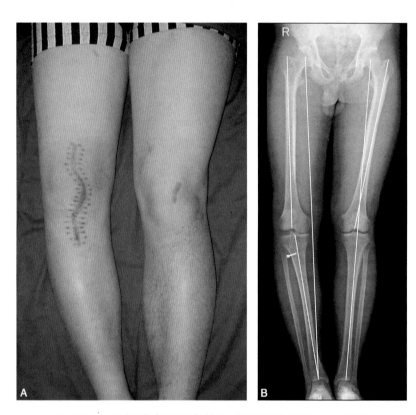

**图 13-9 双相膝内翻患者体位像和下肢负重位全长像**
A:体位像显示右膝内翻;B:下肢负重位全长像可见外侧关节间隙张
开,下肢负重力线通过膝关节内侧

另外,检查者需要注意膝关节的跷跷板效应,即由于患者存在膝内翻,同时合并内侧胫骨(或内侧股骨)严重的骨缺损,负重时膝关节的内、外侧间室不能同时接触的现象。胫骨的活动类似于跷跷板,随着膝关节内、外翻,内侧或外侧间室分别接触,非接触一侧的间室显著分离。骨缺损可能是严重的骨性关节炎所致,也可能是既往胫骨平台塌陷骨折没有得到充分复位所致(图 13-10)。跷跷板样膝关节不存在使内外侧间室同时接触的平衡点,因此,负重时仍然是膝关节内侧或外侧间室单独承担全部负重,此类病例通过 HTO 难以显著减轻内侧间室的负荷(图 13-11)。

进一步的影像学检查包括屈膝 30°位的膝关节侧位像、屈膝 45°负重的后前位像和髌骨切线位像。另外,膝关节内外翻应力像有助于进一步评估膝关节的内、外侧稳定性(图 13-12)。

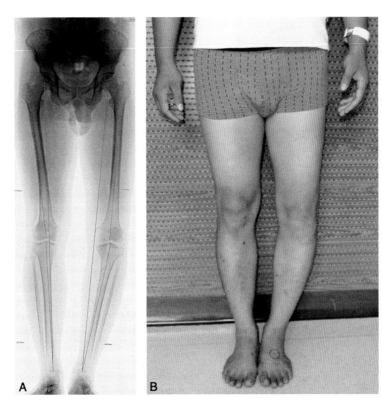

**图 13-10 左膝陈旧胫骨平台内侧骨折合并后交叉韧带、后外复合体损伤,为双相膝内翻**

A:下肢负重位全长像,显示左膝内翻,外侧关节间隙张开;

B:体位像显示左膝内翻

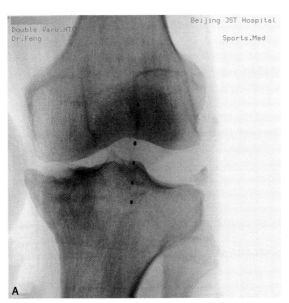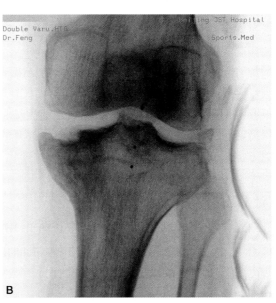

**图 13-11 跷跷板效应**

A:患者膝关节 X 线片显示,由于胫骨平台塌陷,膝关节不存在内外侧间室同时接触的平衡点,内翻应力下膝关节内侧间室接触而外侧间室显著分离;B:外翻应力下外侧间室接触而内侧间室分离,这种现象称为跷跷板效应

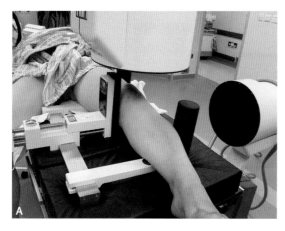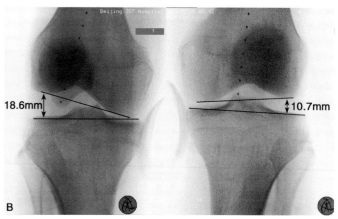

**图 13-12　膝关节内翻应力像**

A：使用 Telos 装置拍摄膝关节内翻应力像；B：右膝外侧关节间隙张开 18.6mm，左膝外侧关节间隙张开 10.7mm，侧-侧差值为 18.6−10.7＝7.9mm

使用膝关节侧位像评估双侧髌骨高度，评估患者是否存在高位或低位髌骨。因为后续选择的内侧撑开或外侧闭合的胫骨高位截骨可能会进一步影响髌骨高度。

## 四、术前规划(表 13-4)

**表 13-4　HTO 的术前规划**

- 计算需要矫正的角度，从而重新分布股骨和胫骨的受力
- 如果存在因后外复合体损伤而导致的外侧间隙张开，需要扣除此时张开的角度，避免过度矫正而导致膝外翻
- 通过双下肢负重位全长像绘制下肢负重力线
- 使用膝关节侧位像测量胫骨平台后倾角
- 增加胫骨平台后倾会增加胫骨前移，导致 ACL 承受的张力增加
- 减小胫骨平台后倾会增加胫骨后移，导致 PCL 承受的张力增加
- 不要改变正常的胫骨平台后倾，除非术前测量胫骨平台后倾角度异常
- 保持胫骨平台后倾角度不变的方法：内侧撑开的 HTO，前方撑开间隙＝1/2 后内侧撑开间隙
- 前方撑开间隙变化 1mm＝胫骨平台后倾角变化 2°

### 计算正确的矫正角度

术前需要准确测量并计算正确的矫正角度，从而保证截骨后的股骨和胫骨的受力重新分布，并且不会改变胫骨平台后倾和冠状面的关节间隙与地面的平行关系。正常的股骨和胫骨在冠状面的力线如图 13-13 所示。

膝关节外侧副韧带或后外复合体损伤后，外侧结构松弛或者缺失会导致膝关节外侧关节间隙张开，加重膝内翻的程度。如果检查者术前没有正确认识外侧结构松弛导致的膝内翻加重，会导致矫正不足或者过度矫正。另外，由于患者可能需要进行二期的后外复合体重建手术，因此 HTO 的首选方案是内侧撑开截骨。

术前规划时需要使用下肢负重位全长像 X 线片，可以在打印胶片或者数码工作站上进

行规划。

1. 方法一(图 13-14A)

(1) 确定下肢机械轴:描画股骨头中心至踝关节中心的连线;

(2) 确定新的负重轴线:从股骨头中心通过膝关节理想位置的轴线,位于胫骨平台 50% ~62% 的位置;

(3) 确定内侧撑开楔形的角度:将新的负重轴线与胫骨平台的交点与踝关节中心相连,这条线与新的负重轴线的夹角即为楔形撑开的角度。

2. 方法二(图 13-14B)

(1) 确定轴点:一般轴点位于胫骨外侧皮质与上胫腓关节上缘处。需要注意的是,理想的轴点位置可能根据患者特定的解剖而变化,但是必须位于关节面下方至少 1.5cm 处;

(2) 将轴点与踝关节的新中心以及原中心相连,撑开楔形的角度即为两条线的夹角;

(3) 确定截骨的位置:截骨平面应该位于鹅足上缘,保证在截骨近端留有足够的空间容纳内固定接骨板近端的螺钉。特别是在使用如 TomoFix 的锁定接骨板时,应避免接骨板近端第四孔的螺钉进入截骨区。

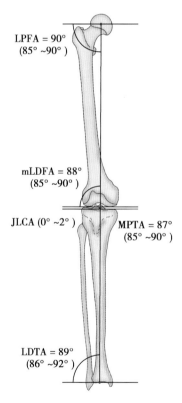

**图 13-13 正常下肢力线的冠状面示意图**

LPFA:外侧近端股骨角,mLDFA:股骨远端外侧力线角,MPTA:内侧近端胫骨角,LDTA:外侧远端胫骨角,JLCA:外侧关节间隙角

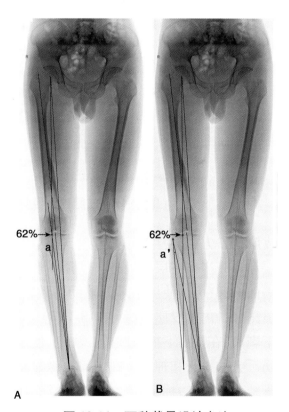

**图 13-14 两种截骨设计方法**

A:截骨角度 a 为股骨头中心、踝关节中心与 62% 点连线的夹角;B:截骨角度 a' 为新、旧踝关节中心至轴点的连线的夹角

## 五、手术技术

1. 患者体位　术中需要透视,因此需要使用透X线的手术床。

患者应采取平卧位,在手术台上安装外侧挡板与脚踏,外侧挡板位于大腿外侧的止血带水平,脚踏可以使膝关节维持在屈膝90°,这样就可以在术中方便地在膝关节伸直和屈膝90°位间转换体位。确保术中患者的髋关节、膝关节和踝关节在透视过程中不被遮挡。手术铺单时要保留足够的空间,方便触摸髂前上棘和透视股骨头中心。如果术中需要取髂骨植骨,需要消毒和铺单对侧髂嵴。

2. 手术切口和显露　膝关节屈膝90°位,在皮肤上标记重要的解剖结构,包括内侧关节间隙和鹅足。建议使用直切口,切口位于胫骨结节至胫骨后内缘的中线位置,长度约8～10cm,起自内侧胫骨平台下方,长度需要跨过鹅足水平(图13-15)。

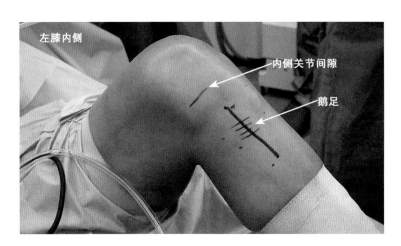

**图13-15　左膝内侧胫骨高位截骨的切口示意图**

沿皮肤切口方向,使用圆刀直接切透软组织,达到胫骨的骨皮质,将筋膜、鹅足、内侧副韧带浅层和骨膜当作一层来处理。使用骨膜剥离器沿切口的位置向胫骨后缘剥离,将骨膜从胫骨表面掀起,可以使用手术刀辅助将致密的纤维从胫骨上分离(图13-16A),骨膜下剥离直至显露胫骨内侧皮质后缘(图13-16B)。然后,沿胫骨内侧皮质后缘继续向胫骨后方进行骨膜下剥离,在骨膜下插入圆撬。注意,使用骨膜剥离器在胫骨后方剥离时,一定要小心,避免损伤后方的血管和神经。在切口前缘显露髌腱的内侧缘,使用拉钩将髌腱拉起,显露髌腱在胫骨结节的止点,标记胫骨结节的上缘,作为冠状面截骨的定位标志。

3. 确认截骨位置　首先标记双平面截骨线:横断截骨面位于鹅足上缘,方向平行于胫骨内侧平台,距离内侧胫骨平台约50mm,截骨线顶点距离胫骨外侧皮质约10mm,距离外侧关节面>15mm;冠状截骨面位于横断截骨面的前1/3位置,方向基本平行于胫骨前方骨皮质,冠状截骨面与横断截骨面形成约110°夹角(图13-17)。

透视定位:膝关节完全伸直,在透视下调整膝关节的位置直至获得标准正位像。在正位像上对齐胫骨内外侧平台,然后将下肢内外旋,调整髌骨,使之完全位于膝关节前方,此时腓骨头的1/3与胫骨重叠。在透视引导下将第1枚克氏针打入胫骨近端,入针点位于横断截

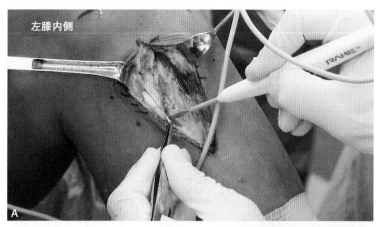
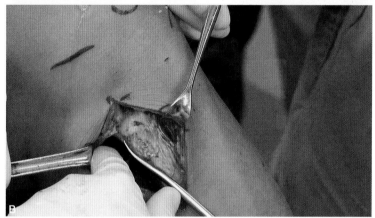

**图 13-16　左膝内侧,松解内侧副韧带**
A:将内侧副韧带和骨膜从胫骨表面掀起;B:使用骨膜剥离器在骨膜下剥离,越过胫骨内侧皮质后缘至胫骨后方

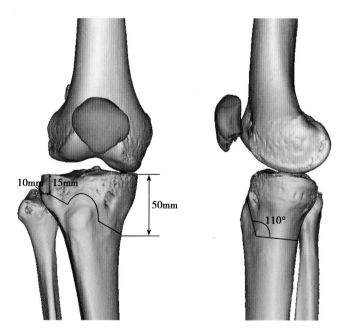

**图 13-17　双平面截骨示意图**

骨线,胫骨内侧皮质后缘稍偏前的位置,方向指向术前规划的轴点(位于腓骨尖的位置),距离外侧胫骨平台的高度>15mm,距离胫骨外侧皮质约10mm,以保留足够的合页。确认位置无误后,在透视引导下打入第2枚克氏针,位于第1枚克氏针前方2cm处,方向与第1枚克氏针平行,两枚克氏针所标示的就是截骨平面。如果需要,可以打入第3枚克氏针进行定位(图13-18)。

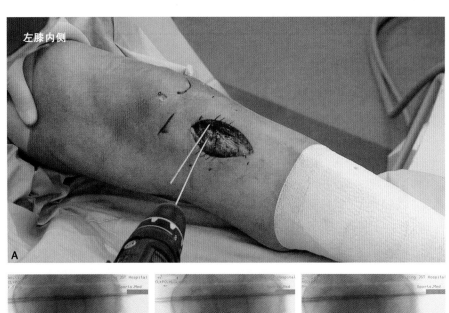

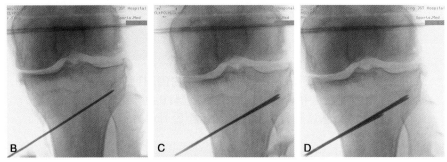

**图13-18　透视引导下置入克氏针**

A:透视下置入克氏针;B:第1枚克氏针的入针点位于横断截骨线,胫骨内侧皮质后缘稍偏前的位置,方向指向术前规划的轴点;C:第2枚与之平行,在第1枚前方2cm;C:第3枚克氏针的入针点位于横断截骨面与冠状截骨面的交点处,位于胫骨截骨线位置宽度的前1/3,方向与前两枚克氏针平行

第3枚克氏针位于双平面截骨的横断截骨面与冠状截骨面的交点处——位于胫骨截骨线位置宽度的前1/3,方向与前两枚克氏针平行。双平面截骨的冠状截骨面向近端延伸至髌腱止点的后缘。胫骨结节骨块厚度=横断截骨线位置的胫骨前后径×1/3,宽度应大于髌腱的胫骨止点宽度,一般>15mm。

3枚克氏针确定了横断截骨面的位置,其方向平行于胫骨平台后倾角。需要注意的是,要确保截骨面近端为内固定接骨板近端的螺钉保留了足够的空间,一般要求截骨面距离胫骨内侧平台边缘>30mm。

如果需要测量截骨深度,可以用相同长度的克氏针与3枚克氏针对比,计算相对长度差,即为截骨深度。横断截骨面前后缘的截骨深度不同,一般地,胫骨后方比前方多5~10mm。

4. 截骨　为了便于使用摆锯截骨,可以将克氏针截短。将保护拉钩置于胫骨后方,保护后方的血管和神经结构。根据测量的截骨深度,在锯片上标记出截骨的安全深度。使用摆锯在克氏针下方以克氏针作为引导进行横断面截骨,保证锯片紧贴克氏针(图 13-19)。在截骨过程中,需要不断透视以确定锯片的方向与导针方向一致(图 13-20)。同时,需要注意对胫骨后内侧皮质的截骨,笔者的经验是使用手指沿胫骨后方皮质触摸截骨线,这样既可以感知截骨的深度,同时能够保护后方的血管神经结构,以避免损伤。在截骨过程中,可以使用生理盐水不断对锯片进行降温处理。

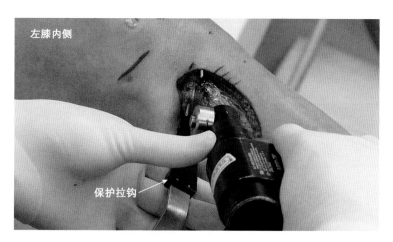

**图 13-19　使用摆锯沿着 3 枚定位针进行横断面截骨**
锯片在导针下方紧贴导针;同时,在截骨区域的胫骨后方放置保护拉钩,保护后方的血管神经结构

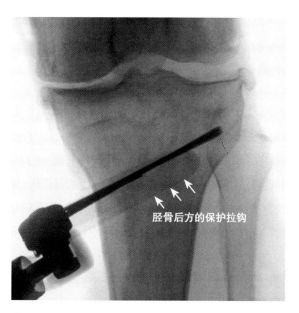

**图 13-20　截骨过程中,需要不断透视,确认锯片沿着导针的方向行进**
图中箭头所指为放置在胫骨后方的保护拉钩

当横断面截骨达到需要的深度后,使用小摆锯进行前方的冠状面截骨(图 13-21,22)。冠状面截骨应当贯穿胫骨前方的内外侧皮质。完成截骨后,可以使用接骨板尺插入横断面截骨线,探测横断截骨面的前后缘是否达到所需的深度。

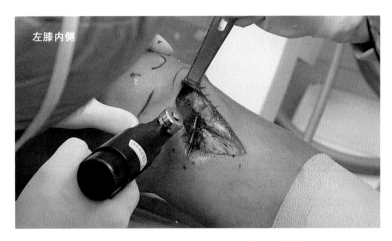

**图 13-21　使用摆锯进行冠状面截骨**

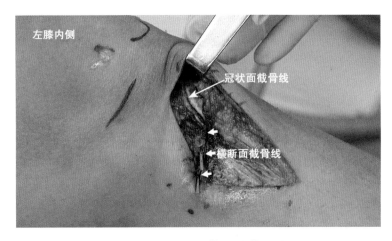

**图 13-22　双平面截骨的截骨线**
白色粗箭头所指为横断面截骨线,白色细箭头所指为冠状面截
骨线,两个截骨线之间夹角110°

5. 撑开截骨区　使用3把骨刀技术逐渐撑开截骨区(图13-23)。选择3把宽度、厚度和长度一致的骨刀,首先将第1把骨刀插入横断面截骨区,使用锤子轻轻锤击,将骨刀推进至胫骨外侧的轴点处,透视确认骨刀的深度。然后,在第1把骨刀与克氏针之间插入第2把骨刀,其插入深度要比第1把骨刀短10mm。如果需要继续撑开,则在第1和第2把骨刀之间插入第3把骨刀,其插入深度比第2把骨刀短10mm(图13-24)。使用3把骨刀技术可以缓慢地逐渐撑开截骨区域,防止外侧皮质骨折。如果使用暴力撑开或者撑开速度过快,可能产生胫骨外侧合页骨折。

　　如果需要继续撑开,可以使用专用的 TomoFix 撑开器(图13-25)。在用3把骨刀撑开一定空间后,移除骨刀,使用锤子将 TomoFix 撑开器打入,直至其到达截骨线顶点(距离外侧胫骨皮质10mm)。可以根据撑开器上的刻度确定是否达到所需深度,也可以使用透视确定撑开器的尖端达到轴点(图13-26)。用改锥缓慢旋转螺钉,使截骨区撑开,直至获得所需的撑开距离。

6. 检查力线　当撑开距离达到术前计算的距离后,使用力线杆确认下肢力线是否已经得到矫正(图13-27)。将膝关节伸直,避免出现屈膝或过伸,将力线杆置于腿上,近端置于

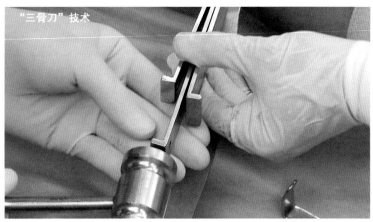

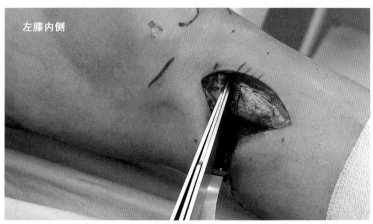

**图 13-23 使用 3 把骨刀技术逐渐撑开截骨区**
3 把骨刀插入的深度依次递减 10mm,缓慢地撑开截骨区,防止出现胫骨外侧合页骨折

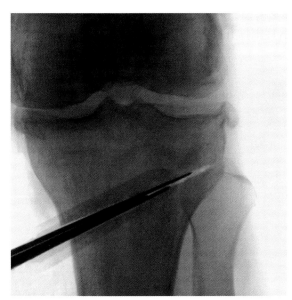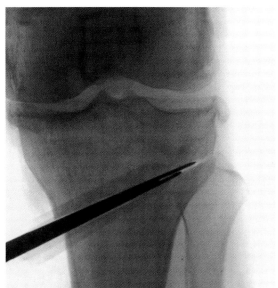

**图 13-24 透视下确认 3 把骨刀进入的深度,逐渐撑开截骨区域**

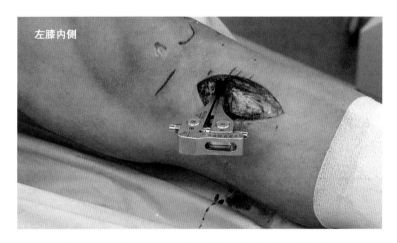

图 13-25　使用 TomoFix 撑开器继续撑开截骨区

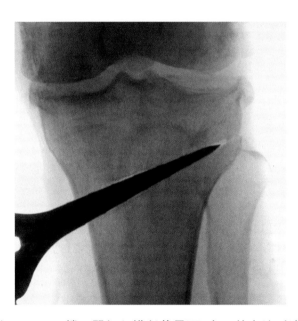

图 13-26　将 TomoFix 撑开器打入横断截骨面,直至其尖端到达截骨线顶点
使用 TomoFix 撑开器逐渐撑开截骨区

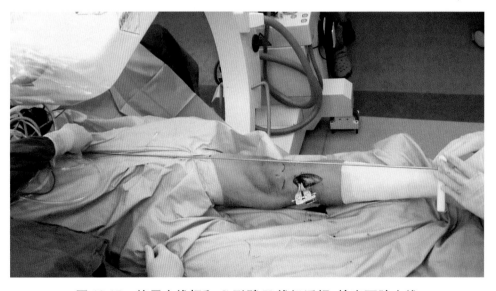

图 13-27　使用力线杆和 C 形臂 X 线机透视,检查下肢力线

股骨头中心,远端置于踝关节中心。使用 C 形臂 X 线机透视髋关节和踝关节,确认力线杆通过股骨头和踝关节中心;然后,将 C 形臂 X 线机移动至膝关节,透视膝关节正位,检查力线杆通过胫骨平台的位置。此例患者矫正后的力线通过胫骨平台 54.3% 的位置(图 13-28)。

同时,需要注意控制胫骨平台后倾角度。内侧撑开截骨既可以在冠状面调节内外翻,同时也可以在矢状面调节胫骨后倾,依赖于胫骨后内侧撑开的间隙和前方撑开间隙的比例(表 13-5)。Noyes 等的研究显示,如果截骨平面前后缘撑开距离一致,胫骨平台后倾角就会增加;如果需要维持胫骨平台后倾角不变,则需要控制截骨平面前方撑开间隙与后缘撑开间隙的比例为 1∶2。笔者的经验是,术前测量患侧与健侧膝关节伸直(或者过伸)的角度,调整胫骨平台后倾角度。如果术前患者为双相膝内翻,无膝关节过伸,则在进行胫骨内侧撑开截骨时,需要严格控制胫骨平台的后倾角度,使撑开后膝关节仍然能够伸直(或过伸),保证伸膝(或过伸)角度与术前一致,以避免出现伸直受限。如果患者术前是三相膝内翻,即膝内翻合并膝关节过伸,可以通过调整胫骨前后缘撑开间隙的比例,在矫正内翻的同时矫正膝关节过伸,使患肢达到与健侧相同的伸直角度。

7. 接骨板内固定　使用两个楔形撑开器分别置于胫骨前后缘撑开间隙,替代 TomoFix 撑开器,维持撑开间隙,注意控制膝关节过伸。笔者推荐使用 TomoFix 锁定接骨板进行固定。取出克氏针,通过皮下在两个楔形撑开器之间插入接骨板,接骨板的远端需要贴附于胫骨表面,并尽量靠近胫骨中线,避免突出在前方或后方皮质外。透视下确认接骨板位置,确认近端所有螺钉不会穿入关节或者进入截骨区,接骨板的实心部分应该覆盖截骨区,近端锁定螺钉应位于关节面下 1cm 的位置,可以在近端钉孔中使用克氏针临时固定接骨板(图 13-29,30)。

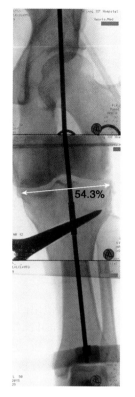

**图 13-28　术中透视髋、膝、踝关节,检查矫正后的下肢力线**
此例患者下肢力线矫正后通过胫骨平台 54.3% 的位置

**表 13-5　撑开截骨:如何保持胫骨平台后倾角度?**

- 内侧撑开截骨既可以在冠状面调节内外翻,也可以在矢状面调节胫骨后倾,分别依赖于胫骨后内侧撑开的间隙和前方撑开的间隙
- 胫骨前方撑开间隙每变化 1mm,会导致胫骨平台后倾角变化 2°
- Noyes 等的研究显示,如果截骨平面前后缘撑开距离一致,胫骨平台后倾角就会增加;如果需要维持胫骨平台后倾角不变,则需要控制截骨平面前后缘撑开距离的比例为 1∶2

确认接骨板位置无误后,在近端的 A 孔和 C 孔中置入锁定螺钉,移除 B 孔的临时固定克氏针并换成锁定螺钉。然后,在结合孔 1 内的动力孔中,以中立位置入 1 枚临时拉力螺钉(图 13-31)。注意拉力螺钉的方向应略朝向远端,以避免干扰之后将在此孔(结合孔的锁定

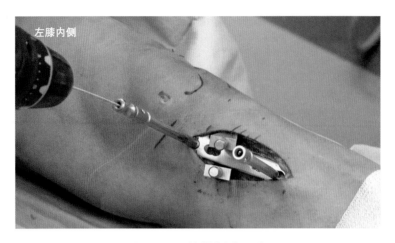

**图 13-29　接骨板内固定**
使用两个楔形撑开器分别置于胫骨前后缘撑开间隙,替代 To-
moFix 撑开器,维持撑开间隙。在两个楔形撑开器之间插入接
骨板,透视确认接骨板位置,在近端钉孔中使用克氏针临时固定
接骨板

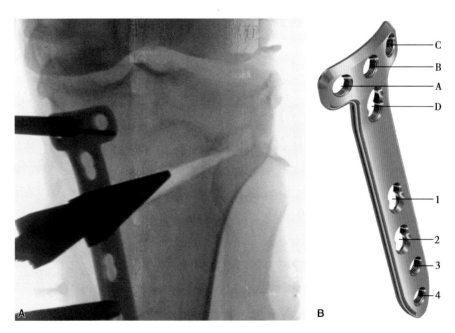

**图 13-30　透视下确认接骨板位置**
A:确认接骨板近端所有螺钉都不会穿入关节或者进入截骨区,接骨板的
实心部分应该覆盖截骨区,近端锁定螺钉应位于关节面下 1cm 的位置;
B:TomoFix接骨板的钉孔示意图

部分）置入的锁定螺钉。

此时，在拧紧邻时拉力螺钉之前，需要最后一次确认下肢力线和胫骨平台后倾角度。将膝关节完全伸直，足跟使用木墩垫起，根据需要调整膝关节伸直（或者过伸）角度，人为施加力量使膝关节达到预期的伸直（或过伸）角度，最后再拧紧拉力螺钉。

再次使用力线杆透视髋膝踝关节，确认下肢力线（图13-31），避免出现矫正丢失。如果需要，可以松开螺钉进行最后的调整。同时，需要注意双平面截骨的冠状截骨面的前方骨接触。

技巧：拉力螺钉将远端截骨块拉向接骨板，并且使接骨板略微弯曲，从而实现对外侧轴点的加压。接骨板的轻微变形产生了弹性预应力，会在外侧轴点处产生压力，从而使外侧轴点处可能出现的裂隙闭合，截骨面在外侧出现的分离现象减少。需要注意，当缓慢拧紧拉力螺钉时，应密切观察截骨区，防止出现继发的矫形丢失。

最后，在剩余的锁定孔内依次置入锁定螺钉，然后取出临时固定的拉力螺钉，更换为锁定螺钉，完成截骨内固定。使用 C 形臂机透视膝关节正侧位，确认截骨矫形的结果和内固定物位置无误（图13-32,33）。

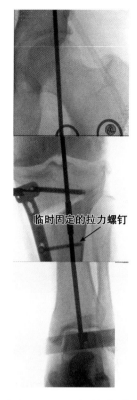

图 13-31　在拧紧临时拉力螺钉之后，再次透视确认下肢力线，避免出现矫正丢失

如果撑开间隙较大，可以使用自体髂骨植骨。如果撑开间隙<10mm，也可以不进行植骨。笔者推荐使用 TomoFix 锁定接骨板系统进行截骨固定，防止出现截骨面塌陷而导致矫正丢失。如果使用非锁定接骨板系统进行内固定，需要使用自体三皮质髂骨块进行植骨（图13-34），以维持撑开的截骨间隙，防止塌陷。使用锁定接骨板和锁定螺钉、自体骨植骨，并保持外侧皮质完整的支撑，可以促进开放式截骨愈合，减少术后矫正角度的丢失。

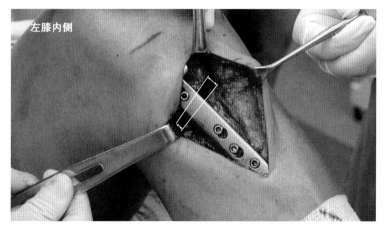

图 13-32　将所有螺钉锁紧，完成固定

图中可以看到撑开的截骨间隙前后缘并不相等，用来控制胫骨平台的后倾角度，避免出现膝关节伸直受限

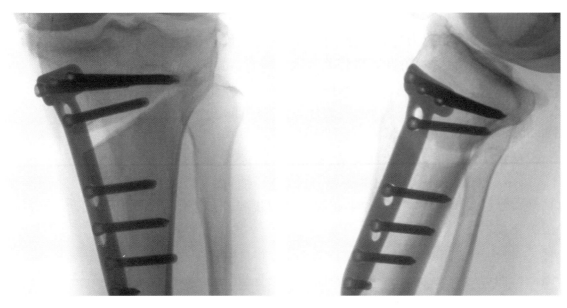

**图 13-33　固定完成后,透视膝关节正侧位像**

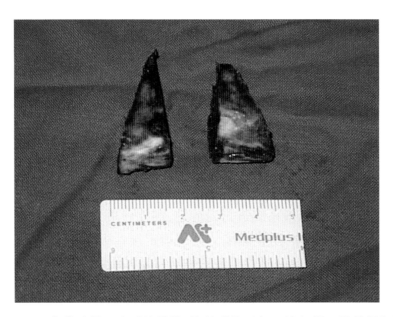

**图 13-34　自体髂骨三皮质植骨块,修整成楔形便于植入撑开的截骨间隙**

## 六、计算机导航在胫骨高位截骨中的作用

笔者使用 BrainLab 公司的 HTO 导航软件,用于 HTO 的术中导航。首先在股骨前外侧和胫骨前内侧分别安装股骨和胫骨导航追踪器(图 13-35),追踪器与股骨和胫骨通过螺纹针连接。一定要保证追踪器固定牢固,并且确定各个连接的关节完全锁紧,防止出现追踪器被误碰发生移动而造成无法定位。

按照导航系统软件提示,选择侧别和截骨方法(内侧撑开的 HTO)。通过屈伸髋关节,导航系统能够追踪并定位股骨头中心。然后使用指点器分别标定股骨内外髁、胫骨内外侧平台和内外踝(图 13-35),系统可以根据这些标记点进行定位。将患肢抬起,完全伸直(或

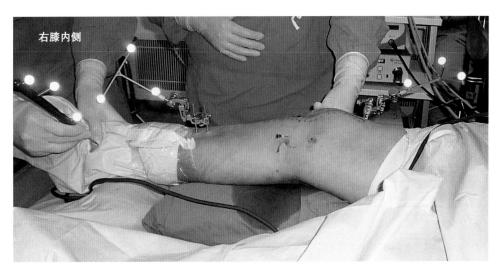

**图 13-35**　右膝导航辅助下进行胫骨高位截骨，股骨和胫骨侧分别安装追踪器

过伸），导航软件能够自动测量下肢力线，膝关节过伸和内翻的角度会显示在屏幕上（图 13-36，37）。

根据导航系统的引导，分别标记选定的截骨起点和止点，这样导航系统能够生成虚拟的截骨面（图 13-38）。可以进一步调整虚拟截骨面的高度和倾斜角度，以避开胫骨结节，避免损伤髌韧带的胫骨止点。根据之前导航系统测量的下肢力线，系统能够虚拟出截骨后的矫形效果和需要撑开的距离（图 13-39）。

确认虚拟截骨面的位置和角度后，在导航导向器的引导下，置入两枚 2.0mm 克氏针（图 13-40）。两枚克氏针均位于虚拟的导航平面内（图 13-41），标记实际的截骨平面。使用 C 形臂 X 线机透视确认克氏针的位置无误（图 13-42）后，进行截骨。在截骨过程中，可以暂时取掉股骨和胫骨的导航追踪器，防止在截骨过程中误碰追踪器造成移位。

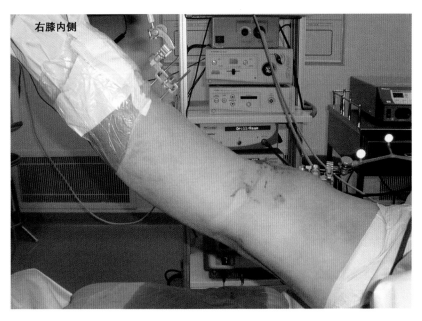

**图 13-36**　患者存在膝关节过伸，术中将患肢抬起，测量膝关节过伸和内翻的角度

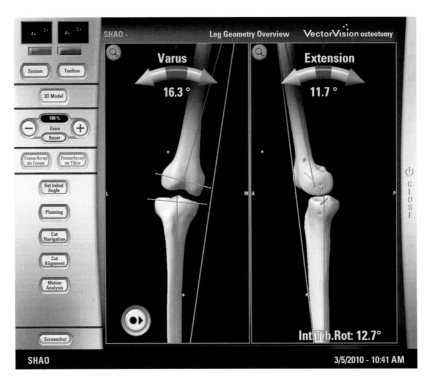

图 13-37　导航系统显示此例患者的膝关节内翻 16. 3°, 过伸 11. 7°

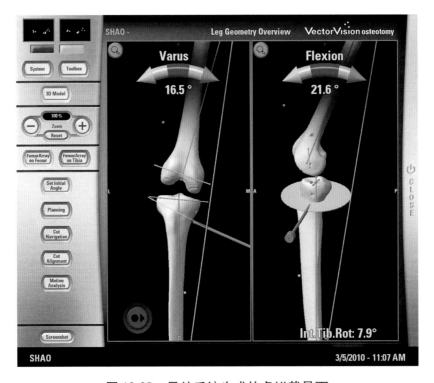

图 13-38　导航系统生成的虚拟截骨面

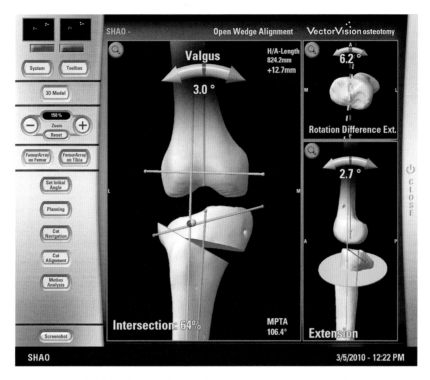

**图 13-39 导航系统虚拟出截骨后的矫形效果**

患者虚拟截骨后,膝外翻角度为 3.0°,膝关节过伸残留 2.7°

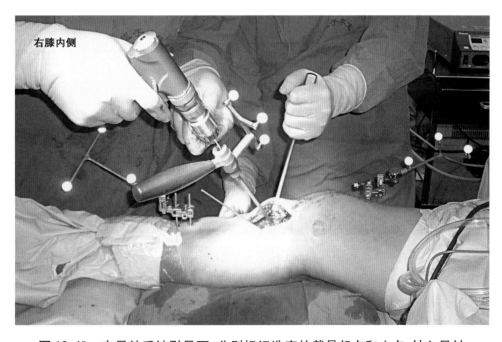

**图 13-40 在导航系统引导下,分别标记选定的截骨起点和止点,钻入导针**

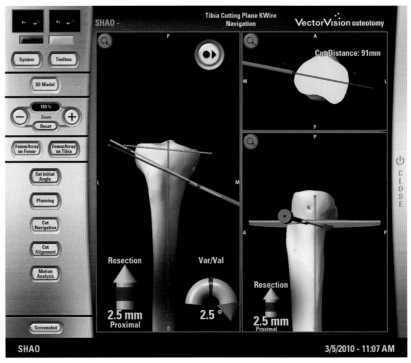

图 13-41　在钻入导针的过程中,使用导航系统监视,确认导针位于虚拟截骨面内

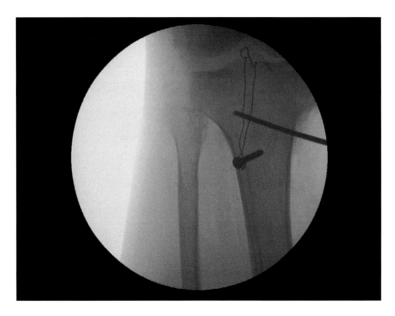

图 13-42　术中透视确认导航系统引导置入的导针方向无误

　　计算机辅助导航在每一步截骨操作中都能够实时监测并显示下肢的轴线,能够提高手术的准确性。对于接受过计算机导航下膝关节置换培训的骨科医师,可以将导航系统应用于 HTO。与传统技术相比,导航系统能够减少术中透视的次数,减少患者和医护人员的术中放射线暴露时间。

　　对于膝关节内外翻角度和屈伸膝角度,导航系统能够实时监测,具有较高的准确性和可信度,可以直接评估矫正前后的膝关节内外翻。但是笔者使用的导航系统并不能直接测量胫骨平台的后倾角度,而是根据术中在膝关节完全伸直(或者最大过伸)位测量的膝关节伸直角度,与术前膝关节过伸角度对比,计算撑开截骨间隙后的胫骨平台后倾角度。这种方法可能会存在一定的误差,仍然需要术中透视进行验证。

## 七、临床资料

入选标准:①采用双平面胫骨高位截骨治疗的伴膝内翻的膝关节后外复合体损伤;②随访 2 年以上的患者。

排除标准:①术前有严重的骨关节炎;②有膝关节僵直;③未完成术后随访者。

2008 年 10 月~2014 年 3 月,共纳入 12 例患者。其中男 10 例(11 膝),女 2 例(2 膝);年龄 20~44 岁,平均 29.8 岁。11 例既往有 1~3 次手术史,平均 1.54 次;前期手术包括后交叉韧带重建、后外复合体修补、后外复合体重建、胫骨平台骨折复位内固定和内固定取出手术等。受伤至此次入院时间平均 21.7 个月(1~96 个月)。

1. 手术基本情况　所有手术过程均顺利。术中无神经、血管损伤。所有手术均在止血带下操作,手术时间平均 1.8 小时(1.5~2.5 小时),出血量约 50ml。截骨平均愈合时间为 3 个月,无不愈合或延迟愈合的情况。本组患者平均随访时间为 3.6 年(1.7~8 年)。

2. 下肢力线矫正　患者术后下肢力线均得到矫正(图 13-43)。下肢机械轴通过胫骨平台的相对位置、股胫角、胫骨平台后倾角度均增加,与术前比较差异有统计学意义(表 13-6)。

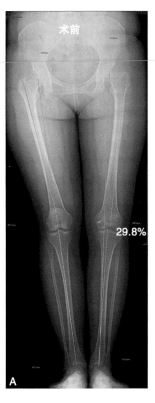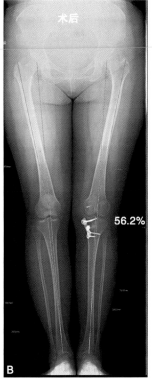

**图 13-43　下肢力线矫正**
患者女性,37 岁。诊断为左膝后交叉韧带、后外复合体损伤术后失效,左膝内翻。行左胫骨高位截骨 A:术前双下肢负重位全长 X 线片测量下肢机械轴通过胫骨平台 29.8% 的位置;B:术后 2 年测量下肢机械轴通过胫骨平台 56.2% 位置

表 13-6　手术前后下肢力线、膝关节稳定性和步态分析评估结果的比较($\bar{x}\pm s$)

| 观察指标 | 例数 | 术前 | 术后 2 年 | $t$ 值 | $P$ 值 |
|---|---|---|---|---|---|
| 下肢机械轴通过胫骨平台的相对位置(%) | 13 | 19.6±19.1 | 42.6±17.9 | −4.178 | 0.002 |
| 股胫角(°) | 13 | 172.79±4.2 | 178.1±4.2 | −4.520 | 0.001 |
| 胫骨平台后倾角(°) | 13 | 10.2±5.3 | 18.4±6.3 | −5.735 | 0.000 |
| 膝关节后向应力像测量胫骨后移(mm) | 9 | 11.4±5.3 | 8.1±6.9 | 2.415 | 0.042 |
| 膝关节内翻应力像测量外侧间隙张开(mm) | 9 | 16.3±6.5 | 14.2±4.9 | 3.194 | 0.019 |
| 步态分析测量负重期膝关节内翻角度(°) | 7 | 3.0±2.6 | −2.7±2.5 | −8.500 | 0.014 |

注:表中胫骨后移和外侧间隙张开的结果为侧-侧差值

3. 膝关节稳定性　9 例完成了术前与术后的膝关节应力像检查。术前与术后对比发现,术后膝关节后向稳定性和内翻稳定性均得到改善,胫骨后移程度和膝关节外侧间隙张开程度均减小,与术前比较差异有统计学意义(表 13-6,图 13-44)。

4. 步态变化　7 例完成了术前与术后的步态分析评估。步态分析测得负重期患侧膝关节内翻角度减小(负值表示为膝外翻),与术前对比差异有统计学意义(表 13-6)。4 例(5膝)在术后 2 年内固定取出的同时行二期韧带重建手术,而 61.5%(8/13)的患者认为截骨手术能够满足运动和日常生活的需求,不需要二期韧带重建。

5. 膝关节活动度　术后 1 年随访时,没有伸膝受限的病例,屈膝受限平均为 4.6°(0° ~ 25°)。HTO 术后应早期开始进行功能康复锻炼,如直腿抬高、屈伸膝活动,同时可以使用肌电刺激、生物力反馈等方法,以降低术后股四头肌无力和膝关节活动受限的发生率。应注意一点,术后出现患侧膝关节屈曲或伸直功能受限,应尽早进行针对性的康复训练和治疗。

6. 手术并发症　术后 1 年随访时,3 例下肢力线矫正不足,仍残留膝内翻,下肢力线通过胫骨平台相对位置分别为 6.4%、17.0% 和 22.5%。1 例术后出现浅表感染,经换药和抗生素治疗后缓解。截骨均愈合,愈合时间 3 ~ 6 个月,平均 3.2 个月。无下肢深静脉血栓及血管、神经损伤并发症发生。

文献报道的开放式 HTO 术后出现外侧胫骨平台骨折的发生率并不低,Amendola 等报道,在他们早期的开放式楔形截骨手术中,19%(7/37)的患者出现外侧胫骨平台骨折。他们认为导致骨折的原因可能是:术中确定的截骨线的轴点较高(更靠近外侧胫骨平台关节线而不是外侧皮质)和使用厚骨刀进行截骨操作。在降低轴点位置并改用薄骨刀截骨后,未再出现此类胫骨平台骨折的病例(图 13-45)。

开放式楔形截骨术后可能发生胫骨外侧皮质骨折,Takeuchi 报道的发生率高达 25%(26/104)。使用锁定接骨板固定可以增加截骨区的稳定性,尤其是对于术中出现胫骨外侧皮质骨折的病例,可以恢复截骨区的稳定性。对于这种外侧合页骨折的病例,还可以采用另

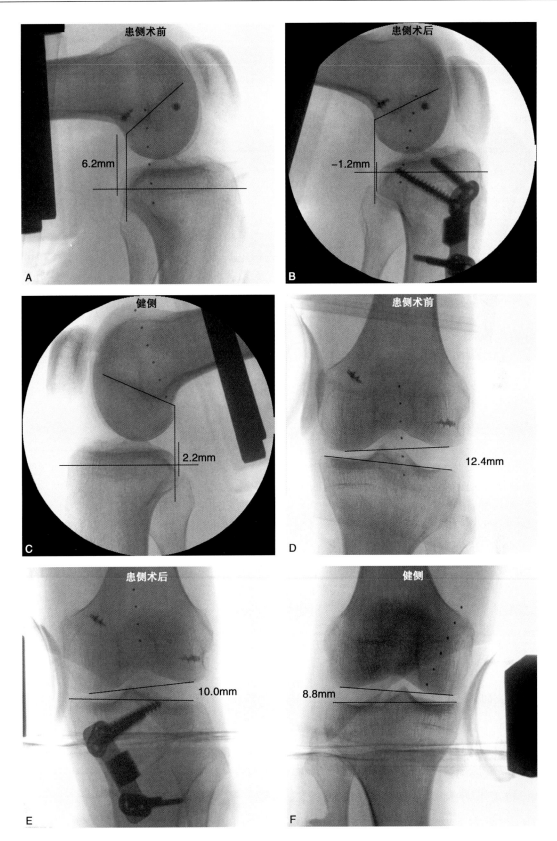

**图 13-44　膝关节应力像检查**

患者男性,27 岁。诊断为右膝后交叉韧带损伤、后外复合体损伤术后失效,右膝内翻 A:右膝屈膝 90°后向应力像检查显示术前胫骨平台后移 6.2mm;B:胫骨高位截骨术后应力像胫骨后移改善为-1.2mm;C:健侧胫骨后移 2.2mm;D:右膝术前内翻应力像显示外侧关节间隙张开 12.4mm;E:右膝胫骨高位截骨术后外侧关节间隙张开改善 10.0mm;F:健侧(左膝)内翻应力像显示外侧关节间隙张开 8.8mm

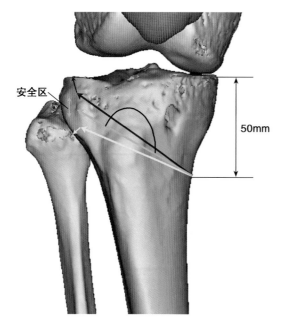

安全区

50mm

**图 13-45　截骨"安全区"的示意图**

图中绿色长箭头表示截骨线指向"安全区"，即腓骨头尖端的位置；红色长箭头表示截骨线过高，可能会发生胫骨外侧平台骨折；黄色长箭头表示截骨线过低，可能会发生胫骨外侧皮质骨折

一种固定方法，即在外侧切开，使用小接骨板固定外侧皮质，并在内侧使用锁定接骨板进行固定。

撑开截骨与闭合截骨各有优缺点，详见表 13-7。

**表 13-7　撑开截骨和闭合截骨的优缺点**

| 撑开截骨 | 闭合截骨 |
| --- | --- |
| • 避免外侧切开，避免腓骨截骨<br>• 能够矫正较大角度（>12°），避免胫骨短缩<br>• 对于 MCL 损伤，可以同时进行 MCL 胫骨止点远端移位或者 MCL 重建<br>• 对于后期的后外复合体重建，由于内侧撑开截骨可以避免腓骨截骨，后期进行外侧副韧带重建时能够保证移植物的固定强度 | • 愈合速度快，能够早期负重<br>• 术后出现矫正丢失或不愈合的风险较低<br>• 术中不容易获得正确的矫正角度<br>• 与撑开截骨相反，大角度的闭合截骨会导致髌骨高位和胫骨短缩 |

## 八、病例示例

1. 病例 1　患者男性，20 岁。右膝前后交叉韧带损伤、膝后外复合体损伤，曾行前交叉韧带钢丝固定、后外复合体修补手术，术后失效。HTO 术前膝关节应力像检查显示，胫骨后移 10mm，膝关节外侧间隙张开 22mm，术中关节镜探查可见前交叉韧带内固定钢丝，前交叉韧带损伤，外侧关节间隙明显增宽（图 13-46）。患者行走时表现为明显的内甩步态，站立位下肢全长像显示右膝内翻，负重线通过胫骨平台内侧（图 13-47），膝关节过伸 10°（图 13-48），为三相膝内翻。

此例患者进行内侧撑开的 HTO，改善膝内翻，同时增加胫骨平台后倾角度，改善膝关节后向不稳定（图 13-49，50）。

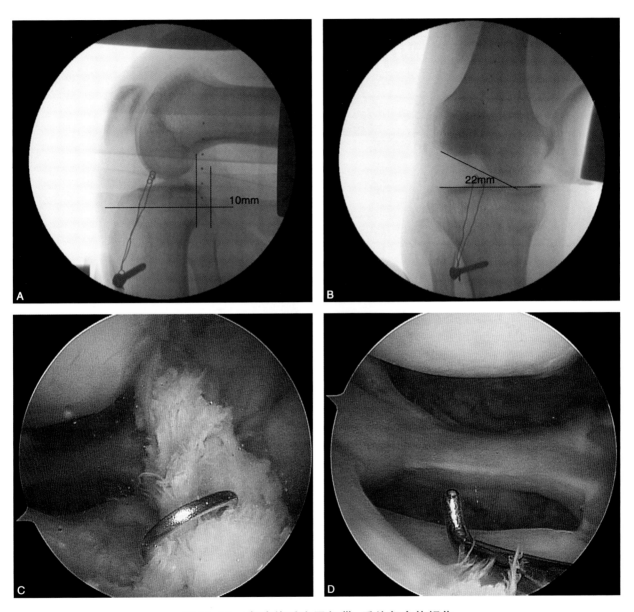

**图 13-46 右膝前后交叉韧带、后外复合体损伤**

男性患者,20 岁。右膝前后交叉韧带、后外复合体损伤,曾行前交叉韧带钢丝固定、后外复合体修补手术,术后失效 A:HTO 术前膝关节应力像检查显示,胫骨后移 10mm;B:膝关节外侧间隙张开 22mm;C:术中关节镜探查可见前交叉韧带内固定钢丝,前交叉韧带损伤;D:术中探查外侧间隙张开约 20mm

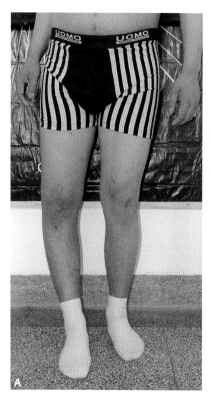
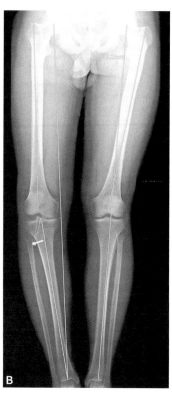

**图 13-47　负重位显示右膝内翻**

A:站立位显示右膝内翻;B:负重位下肢全长像显示负重线通过
胫骨平台内侧,为-9.6%

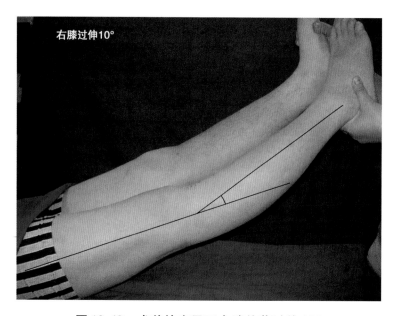

**图 13-48　术前检查显示右膝关节过伸 10°**

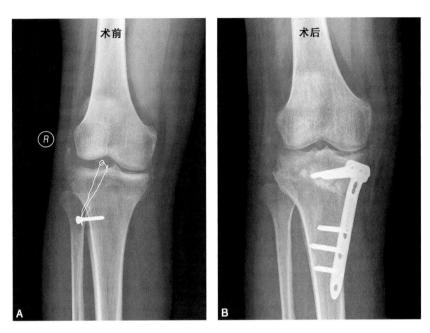

**图 13-49　进行双平面内侧撑开的 HTO，使用 TomoFix 固定，取自体髂骨植骨**
A：术前膝关节正位像；B：术后膝关节正位像，显示在冠状面改善膝内翻

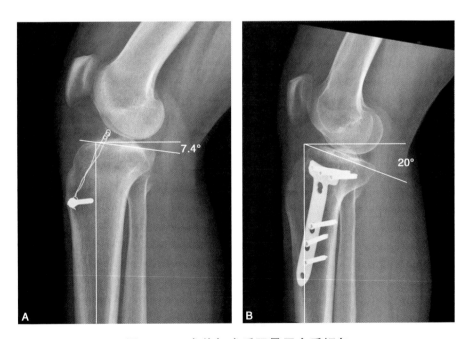

**图 13-50　术前与术后胫骨平台后倾角**
A：术前测量胫骨平台后倾角度为 7.4°；B：内侧撑开的 HTO 术后，胫骨平台后倾增加为 20°

术后患者下肢力线得以改善,由术前-9.6%改善为术后39%,外观亦明显改善(图13-51)。膝关节应力像检查显示胫骨平台后移程度和膝内翻程度均明显减小,说明HTO有助于改善患者的膝关节后向稳定性和内翻稳定性(图13-52)。

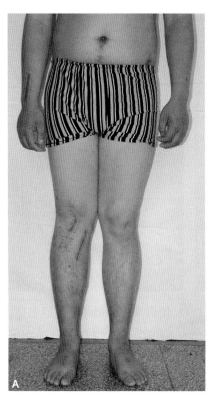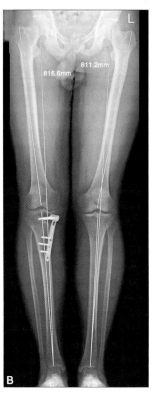

**图13-51　HTO术后下肢力线得到纠正**
A:站立位显示膝内翻得到纠正;B:负重位下肢全长像显示负重线通过39%的位置

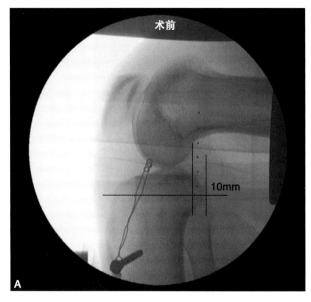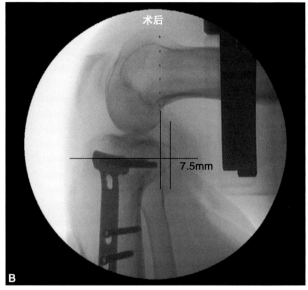

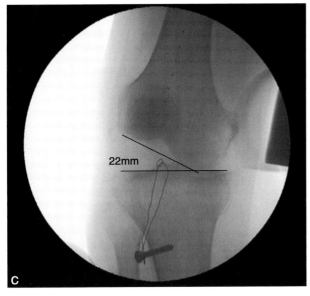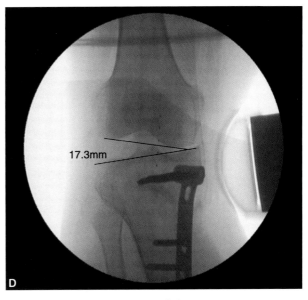

**图 13-52　应力像检查显示后向不稳定和内翻不稳定均明显减小**

A：术前右膝屈膝 90°后向应力像检查显示术前胫骨平台后移 10mm；B：右膝胫骨高位截骨术后应力像胫骨后移改善为 7.5mm；C：术前右膝内翻应力像显示外侧关节间隙张开 22mm；D：右膝胫骨高位截骨术后外侧关节间隙张开改善为 17.3mm

2. 病例 2　患者男性，30 岁。左膝关节前后交叉韧带损伤，后外复合体损伤。2000 年曾行左膝后交叉韧带重建和后外复合体重建，术后失效。患者膝内翻，没有明显的过伸，为双相膝内翻（图 13-53，54）。在翻修手术之前，首先进行 HTO，改善膝内翻（图 13-55，56）。

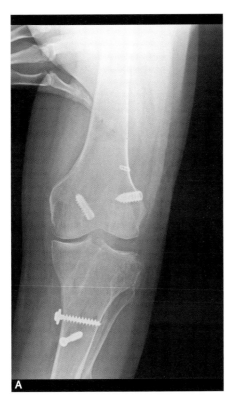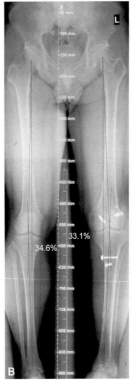

**图 13-53　左膝关节前后交叉韧带损伤，后外复合体损伤**

A：2000 年曾行左膝后交叉韧带重建，后外复合体重建，术后失效；B：下肢全长像显示患者双侧膝内翻

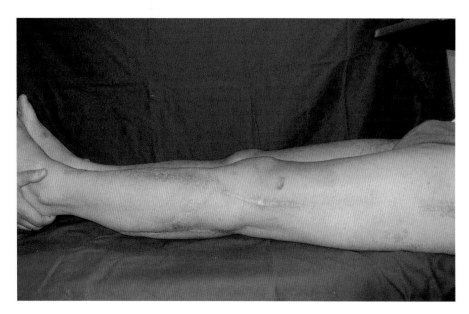

图 13-54 术前检查提示患者膝内翻,无膝关节过伸,为双相膝内翻

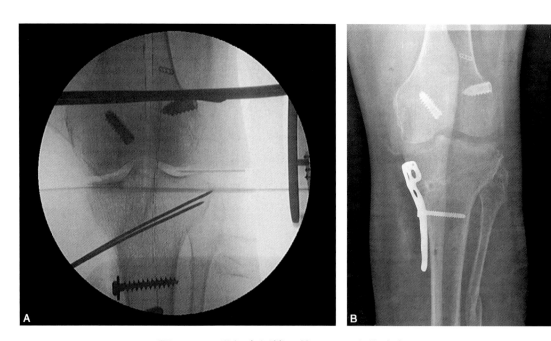

图 13-55 进行内侧撑开的 HTO,改善膝内翻

A:术中透视,确定导针位置;B:进行内侧撑开截骨,取自体髂骨植骨,使用拉力螺钉临时固定接骨板,术中拍片确定接骨板位置

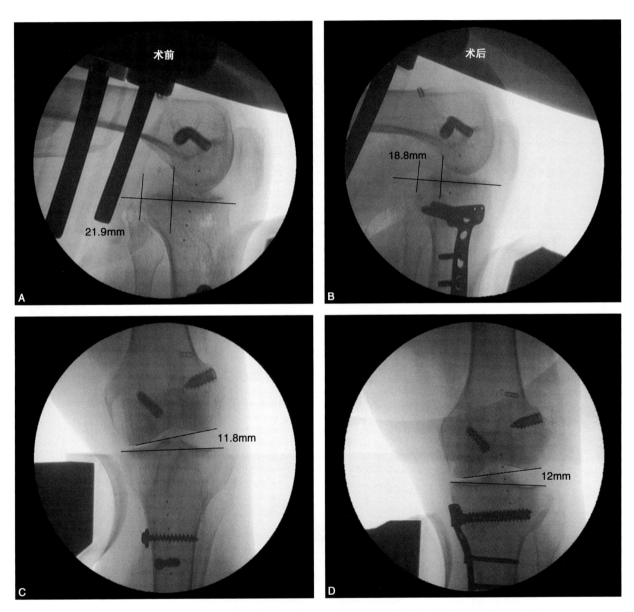

**图13-56　HTO术后,膝关节应力像显示胫骨后移稍减小,内翻不稳定无改善**
A:术前左膝屈膝90°后向应力像检查显示术前胫骨平台后移21.9mm;B:左膝胫骨高位截骨术后应力像胫骨后移改善为18.8mm;C:术前左膝内翻应力像显示外侧关节间隙张开11.8mm;D:左膝胫骨高位截骨术后外侧关节间隙张开为12mm

HTO 术后 9 个月,由于患者仍然存在膝关节不稳定,进行后交叉韧带和后外复合体翻修手术,使用 Inlay 技术翻修后交叉韧带,同时进行后外复合体解剖重建(外侧副韧带重建+腘肌腱重建,图 13-57)。

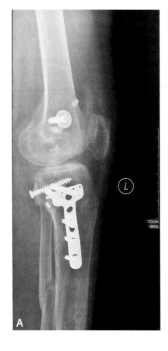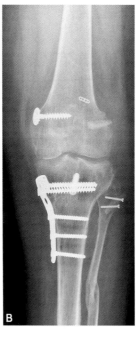

图 13-57 HTO 术后 9 个月。由于患者仍然存在膝关节不稳定,进行后交叉韧带和后外复合体翻修手术

A:左膝关节侧位像显示使用 Inlay 技术翻修后交叉韧带;B:左膝关节正位像显示后外复合体解剖重建(外侧副韧带重建+腘肌腱重建)

3. 病例 3　患者男性,25 岁。右膝关节后交叉韧带 Ⅱ 度损伤,内侧副韧带损伤。曾行内侧副韧带切开修补手术治疗。患者主诉右膝关节不稳感,查体发现右膝关节过伸 15°,健侧膝关节过伸仅 5°(图 13-58)。由于患者存在轻度的膝关节后向不稳定,同时合并膝关节过伸,因此治疗方案采用前方撑开的 HTO,单纯增加胫骨平台后倾,不改变内外翻,从而消除膝关节过伸,改善膝关节后向稳定性(图 13-59 ~ 63)。

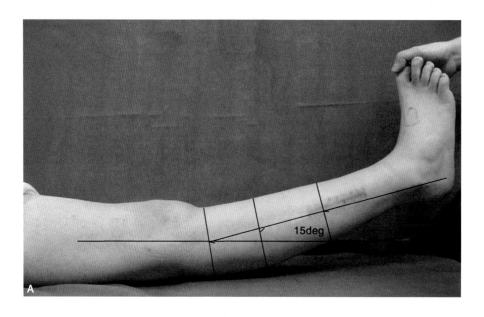

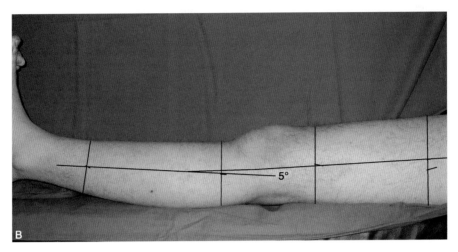

图 **13-58**　右膝关节后交叉韧带 **Ⅱ** 度损伤，内侧副韧带损伤曾行内侧副韧带切开修补手术治疗。患者主诉右膝关节不稳感
A：查体右膝关节过伸 15°；B：健侧膝关节过伸仅 5°

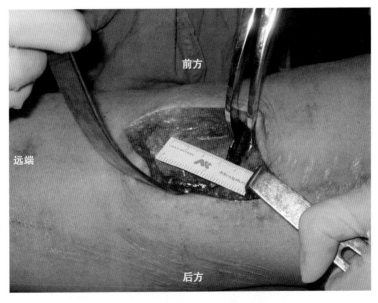

图 **13-59**　撑开胫骨前方间隙 **10mm**，同时避免胫骨后内侧截骨间隙张开，单纯增加胫骨平台后倾，改善过伸

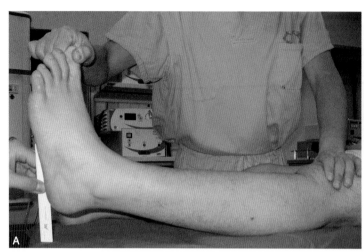
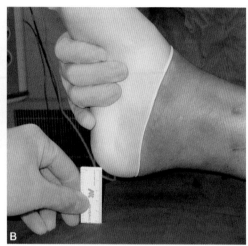

**图 13-60　测量膝关节过伸角度的方法**
A：术前测量健侧膝关节过伸的足跟高度，作为参照；B：HTO 术中，撑开前方截骨间隙后，测量患侧足跟高度，使之与健侧一致

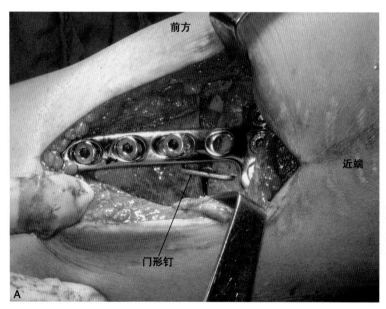
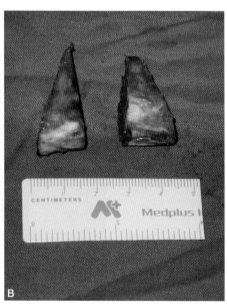

**图 13-61　前方撑开的 HTO，单纯纠正膝关节过伸**
A：使用门形钉关闭胫骨后内侧的截骨间隙，避免增加膝外翻；B：用于植骨的自体三皮质髂骨块

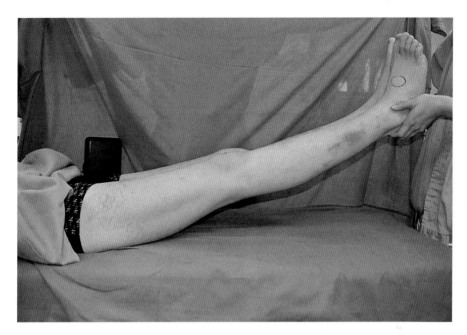

图 13-62 术后 1 年行内固定取出,膝关节过伸完全消除

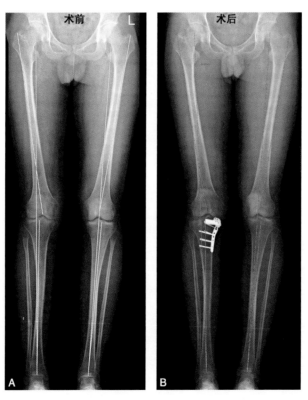

图 13-63 术前与术后下肢负重位全长像对比,
HTO 没有影响膝关节内外翻
A:术前;B:术后

4. 病例4 患者女性,32 岁。主因右膝关节行走不稳感就诊。患者幼年时曾因右膝关节外伤接受手术治疗,具体手术不详。查体发现右膝关节过伸18°,而左膝(健侧)过伸仅5°(图 13-64),后抽屉试验(1+)。下肢负重位全长正位像可见力线正常,右膝关节侧位像可见胫骨平台前倾(图 13-65,66)。推测患者可能由于幼年手术造成胫骨近端骨骺损伤,造成胫骨平台前倾,导致膝关节过伸。

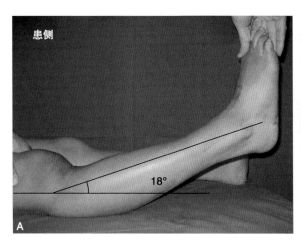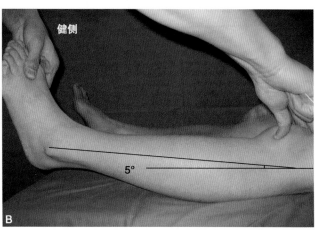

**图 13-64　主因右膝关节行走不稳感就诊**
A:查体可见右膝关节过伸 18°;B:左膝关节过伸仅 5°

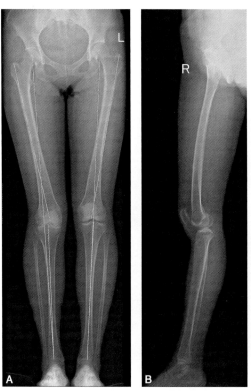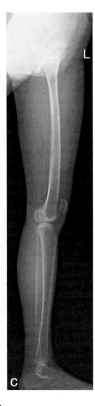

**图 13-65　下肢负重位全长像**
A:下肢负重位全长像正位可见右膝轻度外翻;B:患侧(右膝)侧位像可见胫骨平台异常前倾;C:健侧(左膝)侧位像可见胫骨平台后倾角度正常

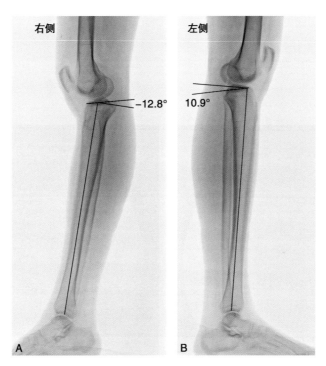

**图 13-66 术前测量胫骨平台后倾角度**
A：右侧胫骨平台后倾角为−12.8°（负值代表前倾）；
B：左侧胫骨平台后倾角为 10.9°

对此例患者的治疗采用前方撑开的 HTO，以恢复正常的胫骨平台后倾角，纠正膝关节过伸，同时不影响下肢的内外翻角度。术中使用门形钉关闭胫骨后内侧间隙，避免内侧撑开截骨造成过度的膝外翻；单纯撑开胫骨前方的截骨间隙，纠正膝关节过伸（图 13-67，68）。

患者术后 1 年随访时，右膝关节屈伸活动度正常，右膝关节过伸与左膝基本相同，行走时不稳感消失（图 13-69）。术后 4 年随访，患者已经能够恢复正常生活和体育运动，右膝截骨后没有增加膝外翻，右侧胫骨平台后倾角 3.8°，左侧胫骨平台后倾角 9°（图 13-70）。

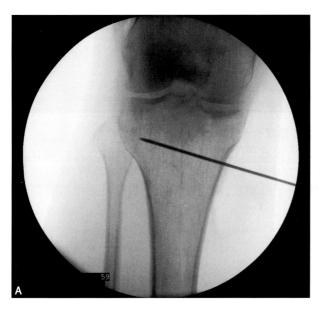

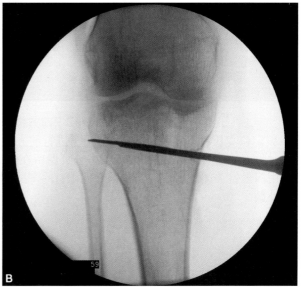

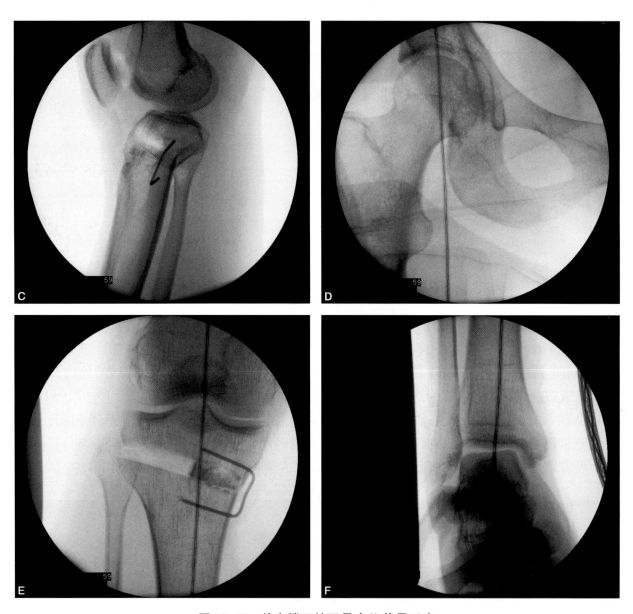

**图 13-67　前方撑开的胫骨高位截骨手术**

A:定位克氏针确定截骨平面;B:由于进行前方撑开,所以截骨间隙的合页位于胫骨后方,进行截骨时骨刀需要贯穿胫骨前方皮质,将合页保留在胫骨后方皮质;C:为了避免改变下肢内外翻力线,使用门形钉关闭胫骨后内缘的截骨间隙;D～F:术中检查下肢力线,确定前方撑开截骨没有增加胫骨外翻

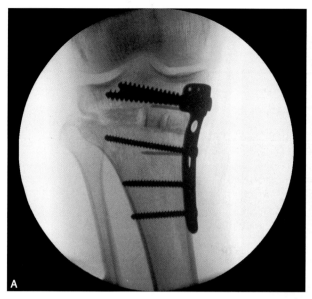
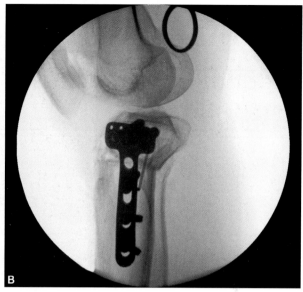

**图 13-68　使用胫骨近端内侧解剖接骨板固定,同时在胫骨后内缘使用门形钉控制外翻**
A:膝关节正位可见截骨线贯穿胫骨前方皮质,使用自体髂骨植骨;B:膝关节侧位可见 HTO 术后胫骨平台后倾角得到纠正

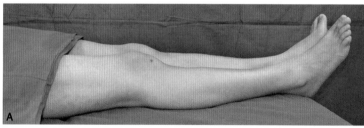
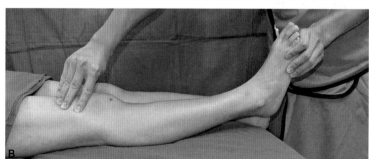
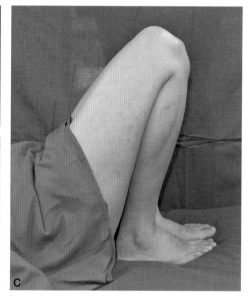

**图 13-69　术后 1 年随访,患者右膝关节屈伸活动度正常**
A:双侧膝关节能够完全伸直;B:右膝关节过伸与左膝基本相同,行走时不稳感消失;C:双膝关节屈曲角度相同

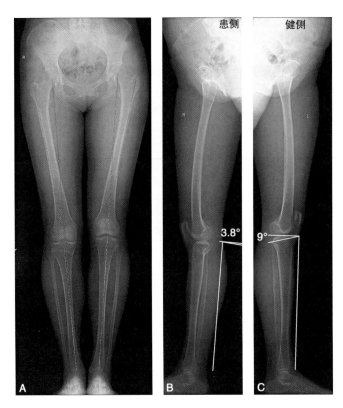

患侧　健侧

3.8°　9°

A　B　C

图 13-70　术后 4 年随访,已经能够恢复正常生活和体育运动,右膝截骨处已完全愈合
A:HTO 没有增加膝外翻;B:右侧胫骨平台后倾角
3.8°;C:左侧胫骨平台后倾角 9°

(张　辉)

# 参 考 文 献

1. Noyes FR, Barber-Westin SD. Posterior cruciate ligament revision reconstruction, part 1: causes of surgical failure in 52 consecutive operations. Am J Sports Med,2005,33(5):646-654

2. Noyes FR, Barber-Westin SD, Hewett TE. High tibial osteotomy and ligament reconstruction for varus angulated anterior cruciate ligament-deficient knees. Am J Sports Med,2000,28(3):282-296

3. Herman B, Litchfield R, Getgood A. Role of osteotomy in posterolateral instability of the knee. J Knee Surg, 2015,28(6):441-449

4. Phisitkul P, Wolf BR, Amendola A. Role of high tibial and distal femoral osteotomies in the treatment of lateral-posterolateral and medial instabilities of the knee. Sports Med Arthrosc,2006,14(2):96-104

5. Cooper JM, Mcandrews PT, Laprade RF. Posterolateral corner injuries of the knee: anatomy, diagnosis, and treatment. Sports Med Arthrosc,2006,14(4):213-220

6. Noyes FR, Barber SD, Simon R. High tibial osteotomy and ligament reconstruction in varus angulated, anterior cruciate ligament-deficient knees. A two-to seven-year follow-up study. Am J Sports Med,1993,21(1):2-12.

7. Arthur A, Laprade RF, Agel J. Proximal tibial opening wedge osteotomy as the initial treatment for chronic posterolateral corner deficiency in the varus knee: a prospective clinical study. Am J Sports Med,2007,35 (11):1844-1850

8. Badhe NP, Forster IW. High tibial osteotomy in knee instability：the rationale of treatment and early results. Knee Surg Sports TraumatolArthrosc,2002,10(1):38-43

9. Savarese E, Bisicchia S, Romeo R, et al. Role of high tibial osteotomy in chronic injuries of posterior cruciate ligament and posterolateral corner. J Orthop Traumatol,2011,12(1):1-17

10. Noyes FR, Goebel SX, West J. Opening wedge tibial osteotomy：the 3-triangle method to correct axial alignment and tibial slope. Am J Sports Med,2005,33(3):378-387

11. Noyes FR. Noyes's knee disorders：surgery,rehabilitation,clinical outcome. Philadephia：Saunders Elevier,2010

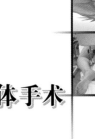

# 第十四章
# 后交叉韧带及后外复合体手术
# 失败原因分析及翻修

随着关节镜技术的普及和提高,以后交叉韧带(posterior cruciate ligament,PCL)重建为治疗核心的膝关节多发韧带损伤的治疗重新引起骨科医生们的广泛重视,提高了这类高能量损伤的疗效。重新恢复膝关节原有的稳定和活动度不再是可望而不可及的境界。

尽管如此,临床医学的复杂性和不确定性使得 PCL 手术失效的数量也在逐步增加。目前得到国际学术界广泛共识的是:影响 PCL 手术疗效的原因是多元化的,因此,失效的原因也并不单一。

PCL 手术失效的原因大致可分为三类。

技术性(医源性)因素:①后外复合体(posteolateral corner,PLC)漏诊或治疗失败;②力线不良:膝内翻、膝过伸等;③合并胫骨平台塌陷骨折;④隧道位置;⑤固定性后方半脱位;⑥合并后内侧不稳定;⑦移植物固定:常见于骨质疏松患者。

生物学因素:①骨-腱愈合不良:异体肌腱本身存在塑形和转归问题,特别是辐照后的肌腱;②移植物拉长:移植物直径过小、强度差、机械性磨损、牵拉。

创伤性因素:①激进的康复:常见于在移植物没有完成充分的生物学愈合之前的康复期;②术后再次经历严重的创伤。

翻修手术前需要尽可能详尽地了解前次手术情况,特别要注意评估合并韧带损伤(后外侧、后内侧)的状况(是否存在、程度)。

翻修手术指征:失效的 PCL 和(或)多发韧带手术、合并或不合并疼痛;禁忌证包括:关节活动受限、固定性后方半脱位、骨关节病、皮肤条件不佳等。

## 一、PLC 损伤

在导致 PCL 失效的各项危险因素中,合并 PLC 损伤是最常见的。其中有诊断方面的问题,如 A 型损伤;也有治疗方面的问题,如 C 型损伤。

1. A 型 PLC 损伤　此种不稳定(3 度后交叉韧带损伤+外旋不稳定)无外侧副韧带损伤,术前 MRI 外侧副韧带均为正常表现,临床上容易漏诊。如果忽略了 A 型 PLC 损伤的诊断和治疗,仅单纯重建 PCL,则很容易导致韧带重建失效或残存松弛(图 14-1 ~ 4)。

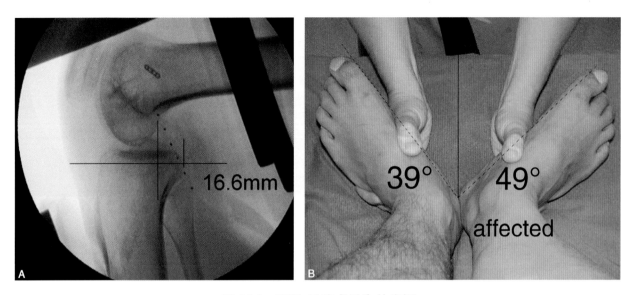

**图 14-1　PCL 重建术后失效病例**

该病例诊断为:3 度 PCL 损伤+A 型 PLC 损伤。A:PCL 移植物 3 度松弛;B:麻醉下检查 dial test,侧-侧差值 10°

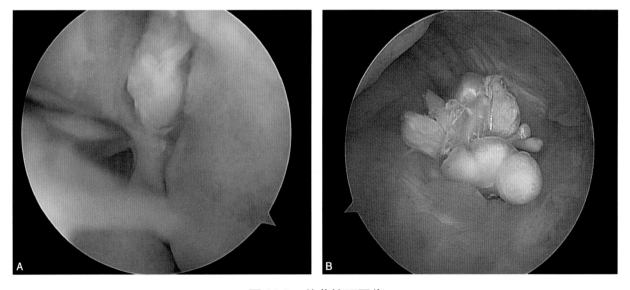

**图 14-2　关节镜下图像**

A:左膝外侧沟,显示陈旧性撕脱的腘肌腱股骨断端;B:膝后内侧入路,显示 PCL 移植物完全断裂

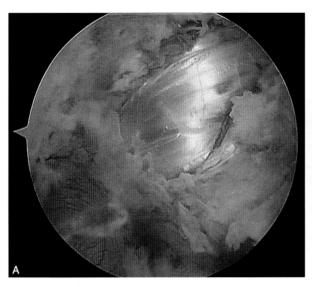
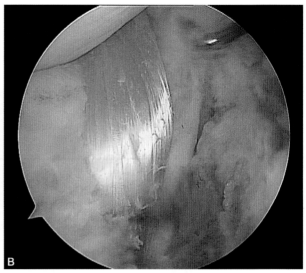

**图 14-3  翻修手术关节镜图像**
A:PCL 异体跟腱单束重建;B:后内侧关节镜入路观察,显示重建后的腘肌腱移植物

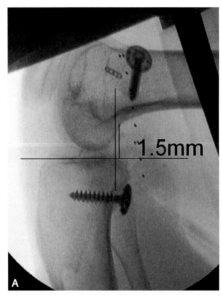
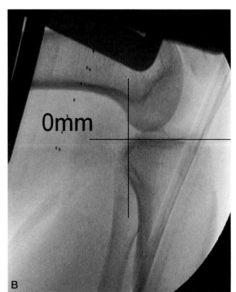

**图 14-4  翻修术后应力 X 线片**
A:PCL 胫骨侧采用 Inlay 技术进行翻修,术后后向松弛度为 1.5mm;B:健侧膝后向松弛度为 0mm

2. C 型 PLC 损伤治疗失效  与 A 型不同,C 型 PLC 损伤由于外侧副韧带受损,临床中常可提示诊断,因此不容易误、漏诊。然而,C 型损伤的关键点是治疗,难点在于恢复外侧副韧带原有的稳定性。外侧副韧带受累的 C 型损伤,即使通过韧带重建,术后也容易出现不同程度的残存松弛,甚至失效,最终导致 PCL 失效(图 14-5 ~ 7)。

3. Larson 术式治疗 C 型 PLC 损伤  Larson 术式由于操作简便,手术切口小,常被用于治疗 PLC 损伤(图 14-8)。然而在临床中我们发现,Larson 术式治疗 C 型 PLC 损伤具有较高的失效率(图 14-9 ~ 11)。不难发现,Larson 术式中仅重建了外侧副韧带的前束,其上、下两个位点都非解剖重建,因此难以满足外侧副韧带承受高牵张力的需要。

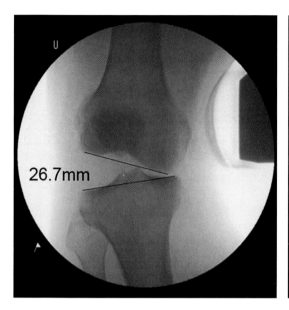
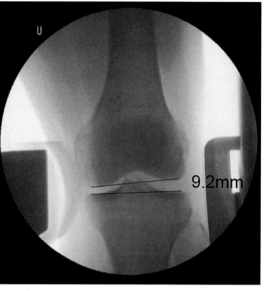

**图 14-5　PCL 重建+C 型 PLC 手术失效病例**
应力 X 线片显示双膝外侧间隙张开程度侧-侧对比,表明右侧膝关节外侧结构完全失效

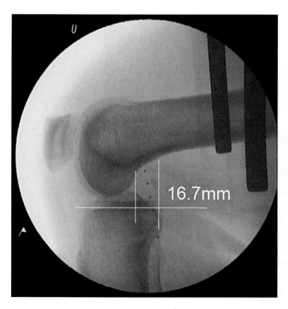
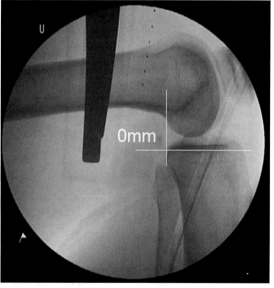

**图 14-6　后向应力 X 线片示右膝 PCL 重建的移植物完全失效**

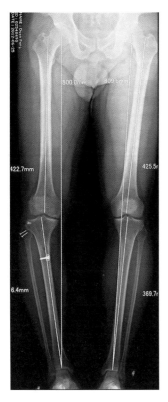

图 14-7 双下肢全长 X 线片示右膝力线严重不良

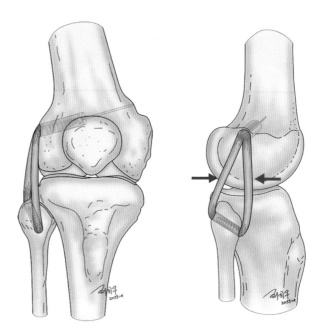

图 14-8 Larson 术式重建 PLC 示意图

前支(红色箭头)重建外侧副韧带,后支(蓝色箭头)重建腘腓韧带

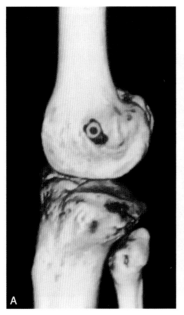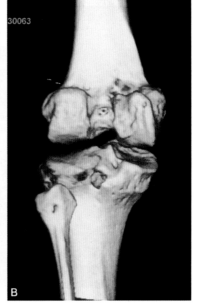

图 14-9 PCL 重建+Larson 术式重建 PLC 手术失效病例

三维 CT 显示骨隧道位置

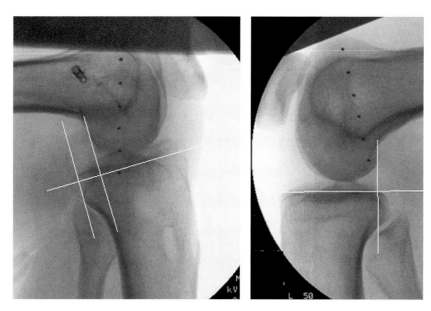

**图 14-10　应力像 X 线片**
侧-侧对比,显示术侧存在明显的后向松弛

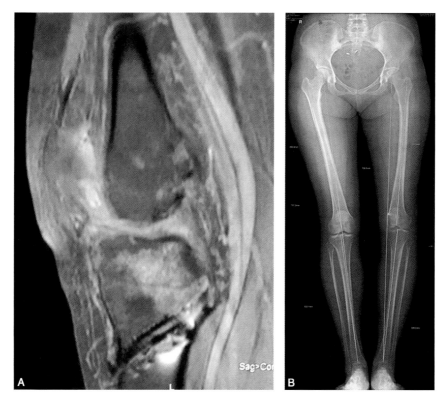

**图 14-11　MRI 和全长 X 线片**
A:MRI 显示 PCL 移植物显影不良;B:全长 X 线片显示术侧膝关节存在明显
的力线不良,膝内翻

4. 腓骨头撕脱骨折漏诊　腓骨头骨折虽容易诊断,但临床上漏诊或失于治疗的病例并非少见(图 14-12),应引起足够的重视。

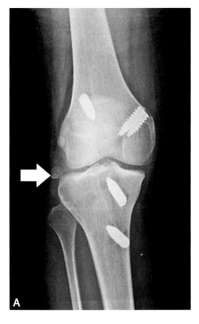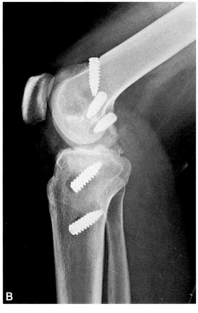

图 14-12　前、后交叉韧带重建失效病例

漏诊腓骨头撕脱骨折（白色箭头）

## 二、膝内翻

PCL 损伤和 PLC 损伤常合并下肢力线不良，其中较为常见的是膝内翻。由于膝内翻的存在，使得重建的外侧副韧带承受过度的牵张力并逐渐松弛，直至最后失效；而外侧副韧带移植物的失效会导致 PCL 移植物的松弛、失效（图 14-13 ~ 15）。因此，对于 C 型 PLC 损伤，

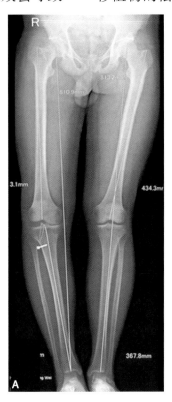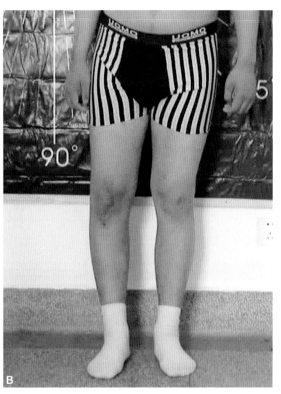

图 14-13　PCL、PLC 损伤合并膝内翻术后失效病例

A：下肢全长力线 X 线片显示右膝力线已经超出关节负重区；B：右膝存在明显的内翻畸形，患者无法单腿站立，不能行走

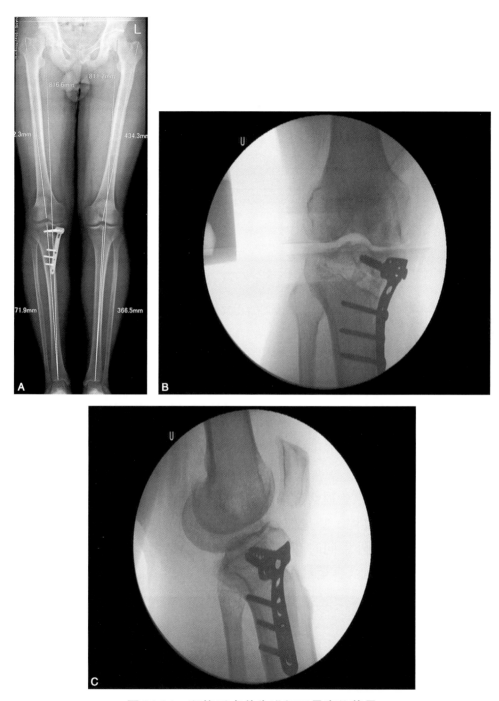

**图 14-14　翻修手术首先进行胫骨高位截骨**

A：截骨术后力线，显示机械轴通过内侧髁间棘；B：正位 X 线片显示内侧张开式截骨，纠正膝内翻；C：侧位 X 线片显示胫骨平台后倾角增大，消除了膝过伸

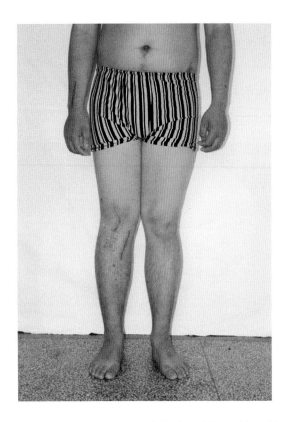

图14-15 截骨术后,患者力线得到纠正,行走正常,不需要行韧带翻修手术

应首先评估下肢力线。在进行韧带修复手术之前,建议首先纠正膝内翻,以避免术后失效。

## 三、膝过伸

PCL损伤和PLC损伤的原始损伤常为多发韧带损伤或膝关节脱位。膝关节后侧结构受损后继发松弛,最终导致膝过伸。膝过伸是力线不良的一种类型,属于矢状面力线不良,可以单独发生,也可以与膝内、外翻同时存在。膝过伸不仅会影响患者步态,也使重建的PCL承受过度的牵张力并逐渐松弛,直至最后失效(图14-16~18)。因此,对过伸增大15°以上

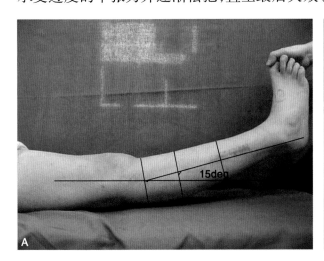
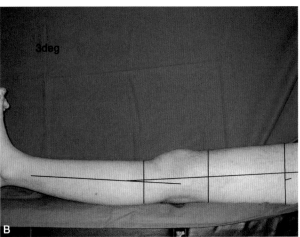

图14-16 PCL损伤合并膝过伸病例
A:患侧膝过伸达15°;B:健侧膝过伸3°

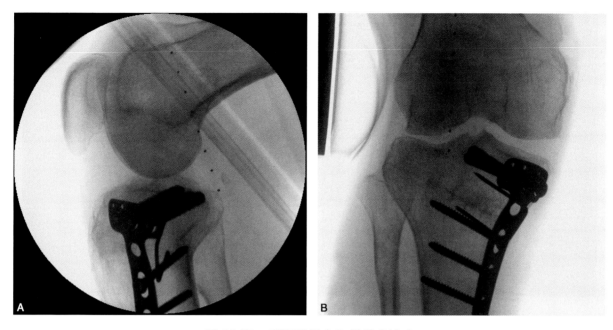

**图 14-17　采取胫骨高位截骨术治疗**
A:术中透视 X 线片显示,术中增大了胫骨平台后倾角;B:正位 X 线片显示胫骨高位截骨及接骨板固定

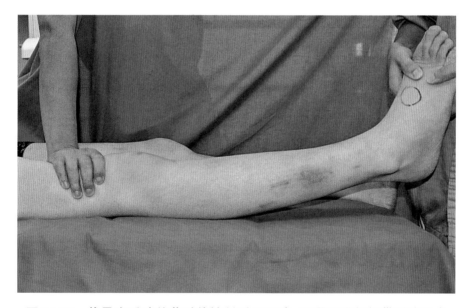

**图 14-18　截骨术后膝关节过伸控制到 5° 以内,不需再进行韧带重建手术**

的膝关节,在进行韧带修复手术之前,应首先纠正膝过伸,避免术后移植物的失效。我们的临床经验是,通过骨性结构的矫正消除了膝过伸后,相当比例的患者不需要再进行韧带重建手术。

## 四、合并骨折

当膝关节 PCL 损伤或 PLC 损伤合并关节面塌陷骨折(常为胫骨平台)时,治疗原则首先是恢复骨性结构的解剖连续性,否则就会导致重建的 PCL 和 PLC 失效(图 14-19,20)。

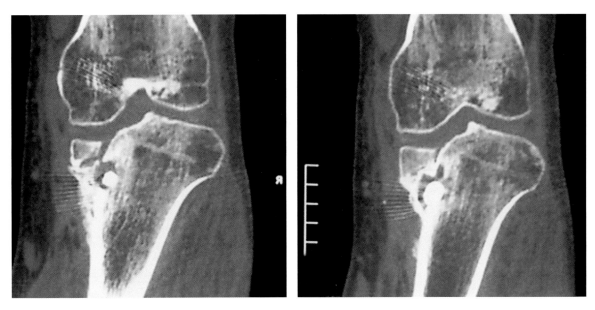

图 14-19　胫骨平台 Schatzker Ⅳ型骨折患者

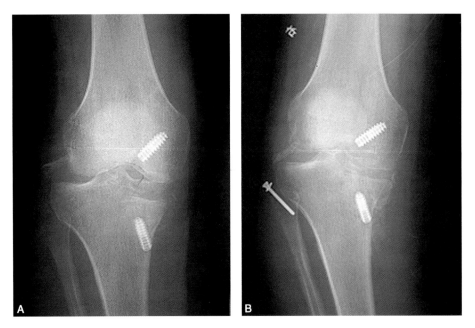

图 14-20　未复位骨折,仅重建了韧带,术后膝关节仍半脱位,手术失败
A:一期人工韧带重建 PCL;B:二期固定了腓骨头骨折

## 五、隧道位置

前交叉韧带重建失效最为常见的原因是隧道位置(特别是股骨隧道)不良甚至错误。值得注意的是,与前交叉韧带重建失效不同,笔者的经验是,在 PCL 重建失效病例中,由于隧道位置(特别是胫骨隧道)错误而进行翻修的病例并非最常见原因,但仍然存在(图 14-21～23)。

PCL 重建隧道位置错误更容易发生在初学者。预防胫骨隧道偏置的方法为:①做后内侧关节镜入路进行观察;②术中透视。

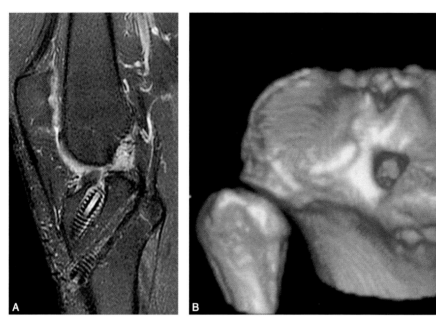

**图 14-21　前、后交叉韧带重建失效病例**

A：矢状面 MRI 显示 PCL 胫骨隧道明显前置；B：三维 CT 显示胫骨隧道出口位于胫骨平台内侧关节面后方、内侧半月板后角附着点

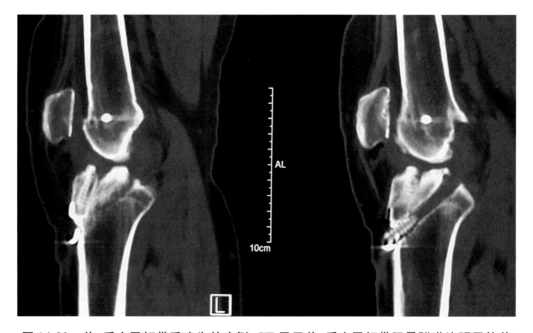

**图 14-22　前、后交叉韧带重建失效病例，CT 显示前、后交叉韧带胫骨隧道均明显偏前**

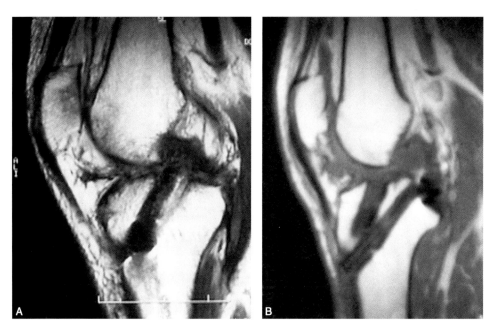

**图 14-23　PCL 重建失效病例**
A:PCL 胫骨隧道位于胫骨平台最大前后径的 50% 位点处;B:前、后交叉韧带同时
重建病例,PCL 胫骨隧道明显偏前,PCL 移植物显影不良

　　股骨隧道的偏置也常可遇到。对原骨道位置基本准确的情况,可以取出内固定物,将原骨道用扩张器扩大,换用更大直径的移植物(通常是异体跟腱)(图 14-24,25);对原骨道位置偏差较大的情况,只需在理想的位置重新制备骨道即可(图 14-26);对位置偏差,但新、旧骨道不足以完全避开的情况,可以植骨或利用原有的内固定螺钉(图 14-27,28)。

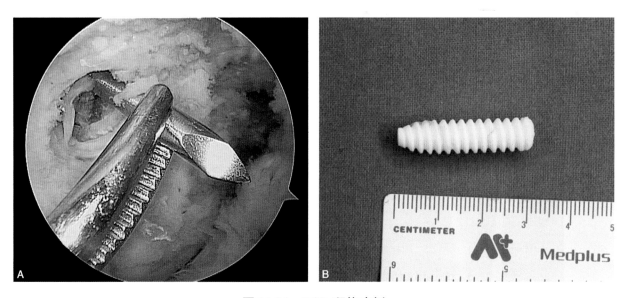

**图 14-24　PCL 翻修病例**
A:原股骨隧道位置基本正确,可重新利用;B:将原骨道内可吸收挤压钉取出

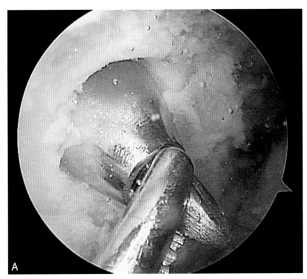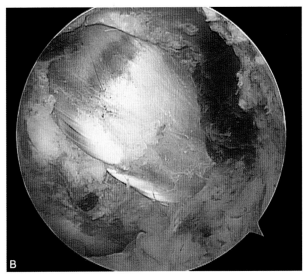

**图 14-25　关节镜图像**

A：利用扩张器将骨道扩大至直径 10mm；B：换用直径更大的异体跟腱作为移植物

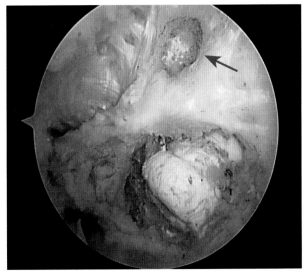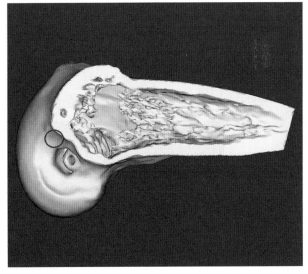

**图 14-26　PCL 失效翻修手术病例**

原骨道位置较低，可见可吸收挤压钉存留；新骨道（红色箭头）位于前外束位点，与旧骨道互不干扰

**图 14-27　PCL 失效翻修病例**

三维 CT 可见原骨道与拟定的新骨道（红色圆圈）位置，两个骨道可能会相互交通

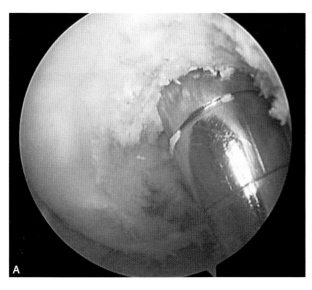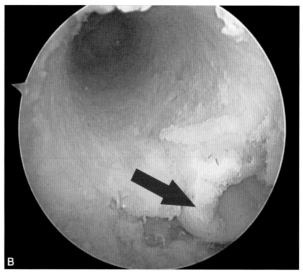

**图 14-28　关节镜图像**

A:用扩张器将新骨道逐步扩大至移植物直径;B:原骨道内的可吸收挤压螺钉留置,作为新骨道的后壁

## 六、固定性半脱位

PCL 重建手术的前提条件是胫骨必须是可以完全复位的。作者强烈建议:对于每个准备接受 PCL 重建的病例,必须排除固定性后向半脱位! 必要时,可以在 C 形臂 X 线机透视下做最大前抽屉试验,观察胫骨平台是否可以完全复位。

即使存在微小的(如 3 ~ 5mm)半脱位,对于常规的韧带重建手术也是不能接受的,此时的治疗应转向治疗固定脱位,而并非韧带重建(图 14-29)。

如果强行进行 PCL 重建手术,术后不可能通过重建韧带而纠正脱位(图 14-30)。

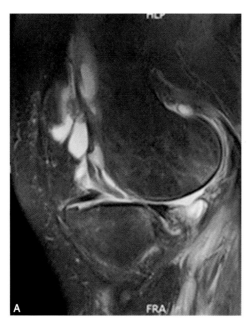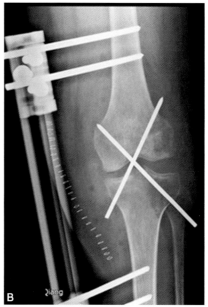

**图 14-29　固定性前脱位患者**

A:矢状面 MRI 显示胫骨平台前移;B:切开复位,外固定架辅助斯氏针固定

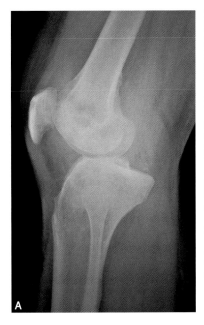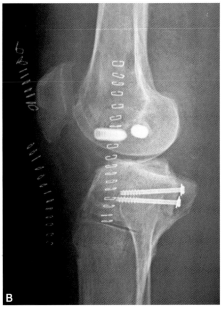

**图 14-30 固定性后向半脱位行 PCL 重建失效病例**
A：侧位 X 线片显示胫骨平台后移、无法复位；B：PCL 重建后，胫骨后向的半脱位仍然存在，不能通过韧带重建得到纠正

## 七、后内侧不稳定

相对于后外侧不稳定，陈旧性后内侧不稳定在 PCL 翻修手术中非常少见。尽管如此，一旦发现 3 度的后内侧不稳定，应该予以重建，以保证 PCL 翻修手术的成功（图 14-31～33）。

值得注意的是，应该注意区分 2 度和 3 度的内侧不稳定。

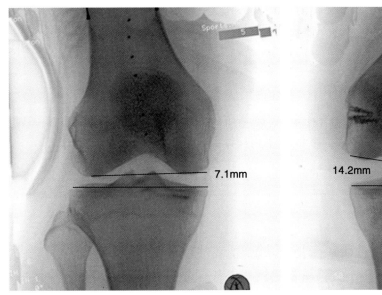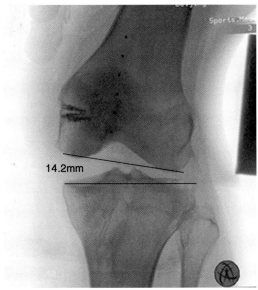

**图 14-31 PCL 重建失效病例，合并内侧不稳定**
应力 X 线片显示内侧间隙开门的侧-侧比较，显示患膝为 3 度不稳定

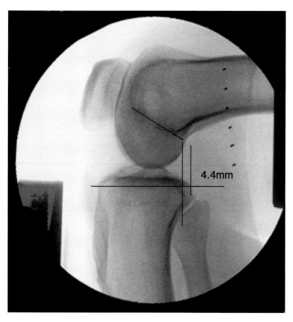
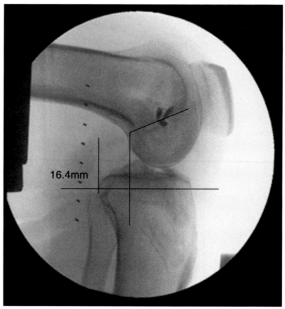

**图 14-32　应力像 X 线片**
比较后向松弛度,显示患膝为 3 度松弛,具备翻修手术的指征

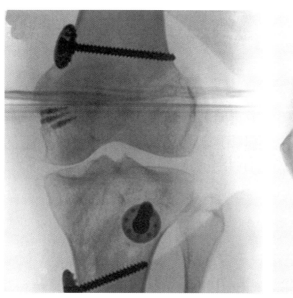
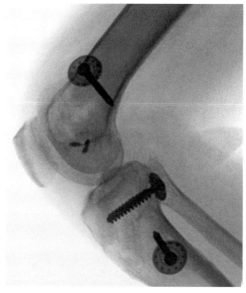

**图 14-33　术后 X 线片**
采用胫骨 Inlay 技术翻修 PCL,采用异体跟腱翻修内侧不稳定

## 八、激进的康复

有研究表明,PCL 重建术后过快地恢复屈膝活动,特别是>90°的屈膝活动对移植物是有损害作用的。过于激进的康复会导致移植物的微小断裂、拉长,最终发展至完全松弛(图 14-34 ~ 36),但过于保守又会导致关节粘连。因此,合理的康复计划应该是平衡移植物的生物愈合过程与膝关节活动度的恢复。

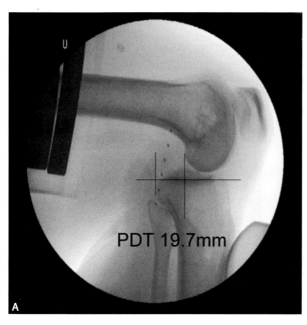
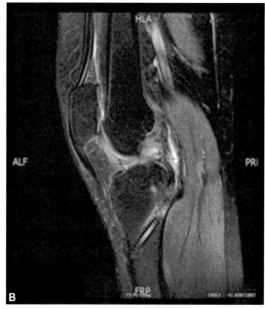

**图 14-34　PCL 重建失效病例**

A：应力 X 线片显示后向松弛度接近 20mm；B：MRI 显示胫骨隧道位置好，但 PCL 移植物显影不良。该患者术后采取了激进的康复方案：术后 4 周时膝关节活动度即恢复正常，并开始完全负重，属于康复过于激进

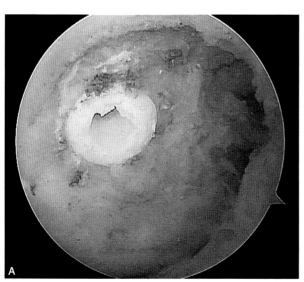
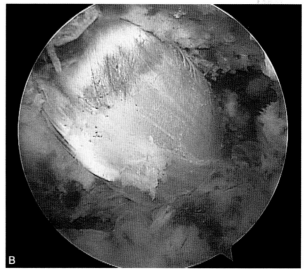

**图 14-35　关节镜图像**

A：移植物完全消失；B：翻修手术采用异体跟腱作为移植物

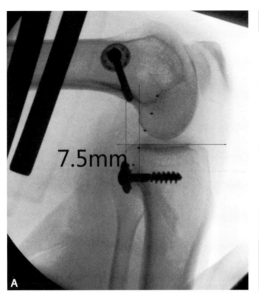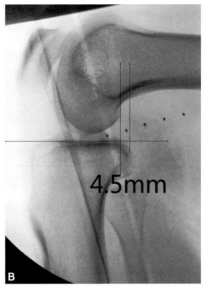

**图 14-36　翻修术后应力 X 线片**

A:采用 Inlay 技术翻修 PCL,术后后向松弛度 7.5mm;B:健侧膝关节后向松弛度 4.5mm,该患者翻修术后侧-侧差值 3.0mm

## 九、关于移植物

PCL 重建手术存在不可克服的胫骨杀手转弯效应问题,目前的解决方法一方面是尽可能减少该效应(如胫骨隧道的优化、残端保留等),另一方面是通过强度高、横截面大的移植物降低磨损效应。笔者推荐使用异体跟腱作为移植物,因其不仅具备上述优点,其一端骨块、一端肌腱的结构特点,也便于术中通过骨道,同时腱性组织充填胫骨骨道,也允许胫骨侧进行双重固定(图 14-37~39)。

对于没有条件使用异体跟腱者,笔者推荐使用四-六股半腱股薄肌腱,首先保证移植物的直径在 8mm 以上。手术技术推荐软组织 Inlay 技术,优点是可以节省肌腱长度(图 14-40)。

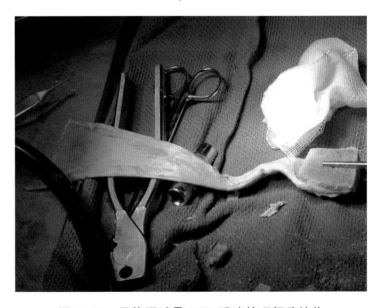

**图 14-37　异体跟腱是 PCL 重建的理想移植物**

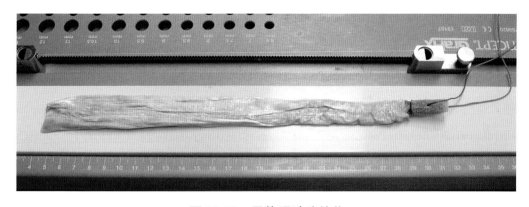

**图 14-38　异体跟腱移植物**
骨块侧位于股骨隧道,肌腱部分直径可达 9mm 以上,长度满足 PCL 重建要求

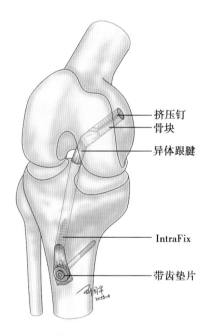

**图 14-39　跟腱重建 PCL 的固定方法示意图**
骨块位于股骨隧道内,采用可吸收挤压钉固定;胫骨侧采用双重固定:隧道内使用挤压钉固定,隧道外采用金属带齿垫片固定

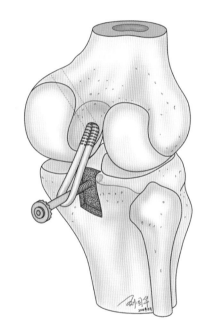

**图 14-40　软组织 Inlay 技术重建 PCL**
优点是可以节省肌腱长度,保证移植物直径

## 十、小结

做好 PCL 的翻修,需要强调以下几方面:

1. 不要轻易进行翻修手术,需要反复斟酌,明确是否的确需要翻修? 翻修的可行性如何? 患者的依从性如何?

2. 尽可能详细准确地评估,特别是后外复合体损伤和下肢力线。

3. 准备好移植物。

4. 做好截骨的准备。

5. 做好采用 Inlay 技术的准备。

6. 做好 3~4 个月康复期的准备。

（冯　华）

## 参 考 文 献

1. Noyes FR, Barber-Westin SD. Posterior cruciate ligament revision reconstruction, part 1：causes of surgical failure in 52 consecutive operations. Am J Sports Med,2005,33(5):646-654

2. Noyes FR, Barber-Westin SD. Posterior cruciate ligament revision reconstruction, part 2：results of revision using a 2-strand quadriceps tendon-patellar bone autograft. Am J Sports Med,2005,33(5):655-665

3. Noyes FR, Barber-Westin SD, Albright JC. An analysis of the causes of failure in 57 consecutive posterolateral operative procedures. Am J Sports Med,2006,34(9):1419-1430

4. Harner CD, Vogrin TM, Höher J, et al. Biomechanical analysis of a posterior cruciate ligament reconstruction. Deficiency of the posterolateral structures as a cause of graft failure. Am J Sports Med,2000,28(1):32-39

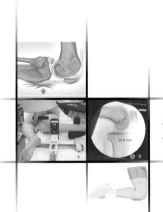

# 第十五章
# 后交叉韧带及后外复合体损伤
# 后的固定性后方半脱位

　　后交叉韧带损伤后,由于胫骨及小腿的重力作用,胫骨近端始终存在向后方移位(后沉)的趋势;特别是当合并后外复合体损伤时,这种效应会表现得更加明显。因此,无论是伤后早期治疗还是韧带重建术后,都应注意在石膏后托或支具内加用一小腿防后沉垫(图15-1,2)。

　　在伤后或术后早期如果疏于观察或处理不当,持续的胫骨后沉可能会固化为不可逆的后方或后外方半脱位,即使通过外力也无法复位胫骨,即固定性半脱位(图15-3)。

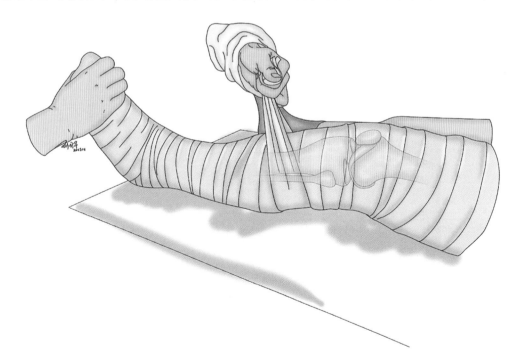

**图 15-1　急性后交叉韧带损伤采用石膏制动进行保守治疗**
石膏塑形时,将小腿向上提拉以对抗重力作用,防止后沉

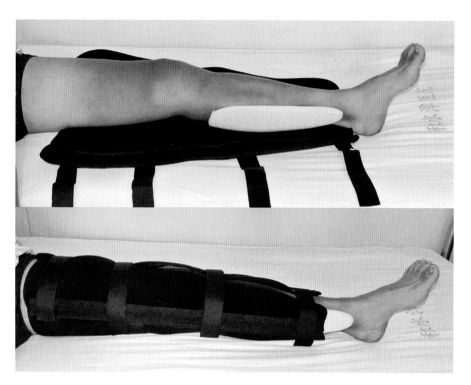

图 15-2　急性期采用支具固定时，小腿防后沉垫的应用

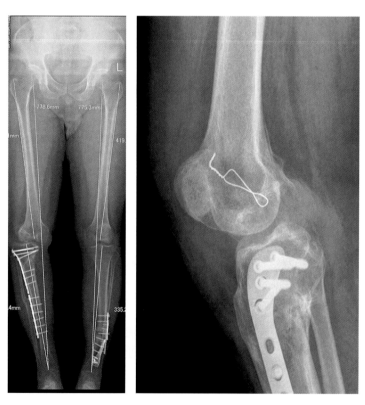

图 15-3　患者男性。右膝后交叉韧带损伤合并多发骨折，术后固定性后外侧半脱位

## 一、固定性后脱位的诊断

应力 X 线片：在最大前向应力作用下，胫骨近端仍然有 3mm 以上的后移，即可诊断固定性后方半脱位。

前抽屉应力试验：屈膝 90°位做最大前抽屉试验，触摸患侧胫骨内侧平台的台阶，与对侧对比，如果台阶仍小于对侧，即可诊断。这是一项基本的检查，对于每个后交叉韧带损伤准备手术的患者，术前都应该做这项检查。韧带重建手术的前提必须是可复位性的。如果不能恢复关节的生理对合关系，即使程度是微小的，治疗原则都会改变。

对于明显的后方脱位，诊断并不困难；但对后方的半脱位往往容易忽略（图 15-4）。

在后交叉韧带重建手术前，如果通过临床查体不能明确后沉是否可以完全复位，则需要在 C 形臂 X 线机透视下进行证实。

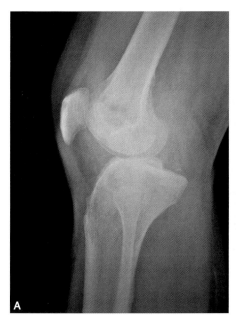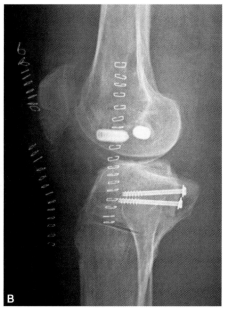

**图 15-4　后交叉韧带损伤、固定性后向半脱位**
A：术前不能完全复位；B：重建术后仍然无法复位，导致韧带重建手术失败

## 二、固定性后脱位的治疗

后交叉韧带重建手术的前提条件是胫骨-股骨关节必须是可以完全复位的。作者强烈推荐：对于每个准备接受后交叉韧带重建的病例，必须排除固定性后方半脱位。

即使存在微小的（如 3～5mm）半脱位，对常规的韧带重建手术也是不能接受的，此时的治疗重点应转向治疗固定脱位，而并非韧带重建。

具体的治疗方法需要根据后方脱位的程度而定。

### （一）保守治疗
通常，3～5mm 的轻度后方半脱位，患者的主诉通常不明显，可以采取保守治疗。尝试采用管型石膏或支具加胫骨后托持续治疗 6 周,观察疗效。

## (二) 切开松解复位术

对于 5mm 以上,特别是 10mm 以上的半脱位,膝关节的力学环境会发生显著的改变,此时建议积极进行切开复位(特别是处理年轻患者时)。对此种程度的固定性脱位,作者没有关节镜下松解、复位成功的经验。

需要注意的是:

1. 有些半脱位病例并非单纯的后向脱位,往往合并后外或后内侧旋转半脱位(图 15-5)。术中不仅需要松解关节后方,内侧或外侧的松解同样重要。另外,需要在术中摄片以证实关节在正侧位片上都获得解剖复位。

2. 松解手术的后续治疗切开复位术后还可能进行麻醉下推拿(manipulation under anesthesia,MUA)或关节镜下松解,有时可能会进行多次,以帮助患者恢复关节活动度。当然,康复锻炼是必不可少的。

3. 此类患者由于原始损伤、多次手术、广泛切开松解手术等效应,关节周围及关节内会形成大量瘢痕组织,产生软组织夹板效应,关节并不表现出不稳定,此时不需进行韧带重建(图 15-5~8)。

## (三) 一期切开复位,二期韧带重建术

并不是每例松解后的患者都具备二期韧带重建手术的条件。临床上掌握的标准通常是:关节活动度良好(伸直受限<10°,屈膝>100°)、关节无严重的退变、下肢力线良好、软组织条件好(特别注意微小感染灶、贴骨瘢痕、没有经过皮瓣覆盖的植皮区)、血运状况好(特别是血管修复术后的患者)以及没有下肢血栓。

值得注意的是,需要严格掌握二期韧带手术的指征,否则不仅不会锦上添花,还会前功尽弃(图 15-9~12)。

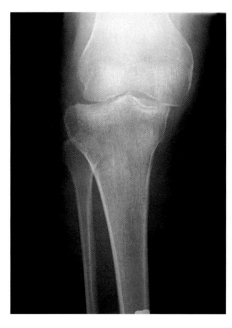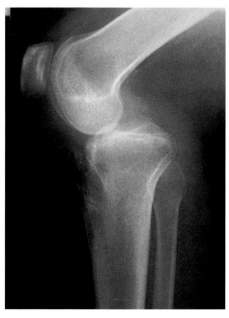

**图 15-5 陈旧性固定后脱位患者正侧位 X 线片**
显示为后外侧旋转半脱位

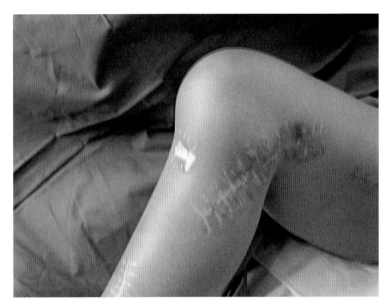

**图 15-6　体位像**

该患者经历多次失败手术,左膝体位像显示明显的后向半脱位

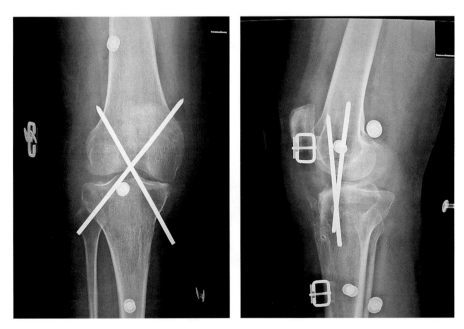

**图 15-7　术后 X 线片**

该患者采用切开复位、交叉针固定术复位关节,术后支具制动 4 周

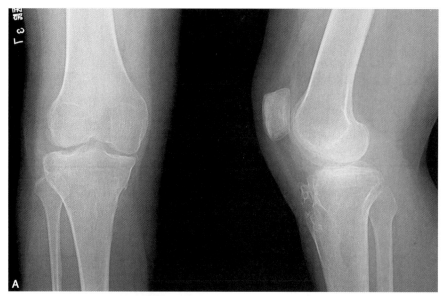

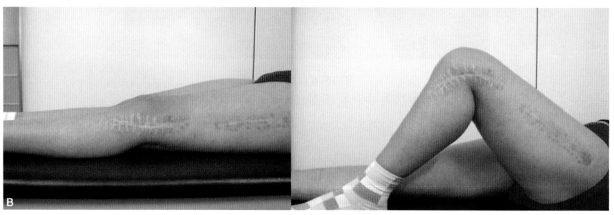

**图 15-8　术后 1 年**

A:正、侧位 X 线片显示关节对合关系恢复正常;B:关节伸直正常,屈膝 100°,关节无不稳定,不需要进行韧带重建手术

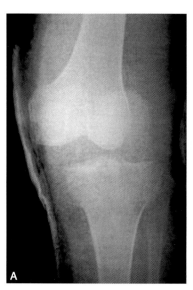
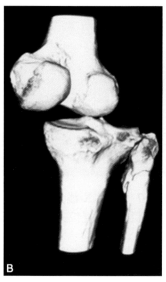
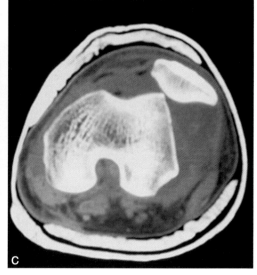

**图 15-9　患者男性,陈旧性固定后外侧脱位合并髌骨脱位**

A:术前 X 线片;B:术前 CT 重建;C:术前 CT 横断位

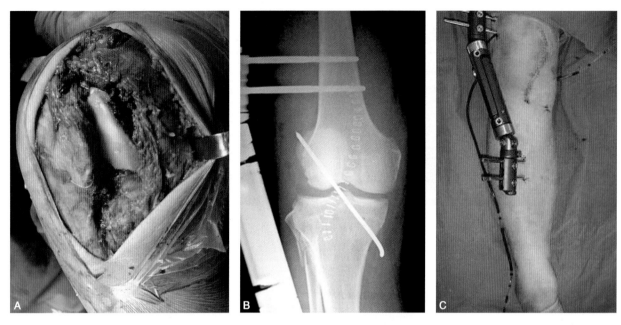

图 15-10　对该患者一期进行膝关节切开复位、外固定架辅助斯氏针固定、髌骨内侧结构修补术
A:术中所见;B:术后 X 线片;C:术后体位像

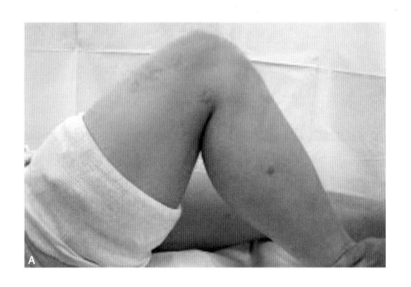

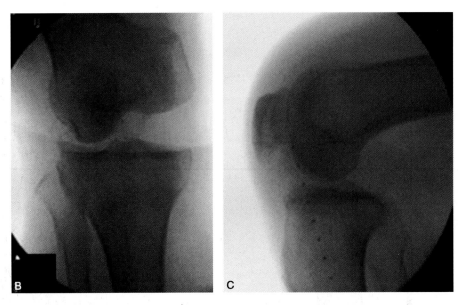

**图 15-11　该患者在切开复位术后 4 周拆除外固定,同时进行麻醉下推拿松解**
A:经过康复训练,患者屈膝可达 100°;B:仍存在内侧不稳定;C:仍存在后向不稳定

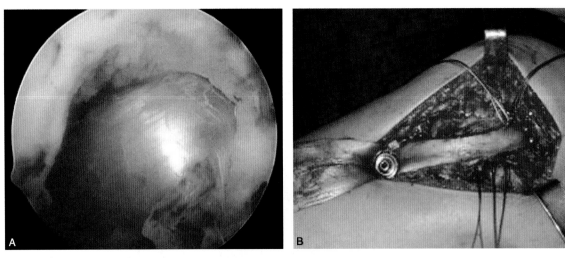

**图 15-12　二期手术示意图**
A:后交叉韧带重建术(异体跟腱)B:内侧副韧带重建术(异体跟腱)

对屈膝<100°的患者,由于大量瘢痕组织的软组织夹板效应,关节并不表现出不稳定,这类情况不需进行韧带重建。而对伸直受限明显(10°以上)的患者,韧带重建手术并不能改善伸直状况,同样不建议进行韧带手术。

### (四) 单纯截骨术

对有些固定性后方/后外半脱位的患者,由于多种原因(如反复多次手术、皮肤或血管条件差、经济因素、患者年龄、社会精神因素等)不允许或不接受切开复位手术,此时,进行单纯胫骨高位截骨术纠正膝内翻、改善行走功能,不失为一种值得考虑的挽救性方法(图15-13 ~ 15)。

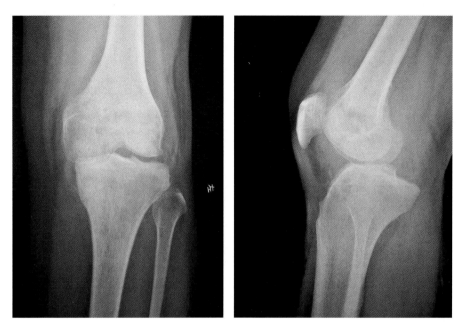

**图 15-13 固定性后外旋转半脱位患者正侧位 X 线片**

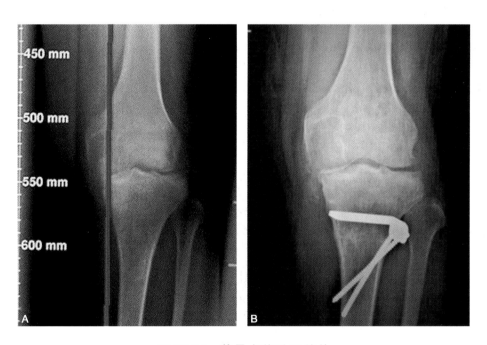

**图 15-14 截骨术前后 X 线片**
A:术前的机械轴力线通过内侧室边缘;B:行外侧闭合式胫骨高位截骨,纠正膝内翻,改善步态

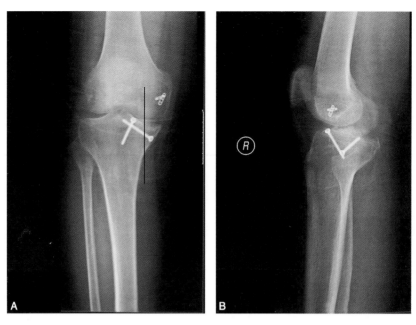

图 15-15　后交叉韧带术后、胫骨平台骨折术后固定性后外旋转半脱位患者正侧位 X 线片

A：股骨-胫骨关节半脱位合并膝内翻畸形，力线通过内侧室 25% 点（黑色线）；B：胫骨近端后方半脱位。该患者历经多次手术，下一步治疗可考虑行胫骨高位截骨手术，以改善力线，恢复行走功能。

（冯　华）

# 参 考 文 献

Noyes FR. Noyes's knee disorders：surgery，rehabilitation，clinical outcome. Philadephia：Saunders Elevier，2010

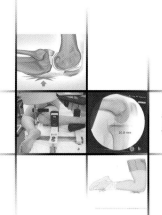

# 第十六章
## 对角线损伤：胫骨平台前内侧压缩骨折合并后外角损伤

对于高能量损伤导致的后交叉韧带（posterior cruciate ligament，PCL）与后外复合体韧带（posterolateral corner，PLC）损伤，常常合并膝关节周围骨折。有些骨折为撕脱骨折，如PCL胫骨撕脱骨折，腓骨头撕脱骨折（PLC损伤），外侧胫骨平台的Segond骨折（ACL损伤的等位征），内侧胫骨平台的反Segond骨折（提示PCL损伤）等。关节承重区的胫骨平台骨折也较为常见，其中的一种特殊类型的骨折-韧带组合损伤，即对角线损伤，需要引起足够的重视。

## 一、定义

临床中发现，胫骨平台前内侧压缩骨折常合并后外复合体韧带损伤。膝关节承受过伸内翻应力，导致后外侧软组织合页受损，后外侧关节间隙开大，股骨内髁与胫骨平台前内侧相互撞击导致后者出现压缩骨折或边缘骨折。由于致伤应力和相应损伤沿膝关节后外-前内轴分布，笔者将这种骨折-韧带复合损伤类型称为对角线损伤。

临床意义

该损伤类型具有诊断、治疗和预后三方面的临床意义。

1. 诊断意义　当X线片上发现前内侧胫骨平台压缩骨折，即使压缩并不严重，也可以提示PLC损伤，防止漏诊；

2. 治疗意义　对于塌陷严重的骨折，需要复位和固定骨性结构。对合并的后外复合体损伤，需要在处理骨折的基础上进行治疗（分期或同期），不应单纯修复或重建PLC韧带，否则会出现股骨髁嵌入塌陷区形成所谓的engaging现象，导致修复或重建的韧带失效（图16-1，2）。

3. 预后意义　该损伤为高能量伤，关节受损严重，常合并关节脱位或半脱位、血管神经损伤，前、后交叉韧带损伤，预后不佳。

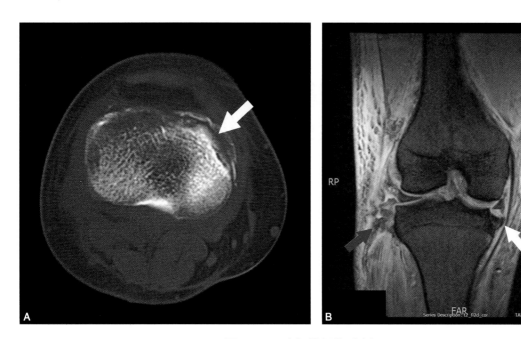

**图 16-1　对角线损伤病例**

A:CT 横断位显示胫骨平台前内侧压缩骨折(白色箭头);B:MRI 冠状位显示胫骨平台内侧压缩骨折(白色箭头)和后外复合体损伤(红色箭头)

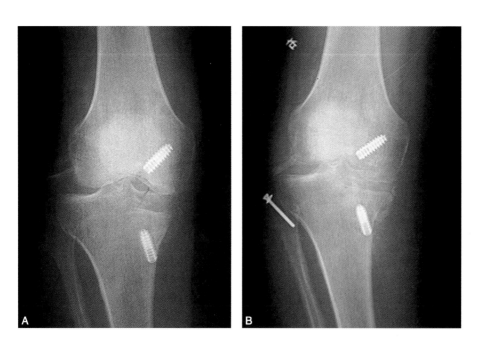

**图 16-2　忽视骨折治疗,导致重建韧带失效**

A:一期行人工韧带重建后交叉韧带,可见胫骨前内侧平台存在明显的塌陷骨折,腓骨头移位明显的撕脱骨折都未经处理;B:二期进行了腓骨头复位修补手术,但仍然没有处理胫骨平台骨折,导致术后股骨髁陷入塌陷区,重建韧带失效

## 二、对角线损伤的临床诊断

1. 放射学检查包括 X 线片、CT、三维 CT、MRI 等(图 16-3 ~ 5)。

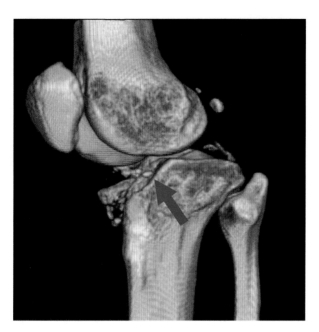

**图 16-3 对角线损伤的 CT 表现**
红色箭头显示前内侧胫骨平台明显的塌陷骨折,提示
后外复合带损伤

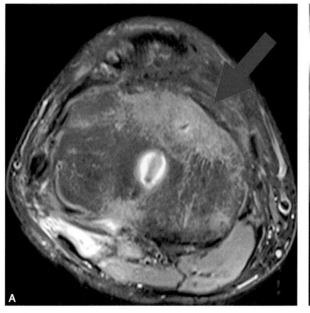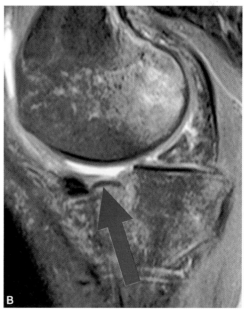

**图 16-4 对角线损伤的 MRI 诊断**
红色箭头显示前内侧胫骨平台压缩骨折

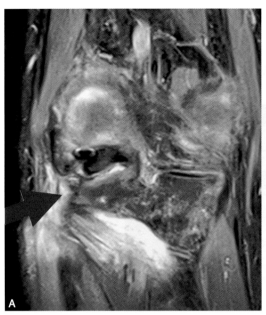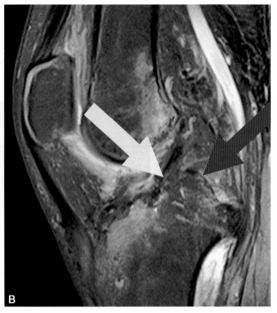

**图 16-5  对角线损伤的 MRI 诊断**

A:后外复合体区域水肿,腘肌腱、外侧副韧带连续性中断(红色箭头);B:前交叉韧带(黄色箭头)
和后交叉韧带(蓝色箭头)连续性中断

### 2. 关节镜诊断(图 16-6)

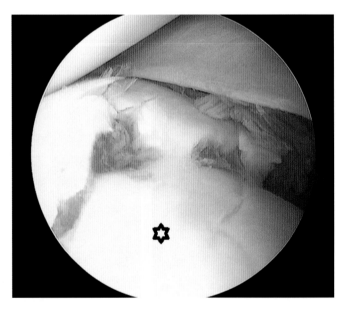

**图 16-6  对角线损伤的关节镜诊断**

右膝前内侧胫骨平台压缩骨折(黑色六角星)

### 3. 临床查体(图 16-7,8)

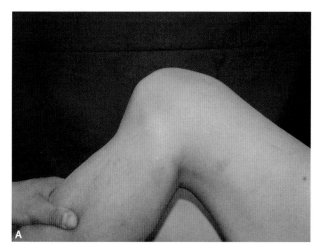 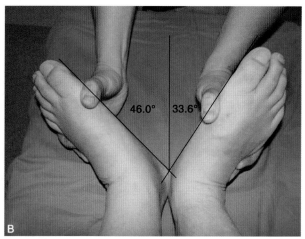

**图 16-7　对角线损伤的查体诊断**

A:左膝胫骨明显后沉,提示后交叉韧带损伤;B:胫骨外旋试验(dial test)显示左胫骨外旋大于对侧13°,提示后外复合体损伤

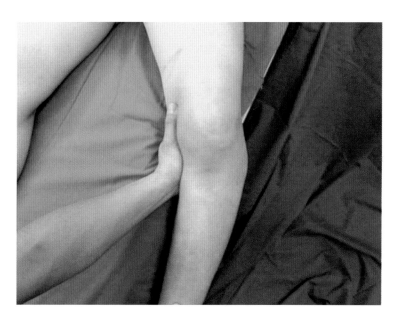

**图 16-8　临床查体**

左膝内翻应力试验 3+,提示外侧副韧带完全损伤

### 4. 麻醉下检查(图 16-9)

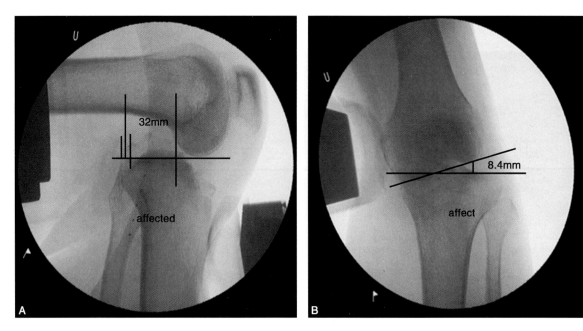

**图 16-9　对角线损伤的麻醉下应力 X 线片检查**
A:后抽屉应力显示胫骨后移 32mm,诊断为 PCL 3 度损伤;B:内翻应力显示外侧间隙张开 8.4mm,诊断为外侧副韧带完全损伤

## 三、对角线损伤的治疗

1. 胫骨平台骨折的治疗　胫骨平台前内侧骨折分为边缘撕脱型和压缩型两种。前者不需要手术治疗(图 16-10),后者需要在急性期复位和固定(图 16-11),对于陈旧性损伤需要进行内侧平台截骨(图 16-12,13)。

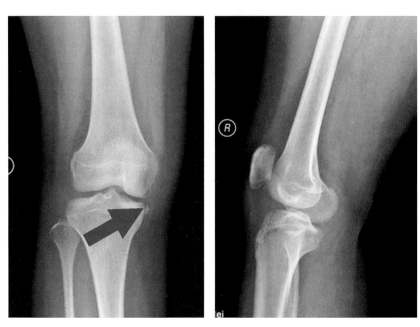

**图 16-10　对角线损伤病例**
胫骨平台骨折为边缘型(红色箭头),不需要手术治疗

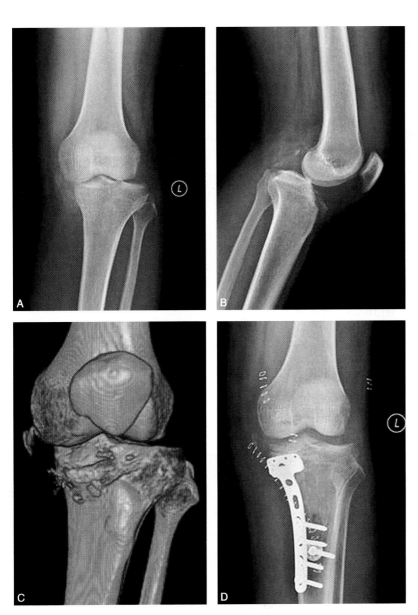

**图 16-11　急性对角线损伤病例**
A~C:影像学检查显示胫骨平台前内侧压缩骨折;D:一期行骨折复位内固定术

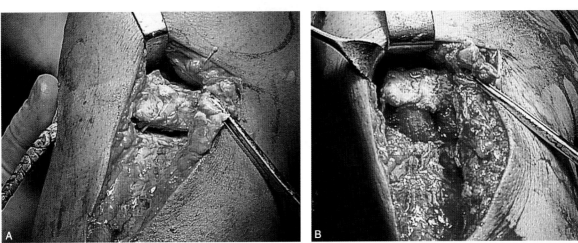

**图 16-12　陈旧性对角线损伤病例**
A:前内侧胫骨平台干骺端截骨,抬高原始塌陷的骨折区域;B:撑开的区域进行自体骨植骨

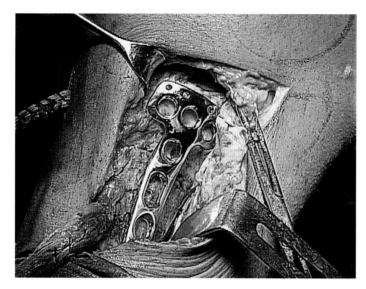

**图 16-13　撑开植骨后接骨板固定**

2. 韧带的治疗　对角线损伤除可见后外复合体损伤外,也常合并后交叉韧带损伤。需要强调的是,韧带损伤的治疗应该以骨折的治疗为基础,不能忽略骨折而单纯进行韧带重建手术,否则会导致韧带失效(图 16-14)。

韧带手术可以与骨折手术同期或分期进行。

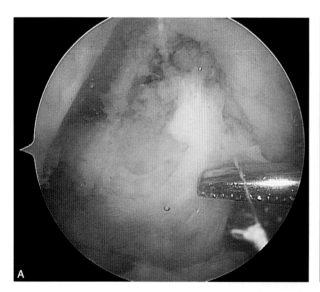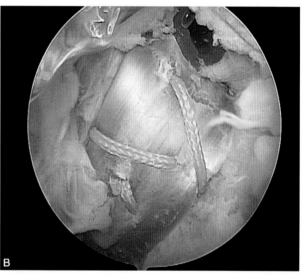

**图 16-14　对角线损伤胫骨平台骨折复位的同时进行韧带手术**
A:后交叉韧带重建;B:腘肌腱重建

（李　旭）

## 参 考 文 献

1. Campos JC,Chung CB,Lektrakul N,et al. Pathogenesis of the Segond fracture:anatomic and MR imaging evidence of an iliotibial tract or anterior oblique band avulsion. Radiology,2001,219(2):381-386

2. 洪雷,冯华,耿向苏,等. Segond 骨折与前交叉韧带损伤相关性的临床研究. 中华外科杂志,2007,45

（2）:94-95

3. Hall FM, Hochman MG. Medial Segond-type fracture: cortical avulsion off the medial tibial plateau associated with tears of the posterior cruciate ligament and medial meniscus. Skeletal Radiol, 1997, 26(9):553-555

4. Escobedo EM, Mills WJ, Hunter JC. The "reverse Segond" fracture association with a tear of the posterior cruciate ligament and medial meniscus. AJR Am J Roentgenol, 2002, 178(4):979-983

5. Cohen AP, King D, Gibbon AJ. Impingement fracture of the anteromedial tibial margin: a radiographic sign of combined posterolateral complex and posterior cruciate ligament disruption. SkeletRadiol, 2001, 30(2): 114-116

6. Archbold HAP, Sloan S, Nicholas R. A tibial plateau fracture in a knee dislocation: a subtle sign of major ligamentous disruption. Injury, 2004, 35(9):945-947

7. Yoo JH, Kim EH, Yim SJ, et al. A case of compression fracture of medial tibial plateau and medial femoral condyle combined with posterior cruciate ligament and posterolateral corner injury. Knee, 2009, 16(1):83-86

8. Lee J, Papakonstantinou O, Brookenthal KR, et al. Arcuate sign of posterolateral knee injuries: anatomic, radiographic, and MR imaging data related to patterns of injury. Skeletal Radiol, 2003, 32(11):619-627

9. Bennett DL, George MJ, El-Khoury GY, et al. Anterior rim tibial plateau fractures and posterolateral corner knee injury. Emergency Radiology, 2003, 10(2):76-83

10. Chiba T, Sugita T, Onuma M, et al. Injuries to the posterolateral aspect of the knee accompanied by compression fracture of the anterior part of the medial tibial plateau. Arthroscopy, 2001, 17(6):642-647

11. Engelsohn E, Umans H, Difelice GS. Marginal fractures of the medial tibial plateau: possible association with medial meniscal root tear. Skeletal Radiol, 2007, 36(1):73-76

12. Chanasit P, Sa-Ngasoongsong P, Chanplakorn P, et al. Anteromedial marginal fracture of medial tibial plateau without significant knee ligamentous injury in hypermobility patient: a case report and review of literature. Orthopedic Reviews, 2013, 5(2):56-58

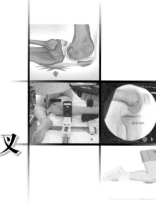

# 第十七章
# 锁定性膝关节后外脱位与后交叉韧带/后外复合体损伤

## 一、引言

膝关节脱位是一种高能量损伤,约占全部膝关节损伤的0.5%,常合并膝关节周围重要的神经血管损伤。膝关节脱位若处理不当,可造成不可逆性伤害,进而严重影响患者的膝关节功能。研究统计,临床上常见的膝关节脱位类型主要包括前脱位(40%)、后脱位(33%)、外侧脱位(18%)、内侧脱位(4%)以及旋转脱位(5%),90%以上的膝关节脱位均能自行复位。

膝关节后外脱位(posterolateral knee dislocation,PLKD)属于膝关节旋转脱位。由于大部分PLKD无法自行复位,故习惯上称之为锁定性PLKD。此外,锁定性PLKD常合并后交叉韧带(posterior cruciate ligament,PCL)/后外复合体(posteolateral corner,PLC)损伤,在临床治疗方面具有一定挑战。目前,针对锁定性PLKD的文献资料较少,尚无完善的处理方案。本章将针对该病的临床特征以及治疗方案做总结归纳。

## 二、受伤机制

1958年,Quinlan等将锁定性PLKD的受伤机制归纳为以下三点:①膝关节轻度屈曲位;②极度内向应力直接作用于膝关节外侧,造成膝关节过度外翻;③足部固定于地面,合并胫骨相对股骨的过度旋转(内旋或外旋)。其中,过度旋转是导致锁定性PLKD形成的关键环节,决定了此种损伤的临床特征。

## 三、临床诊断

1. 体征　锁定性PLKD最典型的体征为酒窝征(图17-1),即膝关节内侧沿关节间隙走行的异常皮肤凹陷带。酒窝征多见于急性期,提示膝关节内侧结构损伤后因旋转暴力嵌顿于髁间窝内。

2. 影像学检查　膝关节正侧位X线片有助于初步判断胫骨相对股骨的位置关系(图17-2)。然而,由于锁定性PLKD是一种旋转性脱位,胫骨很少发生较大程度的平移,有时很难通过X线片确诊。

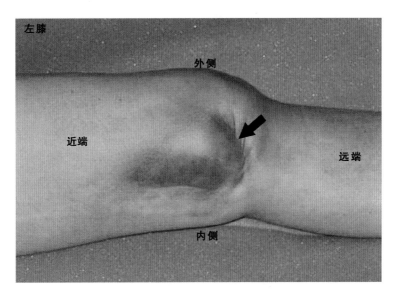

**图 17-1　锁定性膝关节后外脱位病例(左膝)**
黑色箭头所指处即为酒窝征表现

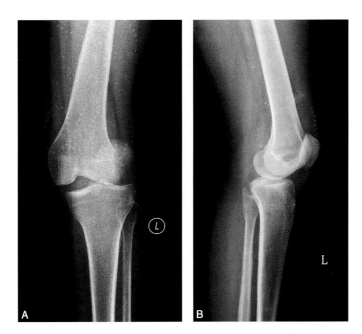

**图 17-2　左膝关节锁定性 PLKD 的 X 线表现**
此类病例 X 线片显示脱位程度常不明显,容易被忽略
A:外侧半脱位合并胫骨旋转;B:胫骨相对股骨向后方轻
度移位

　　利用三维 CT 可以准确判断胫骨相对股骨的位置关系(图 17-3)。此外,MRI 能够显示膝关节内侧软组织以及 PCL/PLC 的损伤情况(图 17-4),结合典型体征即可明确诊断。

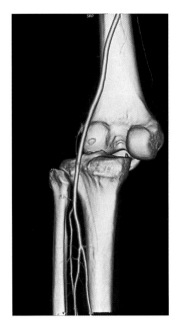

**图 17-3　锁定性 PLKD 的三维 CT**
明确显示左膝胫骨相对股骨向后外方向脱位。同时可见腘血管情况,其常在此类脱位中受损

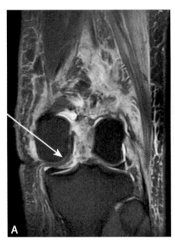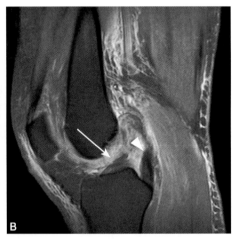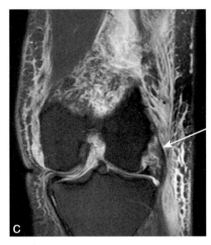

**图 17-4　MRI 可显示合并损伤情况**
A:内侧软组织嵌顿于髁间窝及内侧间室(白色箭头);B:前交叉韧带(白色长箭头)及 PCL(白色短箭头)损伤;C:外侧副韧带股骨侧(白色箭头)损伤

## 四、治疗

### (一) 治疗原则

1. 复位　对锁定性 PLKD 而言,如何"解锁",恢复膝关节的正常对位关系是治疗全过程中的重中之重。在急性期,膝关节内侧软组织嵌顿于髁间窝内从而造成"锁定"现象,此时通常需要切开复位,撬拨嵌顿的软组织方能"解锁"。笔者曾尝试关节镜下复位,但均未成功;而在陈旧期,由于膝关节在长期脱位状态下形成瘢痕,复位难度因此而增大,需进行广泛松解。因此,早期诊断是及时复位的前提。

2. 韧带重建　对于急性期病例,在复位完成后如果关节稳定,可以同时行 PCL 重建,撕脱的内侧结构通常仅做修复即可(笔者习惯用金属带齿垫片进行固定)。术后可以进行早期功能锻炼。

对于陈旧锁定脱位,治疗重点转为关节复位,而并非韧带手术。切开复位后需要固定关节 4 周以防止再脱位。关节固定极易造成关节粘连,因此不适合同时行韧带重建,否则关节活动度很难恢复。此类患者需要在膝关节活动度恢复满意后(往往需要屈膝>120°),才可进行韧带重建。而且,活动度受限严重的膝关节由于广泛的瘢痕组织粘连,关节稳定,反而不需要进行韧带重建手术(详见第十五章)。

3. 活动度 临床治疗中,陈旧性脱位具有挑战性,难以兼顾关节对位和活动度。对于年轻患者,笔者主张行切开复位,优先考虑关节的生理对位关系,但此类患者术后往往遗留粘连性活动受限。因此,预防关节粘连是关键。

及时复位、早期功能锻炼是获得"稳定、活动度好"这一满意疗效的前提。

**(二) 典型病例**

1. 病例 1 患者男性,59 岁。2 周前因车祸伤致右膝关节肿胀、活动受限。入院时可见右膝关节间隙内侧皮肤凹陷,提示酒窝征(图 17-5)。

术前正侧位 X 线片显示膝关节后外脱位并不显著,但可以提示后外侧半脱位(图 17-6);三维 CT 进一步提示膝关节后外脱位(图 17-7)。冠状位 MRI 显示膝关节内侧软组织嵌顿于髁间窝内(图 17-8),与酒窝征相吻合。

术前麻醉下查体结果:膝关节处于后外脱位状态,闭合复位失败。膝关节伸直受限约 10°,屈膝活动度正常。后抽屉试验:3+,终末点软;外翻应力试验 0°位及 30°位均为 3+,终末点软;Lachman 试验:2+,终末点软。提示前交叉韧带(anterior cruciate ligament,ACL)、PCL 及内侧副韧带(medial collateral ligament,MCL)损伤。

行常规关节镜探查,可见内侧间室有巨大软组织嵌顿(图 17-9),尝试关节镜下复位失败。

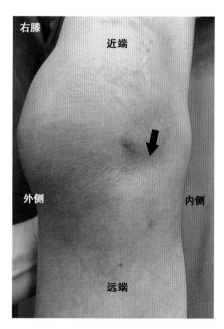

图 17-5 黑色箭头所指处即为酒窝征

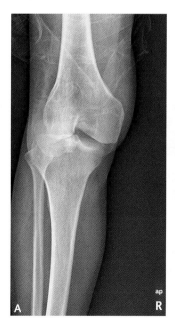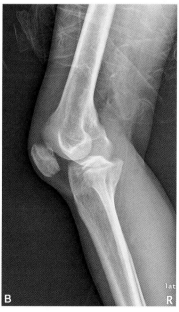

图 17-6 患者右膝关节正侧位 X 线片表现

A:胫骨相对股骨向外侧移位;B:胫骨相对股骨向后方移位

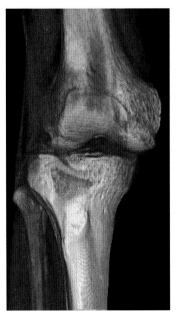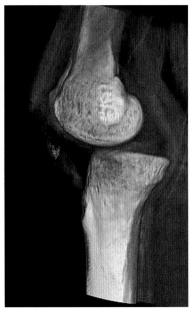

**图 17-7　三维 CT 进一步确认患者右膝胫骨相对股骨向后外
方向脱位**

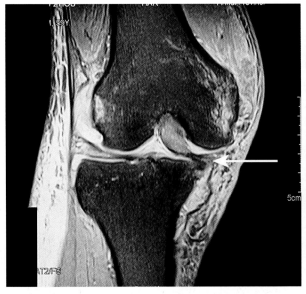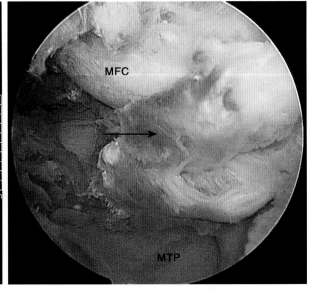

**图 17-8　患者右膝 MRI 显示内侧软组织嵌
顿于髁间窝及内侧间室（白色箭头）**

**图 17-9　经膝关节前外入路探查**
可见内侧软组织（黑色箭头）嵌顿于膝关节内侧
间室（MFC：股骨内侧髁，MTP-胫骨内侧平台）

　　尝试切开复位，取膝关节内侧纵行切口，可见内侧结构全层自股骨侧剥离，嵌顿于髁间
窝内。撬拨复位软组织后，膝关节得以完全复位（图 17-10）。再次检查可见膝关节稳定，活
动度大致正常，遂行同期 MCL 修补术及 PCL 重建术。

　　术后 2 年复查结果显示，患者关节活动度大致正常（图 17-11）。后抽屉试验：2+，终末
点硬；外翻应力试验 0°位及 30°位均为 1+，终末点硬；Lachman 试验：1+。Telos 应力像结果：
30°位外翻应力侧-侧差值：4.4mm（图 17-11）。

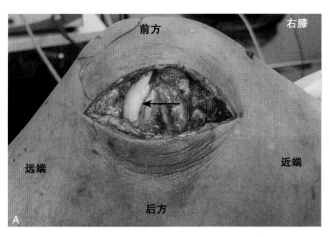
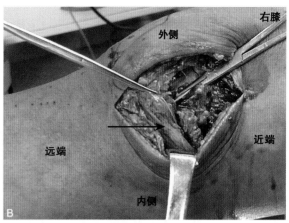

**图 17-10　术中取膝关节内侧纵行切口尝试切开复位**
A:关节内侧结构从股骨侧撕脱,嵌顿于内侧间室,导致股骨内侧髁(黑色箭头)直接暴露于皮下;
B:撬拨嵌顿的软组织(黑色箭头)后,膝关节即刻复位

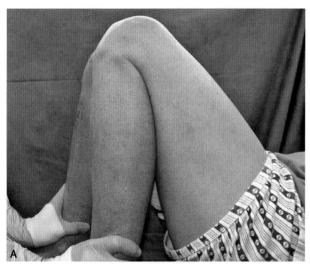
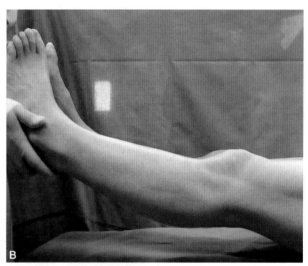
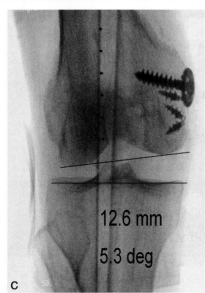
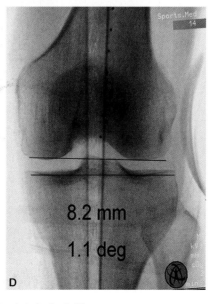

**图 17-11　患者术后 2 年复查情况**
A:膝关节屈曲;B:膝关节伸直;C:患侧应力像;D:健侧应力像

2. 病例 2 患者男性,45 岁。6 个月前因车祸致颅脑外伤及左膝关节损伤。患者在当地医院行颅脑外伤手术,但膝关节损伤未予处理。颅脑外伤术后恢复情况良好,现因左膝关节活动受限来我院就诊。

入院时,患者左膝关节内侧未见明显酒窝征表现,但矢状位 MRI 显示关节内侧软组织嵌顿于内侧间室(图 17-12)。

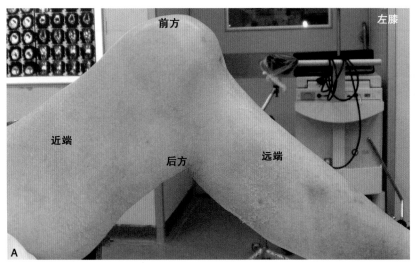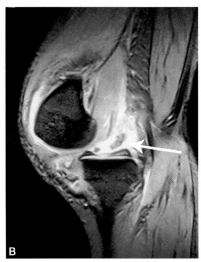

**图 17-12 患者体位像和 MRI 图像**
A:患者左膝关节内侧未见"酒窝征"表现;B:矢状位 MRI 显示内侧软组织嵌顿于膝关节内侧间室

术前正侧位 X 线片提示胫骨相对股骨向后外方向脱位,三维 CT 进一步确认膝关节后外脱位(图 17-13)。

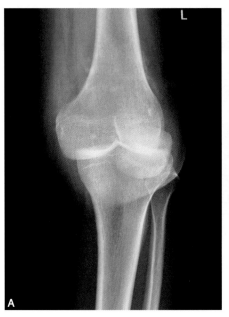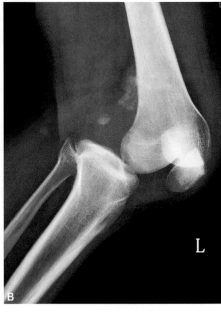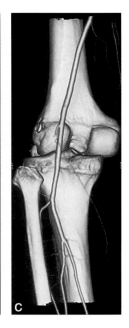

**图 17-13 患者左膝关节影像学表现**
A:正位 X 线片显示胫骨向外侧移位;B:侧位 X 线片显示胫骨向后方移位;C:三维 CT 可明确左膝关节后外脱位

术前麻醉下查体结果:膝关节处于后外脱位状态,闭合复位失败。后抽屉试验:3+,终末点软;外翻应力试验0°位及30°位均为3+,终末点软;Lachman试验:3+,终末点软。提示PCL、MCL以及ACL损伤。

直接行切开复位。取膝关节内侧纵行切口,可见内侧结构全层自股骨侧剥离,嵌顿于内侧间室。但撬拨复位软组织后,膝关节仍无法复位。进一步取膝关节外侧纵行切口,广泛松解外侧瘢痕组织,膝关节虽能复位,但不稳定,仍需外力维持。遂利用交叉斯氏针暂时固定膝关节于伸直位,透视下确认复位效果满意(图17-14)。

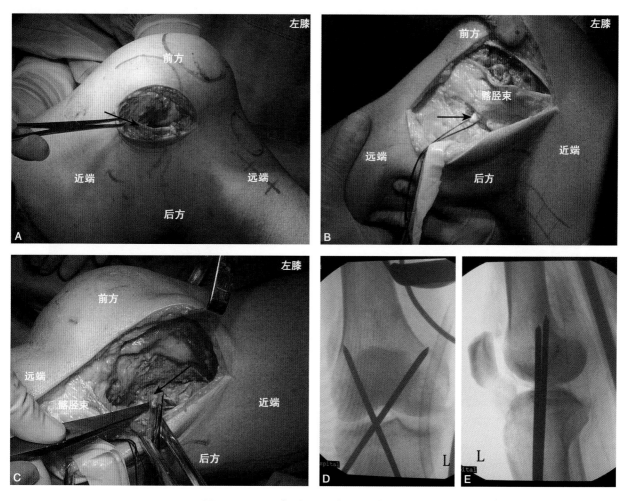

**图17-14　手术过程及术后影像学结果**

A:取左膝内侧纵行切口,撬拨嵌顿的软组织(黑色箭头),膝关节仍无法复位;B:取左膝外侧纵行切口,暴露髂胫束及外侧副韧带(黑色箭头);C:进一步松解左膝外侧瘢痕组织(黑色箭头),膝关节可以复位,但状态不稳,需外力维持;D~E:利用交叉斯氏针于伸直位固定左膝关节,透视下可见复位状态满意

术后6周取出斯氏针,膝关节仍能维持复位状态,但屈膝活动受限。麻醉下推拿后屈膝可达95°,伸膝0°。患者继续行关节活动度训练,3个月后再次返院复查。

术前麻醉下查体结果:膝关节对位关系正常,关节活动度:屈膝120°,伸膝0°(图17-15)。后抽屉试验:3+,终末点软;外翻应力试验0°位及30°位均为3+,终末点软;内翻应力试验0°位及30°位均为阴性,终末点硬,外旋拨号试验侧-侧角度差值为0°。Lachman试验:3+,终末点软。Telos应力像检查结果:后向侧-侧差值:14.6mm;屈膝30°外翻应力侧-侧差值:7.7mm(图17-16)。提示PCL、MCL以及ACL损伤。遂行MCL重建术及PCL重建术。

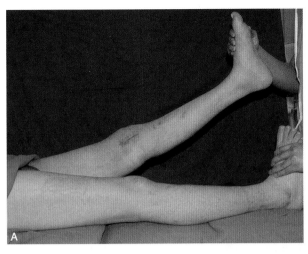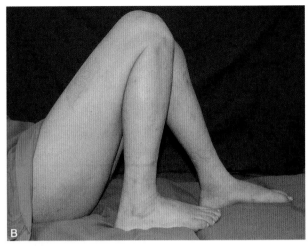

**图 17-15　患者麻醉下左膝关节活动度**
A：伸膝 0°；B：屈膝 120°

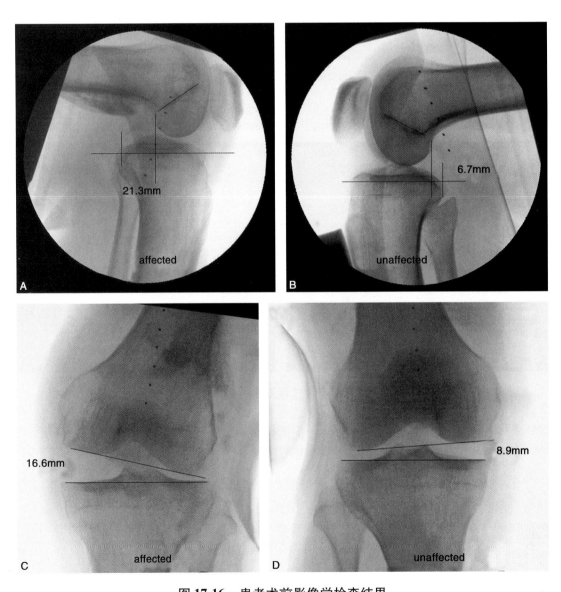

**图 17-16　患者术前影像学检查结果**
A：后向应力下患侧 21.3mm；B：后向应力下健侧 6.7mm；C：外翻应力下患侧 16.6mm；D：外翻应力下健侧 8.9mm（affected：患侧，unaffected：健侧）

术后 2 年复查结果显示,膝关节活动度:屈膝 130°,伸膝 0°(图 17-17);Telos 应力像结果:后向侧-侧差值:3.8mm;30°位外翻应力侧-侧差值:1.4mm(图 17-18);Lachman 试验:1+。

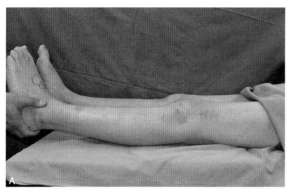
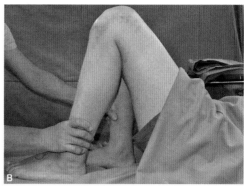

**图 17-17　患者麻醉下左膝关节活动度**
A:伸膝 0°;B:屈膝 130°

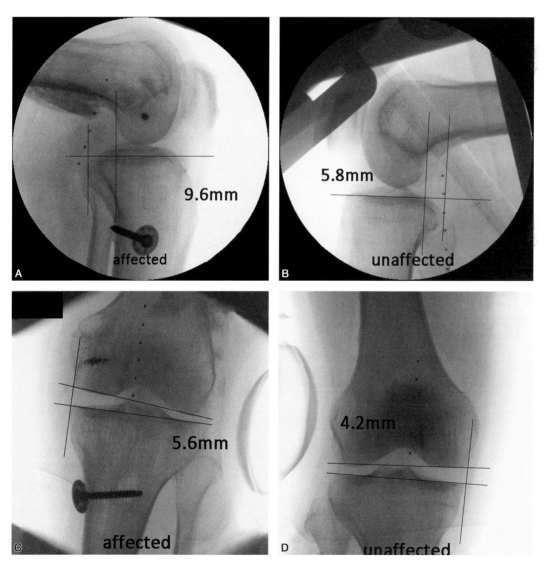

**图 17-18　患者术后 2 年影像学检查结果**
A:后向应力下健侧 9.6mm;B:后向应力下患侧 5.8mm;C:外翻应力下患侧 5.6m;D:外翻应力下健侧 4.2mm(affected:患侧,unaffected:健侧)

## 五、总结

1. 锁定性 PLKD 属旋转性膝关节脱位。

2. 膝关节内侧软组织嵌顿于髁间窝或内侧间室是导致锁定性 PLKD 无法自行复位的主要原因。

3. 酒窝征是急性锁定性 PLKD 的典型体征,亦可作为诊断该病的病理征象。

4. 由于旋转暴力的影响,锁定性 PLKD 有时不会在 X 线片上表现出明显的移位。因此,有必要通过三维 CT 进一步显示胫骨相对股骨的位置关系,并结合 MRI 观察关节内侧软组织的损伤情况加以确诊。

5. 锁定性 PLKD 通常需要切开复位。

6. 早期发现、及时复位是最大限度地恢复关节功能的前提。

7. 陈旧性脱位的治疗应以复位为首要目标。

8. 关于锁定性 PLKD 的治疗流程可以大致概括如图 17-19。

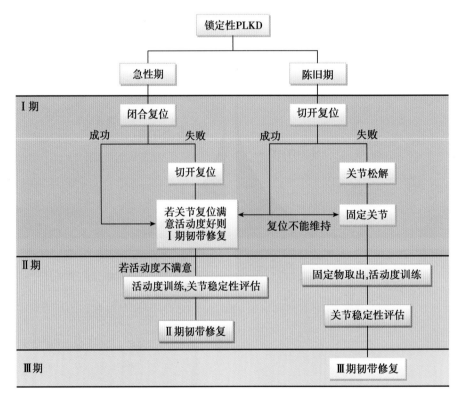

图 17-19 锁定性膝关节后外脱位的治疗流程

（宋关阳）

## 参 考 文 献

1. Arom GA,Yeranosian MG,Petrigliano FA,et al. The changing demographics of knee dislocation：a retrospective database review. Clin Orthop Relat Res,2014,472(9)：2609-2614.

2. Chahal J,Whelan DB,Jaglal SB,et al. The multiligament quality of life questionnaire：development and eval-

uation of test-retest reliability and validity in patients with multiligament knee injuries. Am J Sports Med, 2014,42(12):2906-2916.

3. Cook S,Ridley TJ,McCarthy MA,et al. Surgical treatment of multiligament knee injuries. Knee Surg Sports Traumatol Arthrosc,2015,23(10):2983-2991.

4. Coraci D,Tsukamoto H,Granata G,et al. Fibular nerve damage in knee dislocation:Spectrum of ultrasound patterns. Muscle Nerve,2015,51(6):859-863.

5. Darabos N,Gusic N,Vlahovic T,et al. Staged management of knee dislocation in polytrauma injured patients. Injury,2013,44:40-45.

6. Durakbasa MO,Ulku K,Ermis MN. Irreducible open posterolateral knee dislocation due to medial meniscus interposition. Acta Orthop Traumatol Turc,2011,45(5):382-386.

7. Harb A,Lincoln D,Michaelson J. The MR dimple sign in irreducible posterolateral knee dislocations. Skeletal Radiol,2009,38(11):1111-1114.

8. Ibrahim SA,Ghafar S,Salah M,et al. Surgical management of traumatic knee dislocation with posterolateral corner injury. Arthroscopy,2013,29(4):733-741.

9. Jiang W,Yao J,He Y,et al. The timing of surgical treatment of knee dislocations:a systematic review. Knee Surg Sports Traumatol Arthrosc,2015,23(10):3108-3113.

10. Kohl S,Stock A,Ahmad SS,et al. Dynamic intraligamentary stabilization and primary repair:a new concept for the treatment of knee dislocation. Injury,2015,46(4):724-728.

11. Marcacci M,Zaffagnini S,Bonanzinga T,et al. Surgical technique:articulated external fixator for treatment of complex knee dislocation. Clin Orthop Relat Res,2012,470(3):869-876.

12. Natsuhara KM,Yeranosian MG,Cohen JR,et al. What is the frequency of vascular injury after knee dislocation? Clin Orthop Relat Res,2014,472(9):2615-2620.

13. Said HG,Learmonth DJ. Chronic irreducible posterolateral knee dislocation:two-stage surgical approach. Arthroscopy,2007,23(5):564.

14. Shetty GM,Wang JH,Kim SK,et al. Incarcerated patellar tendon in Hoffa fracture:an unusual cause of irreducible knee dislocation. Knee Surg Sports Traumatol Arthrosc,2008,16(4):378-381.

15. Silverberg DA,Acus R. Irreducible posterolateral knee dislocation associated with interposition of the vastus medialis. Am J Sports Med,2004,32(5):1313-1316.

16. Stannard JP,Nuelle CW,McGwin G,et al. Hinged external fixation in the treatment of knee dislocations:a prospective randomized study. J Bone Joint Surg Am,2014,96(3):184-191.

17. Urguden M,Bilbasar H,Ozenci AM,et al. Irreducible posterolateral knee dislocation resulting from a low-energy trauma. Arthroscopy,2004,20(Suppl 2):50-53.

18. Werner BC,Gwathmey FW,Jr. Higgins ST,et al. Ultra-low velocity knee dislocations:patient characteristics,complications,and outcomes. Am J Sports Med,2014 42(2):358-363.

19. Wilson SM,Mehta N,Do HT,et al. Epidemiology of multiligament knee reconstruction. Clin Orthop Relat Res,2014,472(9):2603-2608.

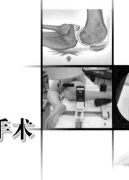

# 第十八章
## 后交叉韧带/后外复合体损伤手术并发症的预防与处理

后交叉韧带/后外复合体(PCL/PLC)联合损伤是需要特殊治疗的复杂损伤。基于该损伤的严重程度和复杂性,缺乏评估和治疗这类损伤的经验可能导致疗效不理想及并发症的发生,而并发症又是影响最终疗效的重要因素。

PCL/PLC损伤的常见并发症包括残存松弛(residual laxity)、神经血管损伤(neurovascular injury)、骨筋膜室综合征(compartment syndrome)、活动受限(motion loss)、感染(infection)、异位骨化(heterotopic ossification,HO)和深静脉血栓(deep venous thrombosis)等。

虽然手术并发症很难完全避免,但是可以通过细致全面的术前综合评估、准确的诊断、计划周全且执行细心的手术过程、适当的术后康复计划,以减少甚至避免并发症的产生,或积极应对并发症的将损失减小到最低。

### 一、残存松弛

残存松弛是PCL/PLC损伤手术后常见的并发症。PCL/PLC的术后疗效,就膝关节稳定性而言,难以与前交叉韧带重建后相比,临床医生应该对于这项并发症有充分的估计。导致PCL/PLC术后残存松弛甚至失效的原因,除了PCL/PLC的生物力学和解剖学特性以外,其他常见的影响因素(高危因素)包括下肢骨性力线不良、诊断失误、遗漏合并损伤(后外角或后内侧角损伤常常被低估)和手术技术问题等。

1. 力线不良造成的残存松弛(图18-1)

2. 未治疗的合并损伤造成的残存松弛(图18-2)

3. 手术技术问题造成的残存松弛(图18-3)

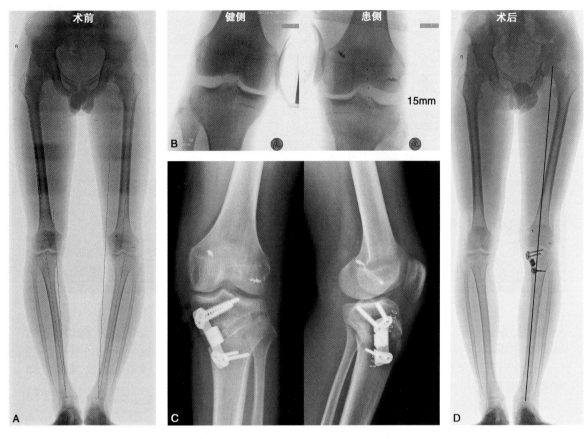

**图18-1　力线不良导致后外复合体修补失效病例**

A:患者男性,24岁。左膝PLC损伤修复术后松弛来我院就诊。双下肢力线显示双下肢膝内翻;B:应力X线片显示膝关节外侧张口15mm;C~D:一期行胫骨高位截骨术,矫正膝内翻,拟二期行韧带重建术

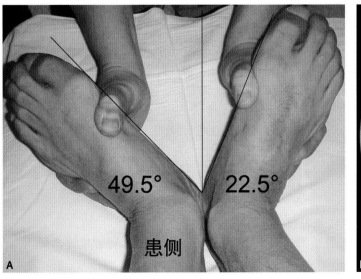

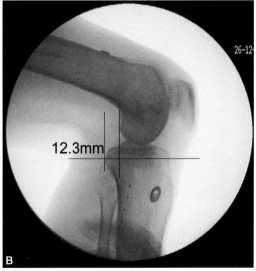

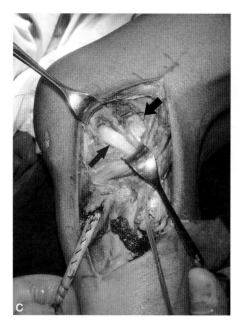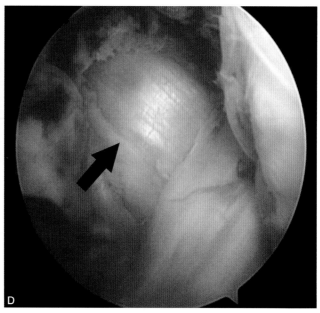

**图 18-2 未治疗合并损伤导致的残存松弛病例**

A：患者男性，39 岁。左膝前、后交叉韧带重建术后 1 年来我院就诊。外旋拨号试验（患侧 49.5°，健侧 22.5°），内翻 3+；B：翻修术前应力位片测量患侧后抽屉 12.3mm；C：后外复合体翻修进行外侧副韧带重建（黑色箭头）和腘肌腱重建（蓝色箭头）；D：关节镜下行后交叉韧带翻修术（黑色箭头）

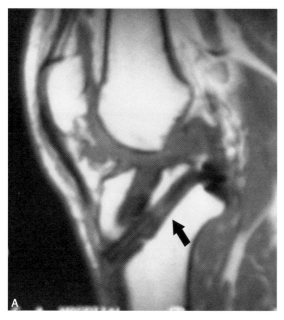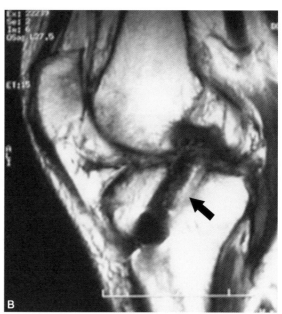

**图 18-3 手术技术导致的残存松弛病例**

A：前、后交叉韧带重建术后，后交叉韧带胫骨骨道明显偏前（黑色箭头）；B：后交叉韧带重建术后，胫骨骨道偏前（黑色箭头）

## 二、血管神经损伤

PCL 损伤或重建手术有损伤腘动脉和胫神经的风险。膝关节后方的血管神经束位于外侧半月板根部的正后方,采用胫骨隧道技术制备骨隧道时,置入导针及钻取骨道时需要密切注意。

### (一)后交叉韧带重建与血管损伤的预防

后交叉韧带重建与血管损伤的预防需注意以下几点。

1. "最后 1cm"的概念　注意导针或空心钻在胫骨近端走行的最后 1cm(即将突破后方骨皮质),这是防止血管损伤的关键点(图 18-4)。

2. 体位屈膝 90°,做最大前抽屈,加大胫骨与后关节囊的距离。

3. 导针头-尾端调换　将导针的钝性尾端位于前方,同时用鼓锤轻轻敲入,避免用动力快速钻入(图 18-5,6)。

4. 关节镜监视　建立后内和后外入路,将后纵隔完全打开,使 PCL 足印区完全暴露在视野下。最好使导针头端在关节镜的视野下进入关节内。

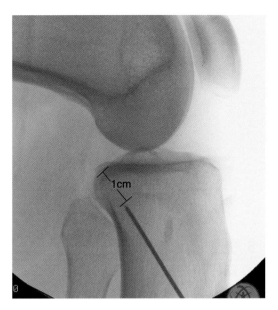

**图 18-4　后交叉韧带重建术中"最后 1cm"的概念**

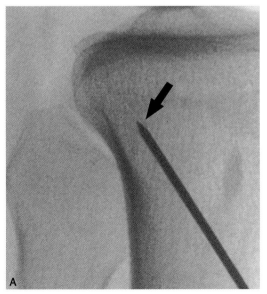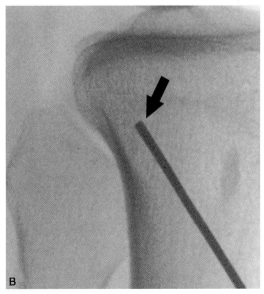

**图 18-5　后交叉韧带重建术中,在最后 1cm 处调换导针头-尾端**
A:导针尖端向前;B:调换后导针尾端向前

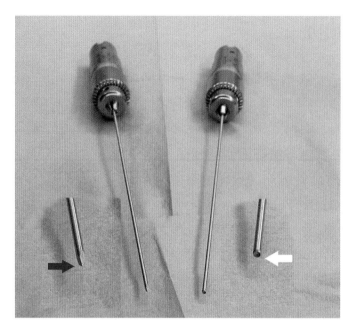

**图 18-6** 导针尖端(红色箭头)和尾端(白色箭头)在最后 1cm 处调换,防止损伤血管神经

5. 透视 如果感觉导针已经突破后方骨皮质(落空感)而关节镜下未见到导针头端,此时应立即停止继续进入导针,需使用 C 形臂 X 线机透视证实导针的位置。

6. 手钻技术 使用空心钻钻取骨道到达最后的 1cm 时,应手动将钻拧入,避免使用动力,以防止钻头意外失控突入后关节囊造成血管、神经损伤(图 18-7)。

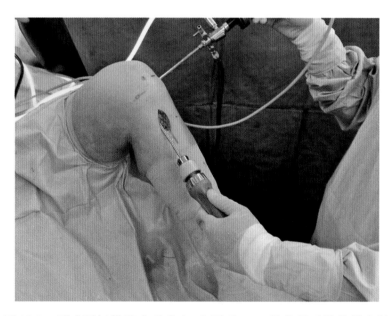

**图 18-7** 后交叉韧带重建手术中,在最后 1cm 处使用手钻代替电钻

**(二) 后外复合体与腓总神经损伤**

由于腓骨头与腓总神经解剖关系紧密,使得 PLC 损伤及相应手术均有较高的神经损伤风险。据报道,膝关节后外侧脱位时可造成 40% 的患者不同程度的腓总神经损伤(图 18-8,9)。

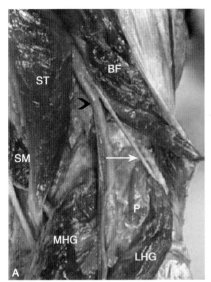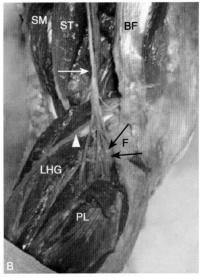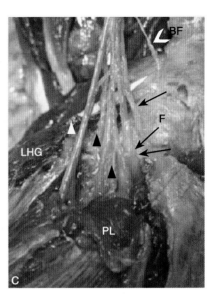

**图 18-8　后外复合体邻近神经的解剖(右膝)**

A:胫神经(黑色 V 形箭头)与腓总神经(白色箭头);B:腓总神经在腓骨头-颈区域(F)的分支;C:腓总神经在腓骨头-颈区域分支的详细解剖。BF:股二头肌;SM:半膜肌;ST:半腱肌;LHG:腓肠肌外侧头;MHG:腓肠肌内侧头;P:腘肌;PL:腓骨长肌;黑三角:腓骨长肌的运动支;白三角:腓总神经浅支;双黑箭头:腓总神经深支;单黑箭头:腓总神经的关节支;白色 V 形箭头:股二头肌短头运动支

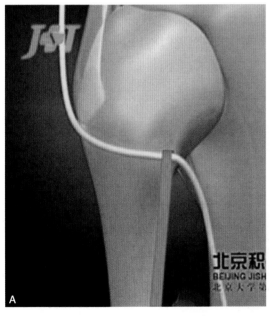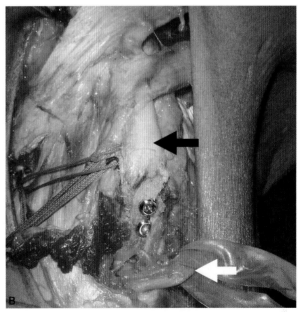

**图 18-9　后外复合体修复或重建手术时腓总神经的分离保护**

A:示意图;B:术中图片,白色箭头显示分离保护的腓总神经,黑色箭头显示外侧副韧带重建的移植物

### (三) 术中血管损伤的判断与应急处理

手术前应常规触摸足背动脉,感知其搏动并标记搏动最强点位置(图 18-10);最好在每次进行 PCL/多发韧带/膝关节脱位手术前都能与血管外科医生预约时间,以备出现紧急情况。

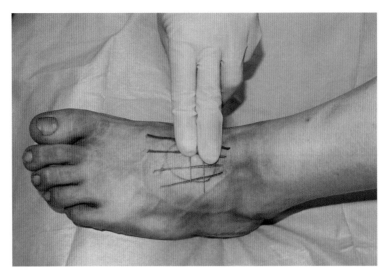

图 18-10　后交叉韧带重建手术前,应常规标记足背动脉搏动最强点

　　腘血管完全损伤时,松止血带后首先会发现有大量新鲜血液从关节镜各个入路涌出。此时应迅速压迫膝关节临时止血,同时在标记点触摸足背动脉,常可发现足背动脉不可及,说明末梢循环丧失。

　　腘血管损伤后,需要争取时间尽快重新恢复下肢血供,应启动一系列紧急方案:第一时间通知血管外科医生,配血,重新摆放体位(通常采用俯卧位),消毒,铺单,准备血管外科手术器械及移植物。必要时可以进行血管造影,判断损伤部位(图 18-11)。

　　大隐静脉桥接或人工血管移植术是最常用的手术技术(图 18-12)。对于完全性损伤,血管修复和吻合的机会非常之少。

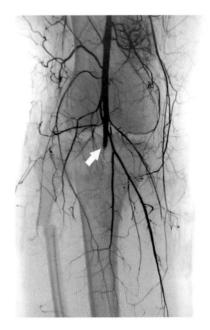

图 18-11　后交叉韧带重建术中发生血管意外损伤,术中进行血管造影术,判断损伤部位(白色箭头)

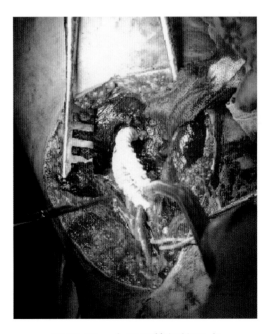

图 18-12　人工血管桥接手术

血管损伤术后需使用外固定架固定患肢 3～4 周,以便制动及护理。待血管情况稳定后,才可以在拆除外固定架的同时进行麻醉下推拿,以恢复适当的膝关节活动度。

腓总神经损伤患者通常需临床观察 18 个月。笔者的经验是,腓总神经损伤(解剖连续性存在)后自行恢复率<40%,其中 1/3 完全恢复,1/3 部分恢复,1/3 不恢复。

腓总神经损伤的治疗包括促进神经恢复、最大化功能恢复和肌腱移位替代治疗等。

观察期常佩戴踝足支具,同时嘱患者进行被动活动练习,防止足下垂(图 18-13)。二期可行胫后肌腱移位术进行功能代偿,对晚期固定性足下垂患者可行踝关节融合术。

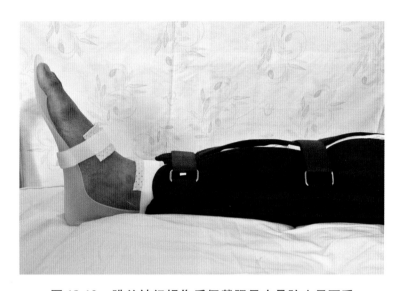

**图 18-13　腓总神经损伤后佩戴踝足支具防止足下垂**

## 三、骨筋膜室综合征与止血带麻痹

运动医学和关节镜手术后发生骨筋膜室综合征较为罕见,其中 PCL/多发韧带损伤/膝关节脱位手术是其中的常见原因。损伤本身的严重性,加上手术时间过长、止血带超时或反复多次使用、关节囊破损等因素,会使灌注液蓄积在骨筋膜室内,造成骨筋膜室综合征(图18-14)。

骨筋膜室综合征和止血带麻痹是完全可以预防的,笔者与读者分享以下经验:

**(一)缩短手术时间**

长期合作的手术团队(术者、助手、刷手及巡回护士、后台移植物准备者)可以保证绝大多数复合韧带损伤的手术在一个止血带时间内完成。

**(二)高质量的止血带**

可以保证安全手术时间达到 2.5 小时。特别是止血带的袖带部分,对于预防止血带麻痹非常重要。反复多次使用止血带不仅会妨碍关节镜视野,还会导致更严重的后果,建议将高质量的止血带(图 18-15)作为必备的手术设备进行配置,彻底杜绝止血带压力控制不准、袖带不合格的安全隐患。

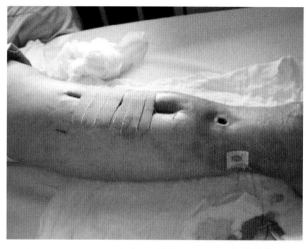
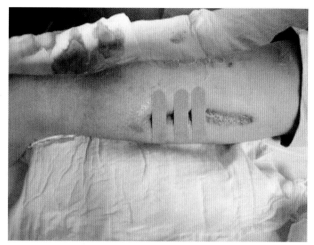
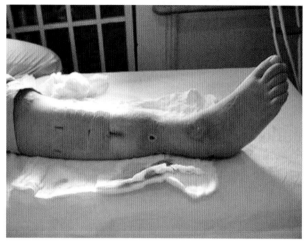
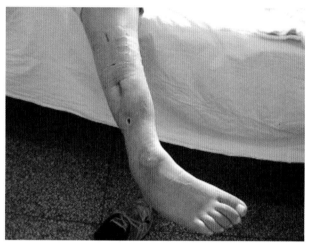

**图 18-14　关节镜手术后形成的骨筋膜室综合征**

此例患者为后交叉韧带重建术后，因手术时间过长、经历多个止血带时间，发生骨筋膜室综合征

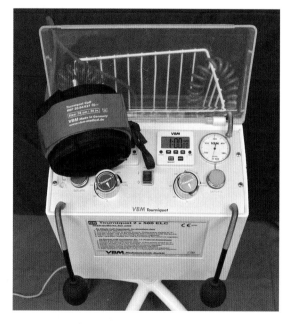

**图 18-15　高质量的止血带是保证多发韧带损伤手术成功的重要设备**

**（三）镜下手术和切开手术的转换**

关节镜下手术的时间分配技巧如下：

1. 在最短的时间内尽快制备①后交叉韧带的股骨隧道；②前交叉韧带股骨隧道；③前交叉韧带胫骨隧道。上述 3 个骨道难以在切开直视下进行。

2. 如果时间允许，可进一步在关节镜下制备后内入路并剥离后纵隔。

3. 后纵隔剥离后，灌注液会大量进入后方筋膜室。如果小腿张力迅速增大，应立即转入切开手术制备后交叉韧带胫骨隧道或其他切开手术步骤。如果张力允许，可继续进行骨道制备，但必须根据小腿张力变化随时停止。

4. 转换为其他切开手术步骤　当小腿压力不允许再进行关节镜手术时，应迅速转为切开的内侧结构修补、后外侧结构修补或重建手术。关节切开后,筋膜室和关节内的灌注压力会迅速下降,可有效防止骨筋膜室综合征的发生,使得手术顺利完成。

5. 小腿加压包扎　使用弹力绷带加压包扎小腿肌肉部分,减少骨筋膜室间隙(图 18-16)。

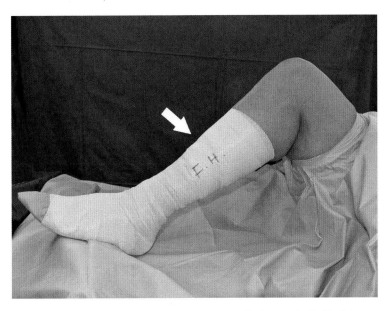

图 18-16　后交叉韧带重建术中加压包扎小腿(白色箭头),可有效缩小骨筋膜室空间,减少液体溢入

6. 后交叉韧带胫骨隧道的小切口制备技术(Fanelli 技术)该技术是 Fanelli 首创,旨在保护腘窝的血管。笔者在临床实践中发现,当小腿张力过大不适合继续进行关节镜手术时,通过内侧或外侧结构修补的切口,采用该技术制备 PCL 胫骨骨道,可以迅速有效地减小骨筋膜室压力,并顺利完成 PCL 重建手术(图 18-17)。

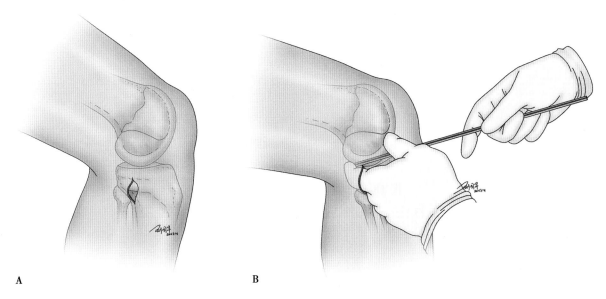

A                                    B

图 18-17　PCL 胫骨隧道的小切口技术(Fanelli 技术)

A:后内侧作 3cm 安全切口示意图;B:术者手指自该切口进入至后关节囊区域,可清晰触及 PCL
胫骨足印区,与此处安置 PCL 胫骨导向器,并最终完成胫骨隧道制备。该技术不使用关节镜即
可完成胫骨隧道的准确定位,同时还有效的保护了后方的腘血管

## 四、异位骨化

异位骨化(heterotopic ossification,HO)常见于髋关节和肘关节,创伤和手术均可引发。继发于膝关节脱位及多发韧带损伤后的 HO 也较为常见,Stannard 等报告膝关节脱位后 HO 发生率为 26%。

膝关节 HO 并不一定都会影响关节功能,与病灶大小和是否跨越关节有关,Stannard 依据 HO 严重程度和对关节活动度的影响将其分为 4 度(图 18-18)。

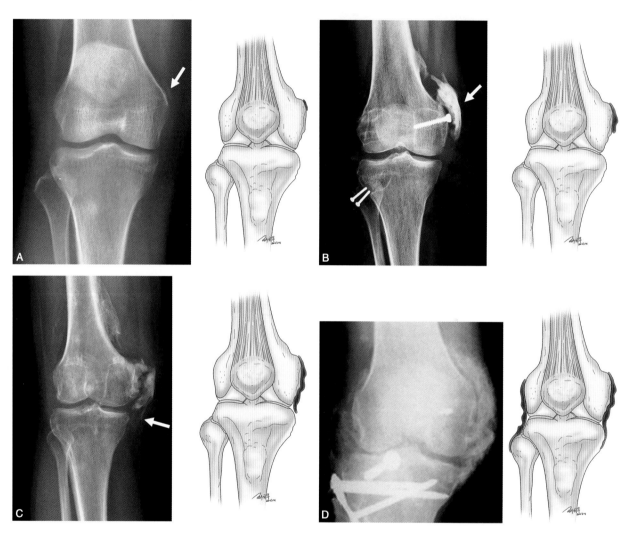

**图 18-18　膝关节异位骨化的分度**
A:1 度,点状钙化灶(白色箭头);B:2 度,片状钙化灶(白色箭头)不超过关节间隙的 50%;C:3 度,片状钙化灶(白色箭头)超过关节间隙的 50%;D:4 度,关节僵直

HO 一旦发生,就无法停止,因此重点应放在预防方面。根据相关文献和北京积水潭医院运动损伤科的工作经验,损伤严重程度评分(injury severity scoring,ISS)、内侧副韧带损伤(特别是股骨止点损伤)和术中骨碎屑残留都容易引发 HO,而麻醉下推拿并不会加重 HO。

有文献报道,对于开放性膝关节脱位、其他部位出现过 HO 以及需要灌洗和清创的患者,应予以心理干预对抗 HO,但目前尚无法确定心理干预的最佳形式。

吲哚美辛(Indocin)和小剂量放射治疗是目前常用的治疗方法。

有文献报道,单次剂量 500 ~ 800cGy 或者两次 250cGy 的放射治疗可以有效阻止 HO 复发,放射治疗应在术前 24 小时或者术后 72 小时内进行。而有些 3 度或者 4 度的 HO 可以进行手术切除(图 18-19)。

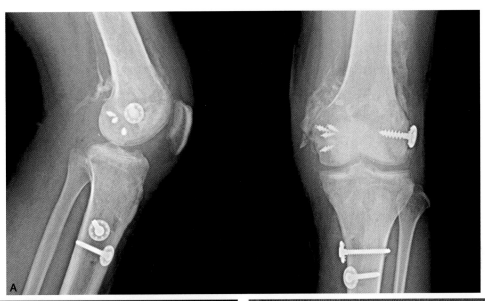

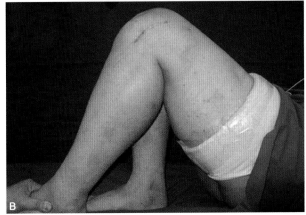

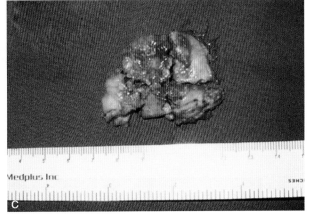

**图 18-19　手术治疗异位骨化病例**

患者男性,27 岁。交通伤致膝关节脱位(ACL 损伤、PCL 损伤、MCL 损伤、PLC 损伤)。伤后 9 天手术,行韧带重建/修复。A:术后 1 年随访时 X 线片显示 3 度 HO,涉及内上、后上、外上象限;B:术前膝关节活动度 0° ~ 95°;C:小剂量放射线照射后将骨化灶手术切除

多发韧带损伤手术后 1 ~ 3 周内,应密切观察 HO 的发生。对于突然出现的膝关节局部异常疼痛,尤其是夜间痛,应及时拍 X 线片观察。一旦发现病灶,应予以药物治疗,同时适当减少康复训练的强度,并配合冰敷等其他治疗。

由于膝关节内侧最容易发生 HO,因此,对合并内侧副韧带损伤的多发韧带伤,北京积水潭医院的做法是术前即开始预防性用药,并持续至术后 3 个月。

## 五、深静脉血栓

深静脉血栓形成(DVT)是骨科手术的常见并发症,可导致肺栓塞(pulmonary embolism,

311

PE)和静脉炎后综合征等。DVT 和 PE 被认为是骨科手术（择期和急诊）的主要死亡原因之一。

膝关节运动损伤患者年龄较轻、制动时间较短,因此膝关节镜手术曾被认为是发生 DVT 的低危手术,既往文献报道的术后 DVT 发生率为 0.24% ~ 17.9%。然而与一般的膝关节镜手术不同,PCL/PLC/多发韧带损伤/膝关节脱位的损伤和手术都可导致 DVT 和 PE 的发生。PCL/PLC/多发韧带损伤/膝关节脱位是高能量损伤,损伤程度重,合并伤多,是 DVT 的易发因素。根据北京积水潭医院运动损伤科统计,多发韧带损伤后(术前)DVT 发生率为 9.2%。手术的复杂性和术后制动/卧床时间长,也是 DVT 的危险因素。

建议以下患者应常规进行双下肢静脉超声,甚至下腔静脉造影检查(图 18-20,21):①多发韧带损伤合并下肢骨折患者;②血液学检查纤维蛋白原计数升高;③D-二聚体计数过高。

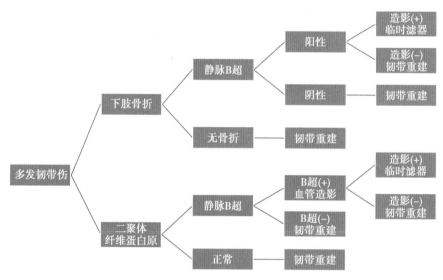

图 18-20　膝关节多发韧带损伤患者 DVT 诊治流程图

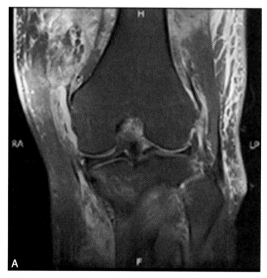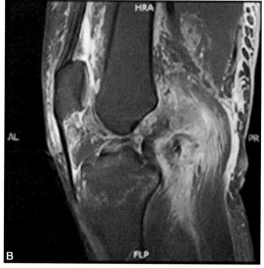

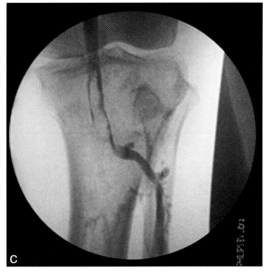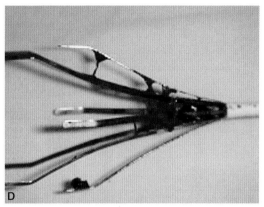

**图 18-21　多发韧带损伤合并 DVT 病例**

A～B:患者男性,35 岁。交通伤,左膝 ACL/PCL/MCL 损伤;C:术前造影显示胫静脉血栓;D:下腔静脉临时滤网植入术后行韧带重建/修复术。术后 2 周取出临时静脉滤网时发现拦截的血栓

## 六、小结

PCL/PLC 损伤的常见并发症中,多数是可以避免的,如神经血管损伤、骨筋膜室综合征、止血带麻痹、诊断错误和手术技术失误导致的残存松弛等;有些并发症虽然不能完全避免,但规范的诊断和筛查可以显著减小其造成的损失,如深静脉血栓和异位骨化。

减少、避免并积极应对并发症的产生,将损失减小到最低,是多发韧带损伤中需要经常面对的问题,应该将这类损伤与一般的运动损伤和关节镜手术区别开来并特殊对待。

（张　晋）

## 参 考 文 献

1. Feng H,Hong L,Geng XS,et al. Posterolateral sling reconstruction of the popliteus tendon:an all-arthroscopic technique. Arthroscopy,2009,25(7):800-805

2. Feng H,Zhang H,Hong L,et al. The "lateral gutter drive-through" sign:an arthroscopic indicator of acute femoral avulsion of the popliteus tendon in knee joints. Arthroscopy,2009,25(12):1496-1499

3. Zhang H,Feng H,Hong L,et al. Popliteofibular ligament reconstruction for posterolateral external rotation instability of the knee. Knee Surg Sports TraumatolArthrosc,2009,17(9):1070-1077

4. 张辉,冯华,洪雷,等. 后十字韧带单束重建联合小切口切开胫腓韧带重建治疗严重膝关节不稳定. 中华骨科杂志,2010,30(4):369-375

5. Zhang H,Hong L,Wang XS,et al. Single-bundle posterior cruciate ligament reconstruction and mini-open popliteofibular ligament reconstruction in knees with severe posterior and posterolateral rotation instability:clinical results of minimum 2-year follow-up. Arthroscopy,2010,26(4):508-514

6. Zhang H,Hong L,Wang XS,et al. All-arthroscopic repair of arcuate avulsion fracture with suture anchor. Ar-

throscopy,2011,27(5):728-734

7. Zhang J,Feng H,Hong L,et al. "Floating popliteus tendon injury" in a mutiple-ligament knee injury：one case report and arthroscopy-assisted reconstruction. Chin Med J（Engl）,2011,124(23):4099-4101

8. 张辉,冯华,洪雷,等. 全关节镜下膝关节后外复合体重建. 中华骨科杂志,2011,31(5):447-455

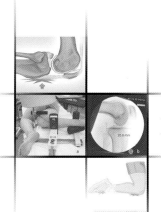

# 第十九章
# 后交叉韧带/后外复合体损伤
# 术后的康复方案

## 一、引言

后交叉韧带(posterior cruciate ligament,PCL)/后外复合体(posterolateal corner,PLC)损伤术后康复是一个非常具有挑战性的难题。整个康复过程都致力于在膝关节活动度和功能之间找到一个微妙的平衡点,同时还要保证膝关节的稳定性和移植物的愈合。

作为一名临床医生,术前应与患者进行深入的沟通:第一,应该让患者了解并接受这样一个概念,即术后康复是一个非常漫长的过程,从手术到恢复运动可能要持续1年以上的时间。如果无法配合康复计划的实施,可能会导致出现关节松弛或关节粘连;第二,PCL和PLC合并损伤的大多数患者,术后最终的屈膝角度会有10°～15°的受限;第三,对于专业运动员来说,医生的康复方案可能与教练制订的恢复某项专业运动的康复方案有冲突。

本章将对目前的PCL/PLC损伤术后的康复方案的学术成果结合自身经验进行概述。

## 二、急性或部分PCL损伤的康复方案

由于PCL具有一定的愈合能力,许多学者提出对于无移位的小撕脱骨折或Ⅰ、Ⅱ度PCL损伤,可采用非手术治疗方案即康复治疗方案,Noyes等提出以下方案:

1. 伸直位佩戴有后托的支具固定6周。同时进行股四头肌等长收缩、肌肉电刺激、直腿抬高等,可负重25%。

2. 50%左右的患者在固定后仍有胫骨后移,应拍摄侧位片确认。

3. 伤后2周时开始0°～90°的屈膝活动,活动时确保对胫骨施加前向应力以保护韧带。

4. 4周时患者可以进行主动的屈伸膝运动,可以挂拐行走,注意佩戴支具保护。

5. 5～6周时患者可脱离支具和拐杖,进行主动屈伸膝活动。

6. 6周以后按照PCL重建后6周的康复方案执行。

## 三、PCL/PLC重建术后

### （一）LaPrade的五期康复方案
见表19-1。

表 19-1　PCL 术后康复方案

| 术后时间 | 康复方案 |
| --- | --- |
| 一期<br>术后 0～6 周 | 预防措施<br>　　①保护、休息、冰敷、加压、抬高患肢(protect、rest、ice、compress、elevate，PRICE)<br>　　②避免过伸(12 周)<br>　　③防止胫骨后移(12 周)<br>　　④避免单独腘绳肌锻炼(4 个月)<br>　　⑤拄拐免负重(6 周)<br>　　⑥2 周内俯卧位 0°～90°被动活动，此后逐渐在可接受范围内增加屈膝角度<br>　　⑦支具固定 3 天，后改为铰链支具(应 24 小时佩戴)<br>目标<br>　　①保护 PCL 移植物<br>　　②减轻水肿，恢复股四头肌肌力，增加活动度<br>　　③患者教育<br>　　④规范步态<br>治疗性练习<br>　　①被动推髌骨<br>　　②俯卧位被动屈伸膝关节锻炼<br>　　③直腿抬高练习<br>　　④腓肠肌拉伸练习<br>　　⑤内收外展髋关节练习<br>　　⑥上肢和核心力量练习 |
| 二期<br>术后 6～12 周 | 预防措施<br>　　①避免过伸及单独腘绳肌收缩练习<br>　　②防止胫骨后移<br>　　③在可耐受的范围内逐渐增加负重<br>　　④仰卧位及俯卧位无限制主动屈伸膝活动<br>　　⑤24 小时佩戴铰链支具<br>目标<br>　　①保护 PCL 移植物<br>　　②增加活动度<br>　　③规范步态<br>　　④双腿力量练习(屈伸膝练习过程中进行，不得超过 70°)及单腿静态力量耐力练习(3 组，每组 20 次)<br>治疗性练习<br>　　①继续 PRICE 原则<br>　　②继续 1～4 周时的练习<br>　　③腓肠肌和轻微腘绳肌拉伸<br>　　④患肢负重、泳池行走为脱拐做准备<br>　　⑤下蹲练习(下蹲-单腿抬起-对侧腿抬起)<br>　　⑥双腿下压(0°～70°屈膝)<br>　　⑦屈膝 115°以上时无阻力的健身单车练习<br>　　⑧泳池中轻度踢腿运动 |

| 术后时间 | 康复方案 |
| --- | --- |
| 三期<br>术后 13~18 周 | 预防措施<br>　　①任何活动均应佩戴铰链支具<br>　　②支具保护下完全负重<br>　　③完全被动屈伸膝活动<br>　　④16 周前禁止单独的腘绳肌练习<br>目标<br>　　①保护关节<br>　　②规范步态<br>　　③进一步恢复负重和腘绳肌肌力<br>　　④16 周后可在屈膝 70°以上进行双腿下压练习<br>治疗性练习<br>　　①继续前期的练习<br>　　②双腿下压逐渐改为单腿下压<br>　　③平衡下蹲<br>　　④16 周后单腿桥式练习<br>　　⑤本体感觉和平衡练习<br>　　⑥健身单车的抗阻和耐力练习 |
| 四期<br>术后 19~24 周 | 保护措施<br>　　24 小时支具保护<br>目标<br>　　下肢力量耐力恢复<br>治疗性训练<br>　　①逐渐增加负重的开链和闭链力量与耐力练习<br>　　②开始针对特定运动的训练<br>　　③24 周后进行影像学和体格检查确认 PCL 移植物愈合良好 |
| 五期<br>术后 25~36 周 | 目标<br>　　①患者教育,为恢复运动做准备<br>　　②24 周后可摘掉支具<br>治疗性训练<br>　　①继续力量和耐力练习,股四头肌和腘绳肌开链练习<br>　　②直线慢跑:<br>　　　　第 1 周:走 4 分钟,慢跑 1 分钟;持续 15~20 分钟<br>　　　　第 2 周:走 3 分钟,慢跑 2 分钟;持续 20 分钟<br>　　　　第 3 周:走 2 分钟,慢跑 3 分钟;持续 20 分钟<br>　　　　第 4 周:走 1 分钟,慢跑 4 分钟;持续 20 分钟<br>　　③跑步训练完成后,进行单平面和多平面的敏捷度练习<br>　　④针对性运动训练 |

## (二) Edson 和 Fanelli 提出的康复方案

对合并 PLC 损伤的多发韧带伤,Edson 和 Fanelli 提出了四期康复方案。分别为最大保护期(术后 1~5 周)、一般保护期(术后 6~10 周)、活动恢复期(术后 11~26 周)和运动准备期(术后 27 ~ 52 周)。

1. 最大保护期(术后 1 ~ 5 周)　最大保护期的目的就是最大限度地保护韧带移植物。该期间需要患者伸直位支具固定 5 周,患肢免负重。在此期间,支具应 24 小时佩戴。

其他配合性康复目标包括维持髌骨活动度、减轻股四头肌萎缩、避免膝关节伸直受限、控制疼痛和水肿。具体方法包括患者自行推动髌骨,维持其活动度;应用电刺激防止股四头肌萎缩;肌肉锻炼包括股四头肌等长收缩,腓肠肌、比目鱼肌以及腘绳肌拉伸,踝泵运动等。这些运动都可以促进功能恢复,防止肌肉萎缩,减轻关节水肿。此阶段最好配合进行关节冰敷。

2. 一般保护期(术后 6 ~ 10 周)　一般保护期的目标是开始逐渐负重,并力争达到 90° ~ 100° 的屈膝角度。术后 6 周起,患者可每周增加 20% 的负重,直至 10 周时完全负重。该期还要求患者逐渐增加屈膝角度,目标是在术后 10 周末达到屈膝 90° ~ 100°。但该过程应循序渐进,过快的增加活动度会导致移植物松弛甚至失效。

其他配合性康复目标包括恢复股四头肌肌力和增强本体感觉,但避免股四头肌或腘绳肌的单独抗阻收缩。

3. 活动恢复期(术后 11 ~ 26 周,术后 4 ~ 6 个月)　本期的目标是在术后 6 个月内屈膝角度达到 120°。

术后第 5 个月开始抗阻练习,要求是闭链形式,屈膝角度应 >70°。具体方法包括股四头肌闭链肌力练习、不稳定平面的单腿本体感觉练习以及髋关节抗阻训练。术后 6 个月可开始直线跑训练。

如果在术后 4 个月还没有达到屈膝 90° 以上,应在麻醉下,采用轻柔的手法推拿帮助锻炼患肢的活动度(manipulation under anesthesia,MUA)。

4. 运动准备期(术后 27 ~ 52 周,大约术后 7 ~ 12 个月)　本期的目标是进一步增加关节活动度和肌肉力量。

要求股四头肌肌力恢复到对侧的 90% 以上,可参加轻度体育活动并逐渐增加强度,在 10 ~ 12 个月时可以参加高强度的体育运动,为重返赛场做好准备。本阶段包括更深入的力量、体质、敏捷和本体感觉的增强训练。

**(三) 积水潭医院多发韧带损伤术后的康复方案**

积水潭医院多发韧带损伤(PCL/PLC)术后的康复方案如下:

1. 最大保护期(术后 1 ~ 4 周)目的是最大限度地保护韧带移植物。该期间需要患者伸直位支具固定 4 周。在此期间,支具应 24 小时佩戴,支具内加小腿衬垫,防止胫骨后沉。此阶段不进行关节活动度练习,不负重。

对急性损伤术后患者,在术后 3 ~ 7 天关节肿胀减轻后,即开始被动的膝关节活动。第 1 周每天活动 1 次,要求在康复师帮助下完成从伸直位至最大屈膝角度的被动活动。第 2 周增加至 2 次,依次类推。

2. 一般保护期(术后 5 ~ 8 周)目标是增加活动度至 90°。要求被动活动,防护进展过快。

8 周时如果屈膝没有达到 90°(无论陈旧性或急性患者),均需进行麻醉下推拿(MUA)。

3. 活动恢复期(8 ~ 12 周)目标是屈膝达到 120°。要求被动活动。

4. 负重期(术后13~24周)　目标是部分负重过度至完全负重。可解除支具制动,但最大屈膝仍不超过120°,防止深蹲。

5. 康复终末期(25~52周)　目标是膝关节屈膝活动度从120°增加至最大限度。完全恢复正常日常活动。

6. 运动功能的康复　国人多发韧带损伤患者中,术后鲜有从事高等级体育运动的要求。因此,本康复方案相对保守,核心在于维持韧带稳定性和恢复合理的关节活动度。股四头肌和腘绳肌的康复建议在术后1年后进行。至于是否可以参加高水平的竞技性运动,必须在经过系统的检查,包括查体、应力X线片等对关节稳定性进行评估后,再结合患者实际情况给予恰当的建议。

PCL康复与前交叉韧带具有显著的不同,应避免将前交叉韧带的康复方案用于PCL损伤。PCL术后是以保护移植物、维持移植物稳定性为主,而前交叉韧带则是尽快恢复运动功能。两者区别的原因在于后交叉韧带是非等长重建及存在杀手转弯效应。为此,需要强调和理解以下康复要点,减少残存松弛甚至失效:

(1) 韧带最大保护期(4周左右)的概念。

(2) 渐进式活动度增加。

(3) 控制最大屈膝角度。有研究证实,屈膝>120°对于移植物有较大损害。

(4) 避免腘绳肌主动收缩。

(5) 避免早期负重。

需要读者理解的是,对于PCL损伤和多发韧带损伤,目前国际学术界并没有统一的术后康复方案。目前较多采用的是相对保守的方案。积极的康复有助于尽快恢复运动功能,而保守的方案则强调保证韧带稳定性。需要结合患者的要求和国人的特点,结合上述康复要点,制订一套切实可行的方案。同时需注意康复全过程应在医生或康复师的指导下进行,避免患者自行康复。

(李　岳)

# 参 考 文 献

1. Feng H,Zhang H,Hong L,et al. Femoral peel-off lesions in acute posterolateral corner injuries:incidence, classification,and clinical characteristics. Arthroscopy,2011,27(7):951-958

2. Liu X,Feng H,Zhang H,et al. Surgical treatment of subacute and chronic valgus instability in multiligament-injured knees with superficial medial collateral ligament reconstruction using Achilles allografts:a quantitative analysis with a minimum 2-year follow-up. Am J Sports Med,2013,41(5):1044-1050

3. Zhang H,Zhang J,Liu X,et al. In vitro comparison of popliteus tendon and popliteofibular ligament reconstruction in an external rotation injury model of the knee:a cadaveric study evaluated by a navigation system. Am J Sports Med,2013,41(9):2136-2142

4. 张辉,张晋,刘心,等. 腘肌腱与腘腓韧带重建对控制膝关节外旋不稳定的作用. 中华骨科杂志,2013,33 (3):278-284

5. Zhang H,Zhang J,Liu X,et al. In Vitro Comparison of popliteus tendon and popliteofibular ligament reconstruction in an external rotation injury model of the knee:a cadaveric study evaluated by a navigation system. Am J Sports Med,2013,41(9):2136-2142

6. Feng H, Song GY, Shen J W, et al. The "lateral gutter drive-through" sign revisited: a cadaveric study exploring its real mechanism based on the individual posterolateral structure of knee joints. Arch Orthop Trauma Surg, 2014, 134 (12) : 1745-1751

7. Bonanzinga T, Zhang H, Song GY, et al. Is PLC repair of a peel-off femoral lesion an effective option in a multiligament setting?. Knee Surg Sports TraumatolArthrosc, 2015, 23 (10) : 2936-2942

8. Song GY, Zhang H, Zhang J, et al. Anatomical popliteofibular ligament reconstruction of the knee joints: an all-arthroscopic technique. Knee Surg Sports TraumatolArthrosc, 2015, 23 (10) : 2925-2929